黄煌

Huang huang

经方沙龙

第三期

黄煌 主编

中国中医药出版社

北京

图书在版编目（CIP）数据

黄煌经方沙龙. 第三期/黄煌主编. —北京：中国中医药出版社，2010.2
（2023.8重印）
ISBN 978－7－80231－874－8

Ⅰ. ①黄…　Ⅱ. ①黄…　Ⅲ. ①经方－文集　Ⅳ. ①R289.5－53

中国版本图书馆 CIP 数据核字（2010）第 006018 号

中 国 中 医 药 出 版 社 出 版
北京经济技术开发区科创十三街 31 号院二区 8 号楼
邮政编码　100176
传真　010 64405721
三河市同力彩印有限公司印刷
各地新华书店经销
*
开本 710×1000　1/16　印张 16.25　字数 289 千字
2010 年 2 月第 1 版　2023 年 8 月第 10 次印刷
书　号　ISBN 978－7－80231－874－8
定价　49.00 元
网址　www.cptcm.com

《黄煌经方沙龙·第三期》
编委会

主　编　黄　煌
编　委　（按姓氏笔画排序）

王　胜　　王　彪　　王晓军　　毛科明
邓黔疆　　古求知　　伍玉玺　　刘西强
刘婷婷　　李小荣　　杨大华　　杨奇云
肖　鹏　　何运强　　沈凌波　　张亮亮
张薛光　　陈广东　　罗凌波　　周　捷
赵永前　　姜宗瑞　　袁建国　　顾志君
顾维明　　黄　天　　黄　波　　眭冬蕾
崔德强　　梁　健　　曾　强　　温小文
薛蓓云

序言

借助互联网的力量，这几年经方的传播十分迅速。2008年以来，经方沙龙的点击率持续上升，最近已经突破45万人次。作为一个专业面相当狭窄的中医网站，能有如此人气，实在是让我感到欣慰。

经方沙龙之所以如此兴旺，缘于有一大批经方爱好者的积极参与和精心呵护。经方沙龙每天都有许多网友在线，其中绝大多数是临床医生，而且是基层中医。他们热爱自己的专业，执着地使用经方治病救人，因为支持他们孜孜以求的激情和动力，不是来自金钱和荣誉的诱惑，而是在经方治愈大病难病后的那种愉悦感，那种只有属于医生的职业快感。他们不保守，无私地奉献自己的临床经验和用药心得，因为他们知道经方医学是经验的，经验是需要交流的；他们求实，敢于较真，因为他们认识到真理面前人人平等，研究经方必须坚持科学的态度。我敬佩他们，因为他们，经方沙龙才精彩，才有人气！

经方，本来是大众在生活实践中发明的经验结晶，经方属于大众。在经方不被主流中医界重视的当下，让经方走向基层，回归民间，藏方于民，还方于民，是经方发展的重要途径。在这一进程中，不仅要发挥广大基层中医的积极性，还要充分地利用网络媒体的作用。我相信，有广大基层中医的参与，经方沙龙一定会更红火。

　　在弟子张薛光、刘西强、眭冬蕾等人的努力下，经方沙龙第三辑问世了。本书收录了2008年以来的网上精品帖。谈方论药，议事评人，有医案，有医话，大多是言从胸臆，有情更有理，有理更有据。如果没有细致的临床观察，没有长期的经验积累，没有反复的思索，没有对经方乃至中医学的热爱，是不可能面对电脑屏幕轻快地敲出这些文字的！那是网友的心语——真实，流畅，亲切感人。

　　经方，是中华民族文化的瑰宝。我坚信：经方不朽，大道永恒！

黄煌

2009年12月17日

于经方沙龙五周年之际

·目 录·
Contents

1

主题之三 ◉ 方药吟味

主题之四 ◉ 思考经方

主题之五 ◉ 经方的故事

主题之一

我的经方医学

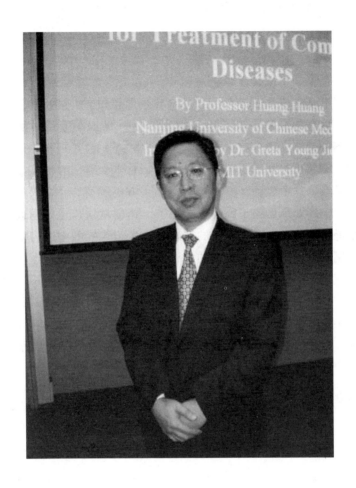

　　新年（2008）的钟声马上就要敲响了，我愿经方从古籍中醒过来，从教授的书架上走下来，从学院的课堂上走出来，走向社会，走向大众。我们要藏方于民，还方于民！让经方这个民族的瑰宝，抹去身上的灰尘，擦去玄学的色彩，在为民治病防病的实践中焕发其永不褪色的光芒！

——黄　煌

我的大学（选）

黄　煌

2008 – 06 – 13　19：40

　　我写《我的大学》的目的，是回忆我学术思想演变的过程，描述我立志追求经方的思想轨迹。我爱上经方不容易。我到今天，不是一蹴而就的，走了不少弯路，黑灯瞎火地摸索了不少年头，就是现在，还在探索和实践。这么多年来，有不少前辈指导了我，有不少事情教训了我，有不少好书启迪了我。这些经验，其实比介绍几张方更重要。一个人的成功，不仅仅靠勤奋，还要靠思路正确。方向错了，速度越快，走得越远；方向对了，就是慢一点，总会达到希望的彼岸。我希望年轻的中医们要努力学好中医药应用技术，但更希望后来的中医人会思考，有思想。当代的青年中医，首先应该了解并通晓中医的历史，不懂得中医过去，就不知道中医的去向。其次，也要了解现代医学，要有全球的视野。再就是要有科学精神，敢于实践，敢于怀疑，敢于批判，敢于创新。当然，要有仁慈之心，热爱生活，珍爱生命，懂得发现人的美。如果《我的大学》能给年轻的中医们学习中医带来一些启迪，那就是我最大的满足。

（一）我的老师叶秉仁先生

黄　煌

2008 – 06 – 13　19：40

　　1973 年，回城不久的我被当地政府分配去当中医学徒。我拿着卫生局给的介绍信，跨进了一家当地有名的医院。医院在县城的中心，是座深宅大院，紧贴着石板大街：石库门，青砖厅堂，落地花格长窗，天井，厢房……可能原来有好几进，但仅剩三进，都成了挂号室、诊室、药房、化验室、注射室、供应室等，最里面是一栋别致的两层小洋楼，那是住院部。我在这个医院中度过了六年的时光。

　　老师是当地有名的老中医叶秉仁先生。他当时六十多岁，肤白，头发胡子花白，对人特别客气，经常点头微笑，是大家所说的"大好人"。先生与我是同乡，且与我父母是世交，一口县城东乡话，听来十分亲切。所以，与先生交往，我从未有过半点的隔生。

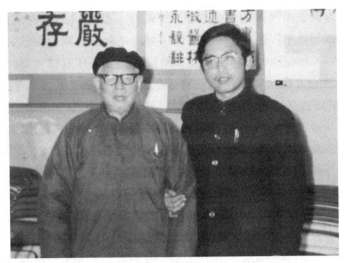

黄煌与叶秉仁先生合影于1987年在江阴市召开的曹颖甫先生学术讨论会上

叶先生的医术很好。据说他早年毕业于上海中国医学院，长期在农村行医，在调到城里之前，是东南乡知名的好医生。他既能打针背药箱，又能开方子，是在临床上打拼过来的。叶先生最善于辨病，常常能在一般的腹痛腹泻病人中发现肝癌、胃癌、肠癌等病。那时医院有个工友，恰好在唐山大地震期间，每天脓血便，按痢疾治疗未效。叶先生一看，说是肠癌，后来果然死于此病。他对疾病的转归非常清楚。他管的病人，绝对不会死在他手里。发现蛛丝马迹，他早就作出处理，或转院，或会诊，或向病人家属说清道明。所以，就是病人死了，家属还是千恩万谢。叶先生还有一手过硬的临床诊疗技术。他不仅能熟练进行胸腹腔穿刺，那些连护士都打不进的小儿头皮静脉针，老人竟然能一针见血！这都是当年在农村卫生院练出来的。后来因为手抖，也就不摸针筒了。

叶先生的医德更是感人。跟他抄方多年，从未看到他与病人红过脸。那年，先生负责创建中医病房。他不仅每天查房，晚饭后还要去病房转一转，和病人聊聊天。冬天查房，他听诊时常常先用手焐热听诊器，然后轻轻放到病人的胸口。有次，病房收住了一位老工人，大便几天不通，用药无效，先生竟然毫不犹豫，戴上手套，亲手为病人掏大便。其情其景，至今历历在目！

我跟叶先生学医的第一天，就是坐在他旁边抄方。所谓抄方，就是先生口述配方，我抄录在处方笺上。中药药名虽多，但经常抄，也就慢慢记住了。那个时候，诊室里各种各样的病人都有，很多都是大病重病。这些病人都是我学中医的"教材"。先生看病时，常让我触摸病人的肝脏，那时常常发现肝脏边缘不整的肝癌患者。遇到心脏病人，先生会教我听心音。然后在纸上画一圆圈，中画一"十"字，给我讲心脏的结构和功能。先生对方剂很熟悉。遇到比较典型的用方，他就会教我他编的方歌。先生编的方歌，一般仅两句，且不拘泥于格律，只要记住顺口就可。至今我还记得逍遥散的方歌：调肝理脾服逍遥，三白（白芍、白术、白茯苓）荷（薄荷）草（甘草）当（归）柴（胡）烧（煨生姜）。开始我用先生的方歌，后来我也学着先生的方法自己编方歌，普通话、方言俚语，全用上了，力求形象诙谐，力求好记。比如小青龙汤方歌：黄（麻黄）白（白芍）干（干姜）细（细辛）小青龙，五（五味子）桂（桂枝）半（半夏）草（甘草）居当中。三仁汤方歌：三人（杏仁、蔻仁、薏苡仁）扑（厚朴）通（通草）滑（滑石）下（半夏）来。这样一来，兴趣大增，方剂能记住了，但是先生的方歌倒反而忘掉了，实在惭愧！

上个世纪70年代初期，全国大搞中草药运动。先生积极响应，研究草药。他常用马兰根、板蓝根治疗感冒，用白槿花、马齿苋、望江南治疗痢疾，用马兜铃、鱼腥草治疗咳嗽吐痰，用白花蛇舌草、虎杖根治疗肝炎，用仙鹤草、墨旱莲治疗出血，用合欢皮、夜交藤治疗失眠，割人藤、猫爪草治疗结核，夏枯草、稀莶草治疗高血压，金钱草、海金沙治疗结石，白花蛇舌草、半枝莲、半边莲、八月扎、蜀羊泉治疗肿瘤，鱼腥草、墓头回治疗带下等。先生说，政府有号召，我们必须响应。他一生谨慎，所以他的家庭成分虽然比较高，但在历次政治运动中均未遭大难，这和先生的政治反应敏捷有关。说实话，这些草药的效果平平，但先生还是老老实实地在临床使用，并不断摸索。后来，他竟然创制了几首草药方，代表者有银蝉玉豆汤：用金银花、蝉蜕、玉米须、赤小豆、连翘、浮萍、白茅根、冬瓜皮、车前草，水煎服，主治急性肾炎。还有治疗乙型脑炎的银翘青板汤，用金银花、连翘、大青叶、板蓝根，他也用来治疗流行性感冒。

叶先生家与我家住得很近，下班后，我俩常常一路走，一路聊。路上先生和我讲得最多的，就是如何和病人交流。他说当医生不要将话说绝，因为临床情况复杂多变，要多长心眼。他说周总理说过，人要活到老，学到老。做医生，就是要不断学习，学到老，还学不了。他也常夸我聪明，但同时又告诫我不能骄傲。我常常晚饭后就去叶先生家。他会让我看他的笔记本。内容大多是按病种摘抄的临床报道和经验介绍，中医西医均有，分门别类，用钢笔圆珠笔抄写，如蝇头小楷，非常秀美。

叶先生健谈，尤其是他高兴的时候，常常谈他的往事。这些往事，几乎都与医有关。他讲过当年在上海读书时，有位调皮的学生将巴豆塞进糕点"蟹壳黄"中，结果让误食的同学大泻不止，说到此，他常常像孩子般地笑起来，好像回到当年。在说起对他学术思想影响比较大的事情，莫过于传染病的治疗。上个世纪40年代末，他刚从学校毕业返乡行医，适逢霍乱大流行，踌躇满志的他立即按张锡纯先生介绍的卫生防疫宝丹配制后分发给病员，但收效不理想，后来采用补液才活人很多。后来，又遇流行性脑脊髓膜炎流行，他先用白虎汤、葛根汤等治疗，但效果都不如磺胺类药，更不如青霉素。这对他的触动很大。后来，叶先生笃志于中西两法治病。最让先生骄傲的，也是他反复提起的，是上世纪60年代中期参与苏州地区乙型脑炎抢救小组工作的经历。当时，他不仅熟练使用酒精擦浴、冬眠灵等物理及药物疗法，同时，他配制了抗病毒退热的验方银翘青板汤，并成功地使用平胃散解决了患儿的胃液潴留，用白虎汤治疗过高热等。因此，叶先生受到了卫生行政部门的表扬，并将他调入县中医院。他常常对我说，学术无国界，治病在疗效。这是先生一生行医经验的总结。先生是极力主张中西医结合的，也是一生进行中西医结合实践的。

　　我在先生身边学了三年。满师的那天，叶先生笑着说：从今天开始，要叫你小黄医生了！从此，我开始独立行医。我将先生的诊余医话整理成文，以《杂谈偶记》为题发表在当时声名显赫的《中医杂志》上。先生十分开心。后来，我考上南京中医学院研究生，每年回家，总去叶先生家看望他。1988年，先生不幸被撞，股骨颈骨折，从此卧床未起。经常高热，尿路感染，他开始消瘦。记得1991年春节，我回去看他。他思维有点乱了，但还能认识我。他喃喃地说要去深圳，还要干番事业。他念念不忘的还是当医生！

　　这就是我的老师，一位可敬可爱的老医生。

（二）医院的老中医们

黄　煌

2008－06－13　19：38

　　医院的大院里一直飘着各种气味。西边飘出的是艾叶香，时浓时淡，那是针灸骨伤科在用灸疗及温针；东边则常常有稍有呛人但不讨厌的中药味及油烟味，那是皮肤科在熬制药膏。医院二进的厢房里是中药房，周边飘着淡淡的、幽幽的，有点陌生，又似乎熟悉的草药香。只是到了后面的病房楼，才让人感到那是医院，因为经常充斥着浓浓的来苏儿味。

　　我很快熟悉了这里的气味，也渐渐熟悉了这里的人。

　　夏武英先生，慈祥的老者。他有肺气肿，常常气喘，也怕冷。冬天，他常常穿着厚厚的棉袄，白大褂紧紧地裹在身上。他好喝茶，满口牙全黑了。他每天上班后的第一件事情是泡茶。那是品质一般的红茶末，茶很浓，发苦发黑。夏老是城里的老人，一口城中方言，认识的人也很多。我发现找他的病人中，老太特多。他的话，很通俗，就那么几句，什么浊气在上，什么肝胃气，什么寒气在下，什么亏等，那些老太们很虔诚地听着，也似乎很满意这样的解释。夏老的方，少用补药。用得最多的，是理气药、导滞药，如大黄、枳壳、厚朴、芒硝、青皮、陈皮、乌药、莱菔子等。药很灵，往往一两剂药下去，大便通，神清气爽。夏老治疗咳喘也有一手。每年寒流一来，病房里就住进来不少咳喘的病人，恶寒无汗，痰多如水，夏老常常用小青龙汤三剂，咳喘即平。

郁祖祺先生，很富态，气色好，鹤发童颜。他的病人非常多，诊室外常常排成长队。病人大多是农民。他看病时神情傲然，也不要病人多说，其间对病人或呵斥，或劝慰，或解释，也寥寥数语。病人常常在他面前或流泪，或嬉笑，然后千恩万谢地领着药方离开。郁先生不写病历，仅写处方，钢笔字迹很潦草，但药房的药工能认识。用药也很奇特，没有成方，药也不是常用的，如白金丸、甘松、瓦楞子、蒲公英、磁石、刺猬皮等。因为他病人太多，院长让我帮他抄方数月，他很高兴。那次诊余，他告诉我一张方，说治疗顽固性呃逆很灵，我一看，就是王清任《医林改错》的血府逐瘀汤。后来我试用于数例顽固性呃逆，均效。他的抽屉里只有两本书，一是《医林改错》，一是《本草备要》。郁先生一直没有进入中医的主流，人皆视郁先生为野路郎中，但我看来，他对农民的常见病、多发病还是有经验。如治发热，常常先用荆芥、麻黄等发汗，继用柴胡、青蒿等和解，最后一招，是用黄芪、鳖甲等理虚，这大多是发热性疾病的三种类型。他治疗妇科病，多用清热止血药，取其见效快捷。他治疗肾病，多用清热利湿草药，多不用补药，且要病人不忌盐。而且，郁先生的方子很便宜，所以，农民喜欢他。

与郁祖祺先生同一科室的是韩鸣凤先生，一位老读书人，清瘦，高度近视，背驼，成天埋在一旧藤椅里。诊桌上放了不少古籍，如《时病论》、《温病条辨》等。韩先生写处方是极其认真的。拿圆珠笔是三个指头抓的，是毛笔的握法，慢悠悠地。处方笺上要写脉案，文言文，也是老法。韩先生的处方笺用复写纸备份，一张张夹得整整齐齐。他的病人不多。他的话也不多，清闲时只是静静地读书，守着他那属于自己的世界。

孙泽民先生，皮肤科、痔科均擅长。他瘦高个，皮肤白，非常精神。他好像不是本地人，操一口苏北方言。他是老中医中最具有开拓精神的人。他早年曾撰写过有关痔科的专著，发明了枯痔疗法等，创办的肛肠科远近闻名。后来，他又专搞皮肤科，研制了不少外用药，院内的制剂室主要是生产皮肤科的制剂。孙先生不仅能动手术，中药方也开得很好。有次，我看他用黄芪一斤（500g），如此大量，让我开了眼界。现在医院的皮肤科依然是省级重点专科，这都是孙老的贡献。

还有，中医内科陈济怀先生，他像个干部，中山装，浅色框架的眼睛。烟不离手，茶不离口。他的病人以干部为多。我曾看他的方，以补气药、理气药为主，药味比较多。中医外科的曹医生，他平时不苟言笑，但善于治疗疗疮疖肿；针灸科的顾仲雍先生，个头不高，每年夏天，是他最忙的时节。家乡农村有冬病夏治的习俗，说伏天针灸能去病根。所以，针灸科门口常常挤满了人。老百姓说他能治"半边风"，也就是半身不遂。

离开江阴已经多年了，但回想起来，当年的老前辈们的音容笑貌依然清晰。说实话，我的医院，当时确实不上档次，既没有高大的病房楼，也没有先进的仪器设备，就是靠这些普普通通的中医人，撑起了医院的门面。他们传承着传统的医术，并以其丰富的生活阅历和经验，在为当地的老百姓解决病痛。这些人虽然白大褂不挺括，但他们很会当医生。大家都喜欢忙，喜欢病人多。下班晚，常常是一种荣耀，一种骄傲。叶秉仁先生也常常拖班，有时中午结束门诊，都快一两点了，但先生依然满面春风，毫无倦色，步履轻盈地下班。郁祖祺先生虽然不属正统中医，但因为病人多，所以，他依然很有尊严。

医生，是因为有病人才有存在的价值；名医，是因为有一大批崇拜他的病人，才成为名医。这个道理，那些老先生们比现在的医学院毕业生可能更加心知肚明。家乡的老中医，就是这样一群熟悉人情世故，精于刀针方药技术，且与病人打成一片的聪明人！

爱好经方 2008－06－13 20：04
可敬的前辈，美好的回忆！

李小荣 2008－06－13 20：31
名医三要素：熟悉人情世故、精于刀针方药技术、与病人打成一片。

拈花指月 2008－06－14 15：18
江阴是承淡安先生的故里，温针曾一度盛行于苏南，我也是来昆山后从一位老先生那里学习的温针。江苏名医辈出，一般医生水平也很不错。不过，现在看来是时过境迁了。

zhoujie　2008－06－14　16：32

　　数月前，偶因一事去了一趟江阴。晚饭后闲逛至街心公园，看到名中医碑廊，不禁大吃一惊。原来如此众多的名医竟然都是出自江阴，虽然他们早以为我所熟悉，他们在近代中医史上都有着举足轻重的分量。江阴真不愧是一藏龙卧虎之地，文化底蕴十分的丰富。惊叹之余，不禁黯然，孟河医学为何能形成孟河学派，而在经方大师曹颖甫的家乡却没能形成江阴学派呢？虽然曹师生后也有许多传人，但却未能形成有影响的学派，或者说未能将曹师的经方派发扬光大，做成一国内品牌，而泯没于历史的烟尘中。直至一个多世纪后，才由黄师，一个聪颖的江阴人再次将它挖掘出来。历史上类似的故事不断在上演着，不论在人文领域还是在经济领域。刚看了一则新闻，2008年，温州的制鞋企业遭遇了寒流，一半的企业关了门，但那些有预见性的企业如361°、乔丹等的日子却仍然过的很滋润。我想，好的东西如何将它传承下去，或者说如何去规避风险而生存？这确实是个问题，并且还是个很现实的问题。

黄煌　2008－06－14　16：53

　　那个时候，我还没有学懂中医，也不知道经方是何物。对曹颖甫的医学感兴趣，那还是上世纪80年代初的事情了。江阴地方医学有称锡澄医派的，锡指无锡，澄指江阴。锡澄地区的名医很多，内科、外科、针灸均有，但大多是临床医生。其中最有学术个性，也最具发展潜力的，应该是以曹颖甫先生为代表的经方。zhoujie网友的说法是对的，经方是国内品牌。当然，今后还可以做成国际品牌。这不是空想，这完全有可能。但要做成这件事情，这不是江阴人的事情，也不是江南人的事情，更是全中国人的事情。

r109　2008－06－14　16：53

　　居地一江之隔，时相过往，亦曾居住数年。对江阴的大街小巷都熟悉，彼地名人辈出。但如今医界名人少了，尤少中医名家。想来各地区都如是。那里有我敬爱的老师——高安甫先生。孙中山先生说过：让世界文明从江阴发起！那么，让新的经方亦从江阴发起。

黄煌　2008－06－14　20：02

　　能否请r109网友介绍一下高安甫先生？

r109   2008 – 06 – 15   19：13

黄老师您好！我的老师高先生是江阴西石桥人，是卓有成就的外科专家，在普外和脑外方面造诣很高，曾任靖江人民医院院长和大外科主任多年。他现已74岁，退休后回了家乡，继续行医，并对中医很感兴趣。受他影响，加之我一向对传统文化感兴趣，所以也喜爱中医，尤爱"伤寒"。

我曾介绍同事去您处面诊，如今她和她奶奶都已大好，谢谢黄老师！

黄煌   2008 – 06 – 15   19：26

谢谢r109！我们都应该向高老先生那样，做一名真正的好医生！

龙砂医派   2008 – 06 – 16   08：31

我沐浴在家乡的中医氛围中，在中医的实践中体会中医。江阴中医名医辈出，拙文《江阴中医流派述略》在沙龙中发表过。先生也时刻鼓励着我，《医院的老中医们》也常常听前辈讲起，今日跃然纸上，读来尤觉具有立体感、亲切感。我把文章打印给这些老中医的后代及传人，感动和思念之情溢于言表。我辈一定努力，为江阴中医做点事。

（三）在编写组的那些日子

黄　煌

2008 – 06 – 15   23：12

"文革"中，毛泽东重视中西医结合和赤脚医生，因此，中医学受到特别的礼遇：西医学习中医。县里组织了学习班，也组织人员编写教材。于是，一批被下放到乡镇医院的老中医陆续返城。这种机会让他们带来极大的满足和安全感，大家以报恩的心态，小心翼翼而又全身心地投入到西医学习中医教材的编写工作中去。那个时候，县卫生局的这个临时组织名"编写组"。我也被抽调到那里工作。

具体负责人是卫生局干部潘纲先生。他当时四十多岁，个子不高大，但讲话中气十足，走起路来急急匆匆。他喜欢写毛笔字，颜体，胖胖壮壮，似与其人不相应。他中医学徒出身，又长期从事中药工作，尤其能识很多草药，是当时全县大搞中草药的领军人物。他的点子很多，干劲更足，一个县自己编写西医学习中医的教材，在当时可以说是大胆的举动。但他做成功了，靠一股执著的干劲，靠上级领导的支持，更靠家乡的几位老中医。

《中医学简编》，上、下两册，上册是基础理论，下册为内、外、妇、儿各科临床，像模像样。县里受苏州地区委托，轰轰烈烈办了好几期学习班，江阴也出名了，外地的取经者来了不少。编完教材，又开始整理总结老中医经验，编写《老中医医案选编》。此书收集整理了全县近二十位名老中医的验案，还收录了江阴地区已故名中医，如华士姜氏、柳宝诒、邓养初、朱莘农、朱少鸿等人的医案。书的扉页用黑体字醒目地印着毛主席语录："思想上政治上的路线正确与否是决定一切的。中国医药学是一个伟大的宝库，应当努力发掘，加以提高。"前言也写得很有时代特征：为了全面贯彻执行毛主席革命卫生路线，以适应广大医务人员、赤脚医生、红工医的迫切需要，我们在上级党委的关怀和支持下，充分发动群众，组织力量，发掘总结整理老中医丰富的实践经验，帮助老中医整理验案，并采取了请进来、走出去的方法，广泛征求各方面的意见，编了这本《老中医医案选编》。

我在编写组的工作，最初是对教材文字的修改和润色，后来担任老中医医案的总审以及按语的撰写工作。所以，也算是个业务骨干。这段日子，我学到很多东西，对中医的认识大大深化了。在那里，我又遇到了几位好老师，几位家乡的名中医。他们的人和事，至今还在眼前。

邢鹏江先生，瘦弱而矮小，其貌不扬，但说出他的历史，让人肃然起敬。他曾经上北京出席过群英会，参加过我国中医院校的第一版教材的编审会议，他是县人民代表，县人民医院中医科主任。邢老的字，清秀工整。他用的钢笔粗而秃，就如后来的硬笔书法笔一样，字如毛笔字，不是大话，他的字，完全可以当硬笔书法的习字帖。他的医案，多用文言文，简洁，有清代医案的遗风。邢先生传锡澄地区名医朱氏伤寒之学，擅用经方，我曾看到他早年的医案，用附子，用肉桂，用大黄，均气度非凡。可能是"文革"被冲击以后，晚年用药偏于轻灵，力求平稳了。

邢老先生平时话不多，对人非常谦恭。那时他刚被平反。他在牛棚时必须先冲刷厕所后，才能到门诊看病。他从来不提起被人冲击的事情，每天就是埋头东西。我常去他的单身宿舍。师母在乡下，他一直一人住在医院的宿舍里。他的生活非常简单。他说过："人之一生，有一桌一椅一床足矣。"一间20多平方米的房间内，真是只有桌椅床，外加一木书架而已。书架内放满了他积累的病历，叠得整整齐齐。我去后，他很高兴，常常用那只布满茶渍的瓷杯，给我冲上一杯奶粉，让我喝着，然后让我听他讲过去的事情。

我有几次跟邢老出差的机会。记得有次去苏州，在书店我看上了一本任继愈先生的《中国哲学史》，邢老看我喜欢竟然立即掏钱买下送我了。最让我终身铭记的是和邢老的中山陵之行。那时的我，非常希望能来省城求学，但苦于没有机会，不免有些惆怅和无奈。趁在省厅参加医学界"评法批儒"学术讨论会的间隙，我俩去了东郊的中山陵。邢老带我到了灵谷塔下，他让我登塔，他说他气喘，不上了。可是等我上楼凭空眺望时，老人居然也来到九层塔顶。下塔后，邢老说你看到啥了？我一时不明白。邢老让我后退十步后抬头。这时我看到了塔身"有志竟成"四个遒劲大字。我一下明白了先生的良苦用心！后来，我考上南京中医学院研究生以后，老人特别高兴，专门送我一本笔记本，扉页上用毛笔工工整整地写着"浴沂集"三字，并赠言，最后有"志士景行，可瞻竟成"一句。现在，每当我看到这本笔记本，就想到这位可敬的老人！

编写组的主笔，是夏奕钧先生。他与邢鹂江先生师出同门，都是朱莘农先生的弟子。夏老是位老顽童，经常与人搞笑。他的寒暄词很奇特，遇到年轻人常常突然发问：你几时讨阿嬷啦（江阴话：你什么时候娶老婆啊）？被问者常常一时语塞脸红，而他则呵呵一笑，旁顾其他去了。夏老看病非常认真。往往点着烟，眯着眼，沉思良久，忽然起身，扒开病人的嘴巴，自己也啊啊地张着大口，看人家喉咙，然后又坐下，再思索。然后下笔处方，自批自赞，写毕，递方，即唤下一个病人，也不和病人闲聊。他治病效果很好。他看的病，以发热性疾病为多；用的药，黄连方很多，许多处方开首就是川连八分，所以，老百姓送他一个雅号——夏川连。其实，夏老用桂甘龙牡汤最有经验。我开始关注经方，是受他的影响。他讲究腹诊，说桂枝证有脐筑，有脉浮露，有气急汗出，有少腹板室等。他也讲究舌诊，说用干姜，舌苔要紧贴舌面者；用肉桂，要舌根舌苔白厚者。他还讲究咽喉诊。凡胃痛，看咽喉充血者，必用芩、连、栀苦寒泄热。这些都是朱莘农先生的经验。

夏老的毛笔字也很好看，圆圆的，就如他的头。记得最初见到这位老人，是一次病房会诊。时值夏天，夏老穿一件格子短袖衬衫，剃着短发平头，很是潇洒。在编写工作上，夏老则很严谨，常常为一个用词反复斟酌，征求大家的看法。他也常常听我的意见。我多从文法角度来讲，特别是关于标点符号的用法，常常让夏老直点头称是。夏老比较信任我，经常带我参加各种学术会议。那个时候，苏州地区中医协作组的活动很多，我也跟着夏老去过常熟、吴县、太仓、无锡等，游过光福的香雪海，喝过常熟的桂花酒。有次，他带我去常熟一家糕团店吃早餐，吃着，忽然他惊呼："有骨头！"吐出一看，是他一颗牙！

编写组的条件非常简陋。那本谢观编的《中国医学大辞典》，可以算是最重要的工具书，还有，就是"文革"前出版的一些古医籍，再就是"文革"中编写的中医教科书。编写组的成员们就是参照这些书籍的写法，结合自己的经验，编写出了教科书。现在看看，里面废话没有多少，而且切近临床，比现在厚厚的大学教科书实用得多！那本《老中医医案选编》，我写了不少，尤其是写柳宝诒医案的按语，半文半白，还有点点评医案的味道，当时非常得意！

编写组的工作地点也不断变动，曾经住过县招待所，借用过医药公司的饮片厂，印象最深的，是在水乡璜塘镇上的医院住了三个月。那时，邢老、夏老、陈嘉栋先生、刘济农先生等均住在一起。陈先生白白净净，个头颀长，一口假牙，已经被烟茶渍的牙缝乌黑。他健谈，常常谈过去的往事，也谈临床各种奇方妙法。他的笔记本上常常记着各种单方验方。他最推崇张锡纯先生的《医学衷中参西录》，喜欢用其中的配方。用药也喜欢用生的。他的思路很活，曾写过《眩晕十则》一文，让我懂得治疗眩晕原来不仅仅是平肝息风，还可以仅用半夏生姜两味的小方，也可以使用真武汤、二加减龙骨牡蛎汤等古方。他的字很秀气，就如其人，大概是用惯毛笔了，钢笔也是三指抓的。可惜没有留下他的医案。

那段时光令人难忘。伙食好，天天有鱼虾。晚上则听老先生们闲聊，高兴时，还自娱自乐，我拉二胡，陈先生弹琵琶。陈嘉栋先生会唱评弹，尤其是徐调，唱得回肠荡气。陈先生当年是评弹名角徐丽仙的"粉丝"，据说他曾跟着戏班走好几个码头，确实有点痴迷，也有点浪漫。他还会画兰花，据说是他师爷常熟名医金兰升家的风气，金先生的学生每人必须要有文艺专长，或琴，或画，或诗，或棋。那年我考上南京中医学院研究生以后，他还送我一幅他亲手画的兰花。

编写组里比较年轻的，是姚立丹医生。他刚从下放的农村回来。他浓眉大眼，面方肤白，如果个子高些，那绝对是美男子！他很聪明，知识面非常宽，他擅长针灸，尤其对针灸理论有独到看法，但我那时还听不懂，但感觉他很了不起。他的文章写得很好。我写的东西喜欢给他修改。经他的手，文章就好看了许多。后来，他曾被省城的出版社看中，但他没去，执意要当临床医生，为此，我替他惋惜了好久。

在编写组的日子里，有件事情不能不提。那就是"评法批儒"的运动。那时，政界批儒家，医界就批儒医，结果将推崇《伤寒论》的清代陆九芝先生当复古派代表人物批了，写《瘟疫论》的明末吴又可先生则当作具有革新精神的法家派人物捧了。县里领到的任务是写吴又可和恽铁樵的文章。恽铁樵先生的名字我听叶秉仁先生说过，他当年在上海抵制废止中医的运动中力挺中医，是个了不起的人物。夏奕钧先生只是个医生，也不懂医学史，更不会写政论文，这可急坏了他。夏老赶忙带我去拜访几位县里的文人，记得找了律师金先生，广播台的台长钱先生，人家很热情，但对中医人物也说不出个一二三。最后，我花了几个通宵，最后写出了《论吴又可尊法反儒的革新精神》一文，让邢老去宣读交差。姚立丹医生则写出了《恽铁樵痛斥洋奴》，让我去当故事宣讲。我参加了省厅组织的评法批儒讲师团，还在省城做了几次演讲。这让我这个小中医长了不少登台讲课的经验。

编写组，为我提供了一个向家乡各位名中医学习请教的绝好机会，可以说是我的中医研究班。到如今，我依然深深怀念这些可敬的老人。当年那种纯学术的工作氛围，那种忘我无私的工作态度，他们对生活和专业的满腔热忱，一直感染着我，激励着我。

爱好经方　2008－06－16　05：25
邢老的良苦用心让人感动得流泪！

经方中　2008－06－16　17：33
叶天士学经十七师，徐灵胎目尽五千卷。

心　2008－06－16　18：35
黄师令人尊敬不无道理。且看他如何尊敬曾经的师长，就知他如何被人尊敬的！我也是黄师的粉丝啊！

咖啡猫猫　2008－06－16　20：42
黄老师有今天的成就，和早年丰富的人生阅历是分不开的。黄老师不仅多才多艺，字也是非常秀美、漂亮。

王晓军　2008－06－20　21：30
对于黄师的文章，学生是每篇必看，每一篇都是那么朴实，那么耐人寻味，黄师不但是我尊敬的医学老师，您还是我心目中的人生导师，我希望在以后的日子里向您看齐，不辜负您这么多语重心长的教导，做一名踏踏实实的中医大夫！

经方医学的源流与现状分析

黄　煌

2008 – 11 – 10　21：45

　　经方医学是中国传统医学中的一个学术分支，简称经方。所谓经方，本是古代经验方的称谓。明清初期伤寒学迅猛发展，张仲景的《伤寒论》、《金匮要略》被医家视为医学的经典，仲景方便由古时的"经验方"变为经典方的"经方"。如徐灵胎说："古圣治病之法，其可考者唯此两书，真所谓经方之祖。"经方，现在已经成为经典方以及经方医学的代名词。经方医学强调方证相应，重视药物及其配伍的研究，重视临床技术的研究，以擅用经方大剂为临床特色，学术个性非常鲜明。加强经方医学的研究与传承，是当前以及今后我国中医药界一项十分重要而紧迫的任务。

一、经方医学的源流

　　对经方的重视和应用，是从明末清初开始的。在学术界经世致用思潮的影响下，许多医家从明代医学浮泛不实的医风中脱逸出来，转向以《伤寒论》为代表的古医学体系的研究和传承。如方有执（1523 – 1593）、喻嘉言（1585 – 1664）、程应旄等提倡错简说，主张重新编次《伤寒论》，借助古人开拓自己的实学之路。舒驰远倡导六经定法，擅长用《伤寒论》方治杂病；柯韵伯（1662 – 1735）、徐灵胎（1693 – 1771）等主张类方研究，强调方证相应，别开生面。由此，医学风气为之一振。

　　清代中后期，经典普及不足，经方声音平缓，但其中不乏振臂高呼者，如陈修园（1753 – 1823）、邹澍（1790 – 1844）、莫枚士（1837 – 1907）、陆九芝（1818 – 1886）等医家在经方的普及推广、经方的理论研究，以及文献整理方面作出了重要的贡献。

　　晚清以后，经方医学开始复苏。这时期的重要人物是曹颖甫（1866 – 1937），他力挺经方，强调仲景之法，今古咸宜；主张研究仲景学说以"考验实用为主要"。他的《经方实验录》所反映的重视实证的思想，代表了当时中医学术界的新思潮。晚清有一批临床经方家，值得推崇的有郑钦安（1804 – 1901）、余听鸿（1847 – 1907）、汪莲石（1848 – 1928？）等人。他们擅用经方大剂，开世人眼目。

　　五四运动以后，中医存废之争激烈，为了证明中医学的科学价值，为了寻求自身的优势，为了适应和生存，中医界又一次看到了久经实践检验、朴实无华的典范之作《伤寒论》，特别是近代日本汉方的代表作《皇汉医学》中译本发行，日本经方研究成果极大地振奋了当时中医界的信心，日本近代汉方研究的思路也给中国的经方研究带来许多启发。经方再度引起中医界的瞩目，一大批擅用经方的医家被人目之"经方派"。其代表人物有陈伯坛（1863－1938）、范文虎（1870－1936）、包识生（1874－1934）、陈鼎三（1874－1960）、恽铁樵（1878－1935）、祝味菊（1884－1951）、陆渊雷（1894－1955）、黎庇留（1846－？）等。

抗日战争以后，时局动荡变迁，经方研究大受影响，但经方医学已经产生深远的影响，经方家如雨后春笋。上个世纪中叶，北京有胡希恕（1898－1984）、岳美中（1900－1982）、赵锡武（1902－1980）等；上海有徐小圃（1887－1961）、夏仲方（1895－1968）、吴涵秋（1900－1979）、刘鹤一（1901－1976）、姜春华（1908－1992）等；江苏有叶橘泉（1896－1989）、余无言（1900－1963）、章次公（1903－1959）等；福建有陈慎吾（1897－1972），江西有杨志一（1905－1966），湖北有冉雪峰（1877－1963），湖南有赵守真，山西有刘绍武（1907－2004），云南有吴佩衡（1888－1971），四川有范中林（1895－1989）等。至于擅用经方的地方名医数量更多，如昆明的戴丽三（1901－1968），河南邓县的周连三（1889－1969），锡澄的朱莘农（1894－1962）均名躁一方。但是，随着这批经方家的年高谢世，经方派传人渐少，经方医学从主流中医领域逐渐淡出。特别是上世纪末开始，李克绍、陈亦人、刘渡舟、陈瑞春等几位著名《伤寒论》研究专家教授相继去世，使得原本在中医高校中就已经不响亮的经方之声就更加微弱。我国的经方医学传承已经面临十分严峻的局面。

二、我国经方医学的现状

1. 总体来说，经方医学的现状是民间热、高校冷，网上热、临床冷，海外热、国内冷

近年来，经方中的姜附剂被人们重视，以民间医生李可先生为代表的"火神派"非常活跃，这是经方派的一支。经方出版物日渐增多，如《张仲景50味药证》已经再版三次，印刷10次，发行3万余册。但是，高校对经方依然冷漠，尚无经方教材，《伤寒论》、《金匮要略》等经典课程学时不足，教学力量匮乏。

现代网络给经方的传播提供了极大的便利。用 Google 引擎搜索"经方"，有232,000查询结果；我国目前最大的经典网站《伤寒论坛》，每天有数千人在线；本人的个人网站《黄煌经方沙龙》开办3年多，点击数也已超23万。Google 引擎搜索"经方沙龙"，约有3,460,000项查询结果。

但是，临床使用经方的医生还很少，甚至有人视开经方者为异端邪说。

经方医学在海外持续升温。日本早就将仲景方的许多制剂纳入医疗保险，其临床及药理研究均深入细致，经方已经产业化；经方的出版物很多，日本东洋学术出版社还推出了《经方医学》重点出版物；每年的学术活动有大量经方研究的论文。经方书籍在我国台湾热销，不少开业医生以经方为号召。经方在欧美及澳洲也受高度关注。《伤寒论》已经有英文版，澳洲著名的中医杂志《天窗》（Lantern）经常发表有关经方的文章，《中医十大类方》《张仲景50味药证》等经方医学书籍在海外热销并已译成英文，本人今年赴美国、澳洲的经方讲学之旅受到热捧。

2. 当前中医界看待经方医学的心理及原因分析

当今我国许多中医看待经方医学的心理，大致有以下四种。

第一，不知用。很多年轻中医，大多没有经过经方教育，根本不知道中医学中还有经方这一派。教材《中国医学史》仅仅笼统介绍各时期的医学成就和代表医家，《中医各家学说》提到的经方家为数甚少，经方派这一重要的临床流派的学术特点没有能够突出，也远远没有真实反映出经方派在历史上所做出的贡献。我曾在《中医临床传统流派》一书中介绍了一些经方派医家的学术思想和经验，还在《医案助读》中重点介绍了经方家的医案，但还比较粗略。

第二，不会用。知道经方之名，但无经方应用经验的传授，不识方证，不懂加减，更不懂经方的现代应用。长久以来，大多数临床医生已经习惯了一些用药套路，气虚则黄芪、党参，血虚则当归、熟地，治疗腹泻则山楂炭、石榴皮、马齿苋，久泻则四神丸，失眠则夜交藤、珍珠母，咳嗽则贝母、前胡，冠心病用丹参，心律失常用苦参，转氨酶高用五味子，或简单套用传统的用药经验，或根据药理研究的结论，采取普通的对症处理，疗效一般，而对于精准高效的经方熟视无睹，对于尖端的辨证论治方法——经方的方证辨证更是全然不知。

第三，不敢用。经方用药大多比较峻烈，如麻黄、附子、大黄、细辛等略有毒性，许多医生怕用不好产生不良反应，引发法律风险，如麻黄、细辛、肉桂等只敢用3～5g，半夏不超过15g，那还得是姜半夏或法半夏。临床医生如果长期恪守着这样的教条，临床疗效如何才能提高？"有是证则用是方，有是证则用是药"，患者的疾病、体质状态把握准了，方-病-人相应、药证相应则效如桴鼓。不敢用说到底还是不会用。

第四，不想用。经方味少，贵重药更少，价格低廉，经济效益差。

导致一些医生以上想法的社会因素，主要源于当今的医疗体制。在医药不分，以药养医的体制下，经方价廉效显的优势反而成为劣势；药事管理没有尊重中医发展的自身规律，束缚了经方家的手脚；经方家人数稀少，学术经验缺乏传承。还有，高等中医教育改革严重滞后，中医界学术空气沉闷，经方医学受到挤压。因此，在目前的状况下，经方的发展比较困难，但这是暂时的。随着我国经济的发展以及医疗体制改革的深入，经方医学必将迎来第三次发展的高潮。

3. 当今潜在的发展经方的有利因素

第一，新医改方案出台，强调医院的公益性，有利于中医医疗机构发挥中医特色，更有利于经方发挥价廉的优势；第二，今年1月8日我国正式实施《中药注册管理补充规定》，特别增加了"来源于经典名方的中药复方制剂"这一类别，并明确了临床研究的有关要求，这充分反映了国家已经高度重视中医经典名方临床研究及其开发应用的战略思想。这为经方的开发利用开辟了一条通道。第三，中共中央关于推进农村改革发展若干重大问题的决定，将有利于农村公共卫生事业的发展，农村中医队伍会有所壮大，经方也将会作为适宜医疗技术得到政府的支持而得以一定的普及。用经方就意味着花小钱，治大病，经方实用、廉价、高效的特点也容易在基层得到很好的推广。此外，中医药法规的不断完善，经方医学在国外的不断升温，中药颗粒剂的推广使用，以及国内有识之士的反复呼吁，均有利于经方医学的发展。

4. 当前我国经方医学的研究方向与课题

鉴于目前我国经方医学人才匮乏、文献及临床研究不足、经方研究民间化而国外经方逐渐产业化的趋向，我国经方研究必须坚持理论与应用相结合、提高与普及相结合、文献研究与临床观察相结合、民间与官方相结合的原则，不求其全，但求其真，立足临床，唯求实效，扩大经方医学的影响力，让更多的中西医临床医生了解经方，掌握经方。基于以上考虑，本人提出以下几个当前可以深入开展的研究方向及课题。

——方证研究。方证是经方医学的核心内容，也是经方研究的永恒课题，但中医方剂的方证研究非常滞后。《中医方剂大辞典》收录的方剂数量近10万，但绝大多数方有药而无证，就是常用经方，也因为古籍的不完全表述，使其方证若隐若现。方证由主治疾病谱、适应人群体质特征构成。方证研究者应回答如下三个问题：第一，该方对何种症状或体征有效？第二，该方对何种疾病或何种症候群有效？第三，该方对何种体质状态或体质有效？传统的用药经验，对回答"该方对何种体质的人有用"起到了有力的支撑；而现代的报道，对回答"何方对何病，尤其对哪些现代疾病有效"有重要的指导意义。在古代经验和现代报道的基础上，结合临床实践搞清楚这些问题，才能总结出现代意义上的方证，经方才能在临床运用中发挥其安全有效的特色。目前，方证研究还是相当粗疏的，大部分是经典的译释和经验的总结。现在方证研究的重点还在文献整理和临床观察上，除了要加强传统的个案研究外，大样本、统一、多病种、全面系统的经方临床观察也应该积极推进。

——药证研究。药证也是经方医学的核心内容。不弄清药证，就无法认清方证的结构，也无法安全有效地使用经方和进行合理地加减化裁经方。药证的研究除从《伤寒论》、《金匮要略》等古典方书中研究破译以外，还必须结合后世方书、医案、医家经验以及现代实验结果。其中对唐代方书进行药证研究以及对后世名医用药经验的整理发掘显得尤为必要。

——合方研究。将两张以上的经方相合而用，是当前很多经方家临床治疗复杂病情时通常采用的做法，如胡希恕先生常用大柴胡汤合桂枝茯苓丸治疗支气管哮喘，用柴胡桂枝干姜汤合当归芍药散治疗肝病，效果确实不错；我的经验方之一的八味解郁汤，即四逆散合半夏厚朴汤，治疗心境障碍、功能性消化不良等患者效果也很好。我的学生温兴韬医师常用四逆散合小陷胸汤，名四陷汤，治疗循环、呼吸、消化等系统的疑难杂病效果出奇。日本一贯堂荆芥连翘汤就是黄连解毒汤、四物汤、四逆散等方的合方，治疗内热性体质的痤疮、鼻炎、中耳炎以及过敏性疾病、免疫性疾病均有很好的疗效。经方一般药少功专，合方以后，功效复合，作用面加宽，有利于提高疗效和安全性，特别适用于慢性病、老年病以及调理体质。此外，临床观察合方的效果，对于弄清经方方证的演变组合规律，对于分析和评价后世大方的结构和适应证也有帮助。

——疗程与疗效评价标准研究。这是经方医学传承与发展绕不过的实际问题，也是许多临床医疗工作者经常遇到且最为困扰的难题。经方的疗程与疗效评价标准在经典中记载很少，如《神农本草经》有"久服"，《伤寒论》中大青龙汤条下有"一服汗者，停后服"，桃花汤条下有"若一服愈，余勿服"等，是相当于疗程的记录。又如服桂枝汤后应"微似有汗者益佳"，服柴胡桂枝干姜汤后"初服微烦，复服汗出便愈"，这就是张仲景的疗效评价标准。这些记载相当简略，就是这些不全的记载也只是在部分经方中才有，大部分缺如。后世文献记载也比较零碎。但可以认为，后世大多数有经验的医生，是有其自己的疗程及评价标准的，如清代喻嘉言《寓意草·与门人定议病式》曾指出医生要预先明确"其效验定于何时"。所以，经方疗程与疗效评价标准的研究，首先需要做历代文献整理，再做临床观察。需要指出，经方疗程和疗效评价标准各方不一，各病不一，各人不一，紧贴临床，实用性强。标准的确定，需要兼顾中西医，兼顾医生和患者，兼顾疾病与体质，兼顾近期与远期，这是一个综合平衡的结果。而且，与患者协商告知，以取得患者的理解并能配合观察，也是必须的。总而言之，如何建立统一规范的反映各个经方的疗程以及疗效评价标准，这可能是今后经方医学研究的重点和难点。

——经方用量规范。常言道：中医不传之秘，在于用量。这反映中医在用药量上的规范基本上是不公开的，或不容易规范的。张仲景虽然公开了经方的用量，但问题在于：《伤寒杂病论》原载的经方用量如何折算成现代应用标准？目前在汉代重量折合公制的折算标准上，各位学者的认识悬殊较大，很难统一。高等中医院校教科书主张以一两等于3g换算，而近现代学者中主张分别有一两等于 8g、13.67464g、13.92g、14.1666g、15.625g 的不同。对此，本人根据师徒相授的用药习惯，常按一两等于 3 ~ 6g 的标准进行换算。但这只能是经验折算法，尚有待论证。另外，经方的原载用量，也未必是终极真理，还有进一步研究提高的必要。特别是如何根据实际情况适度变化药物用量及配比，以求得疗效的最大化和安全系数的最大化，是当今不容忽视的经方研究课题。

——经方制剂规范。剂型是用汤还是用丸？是散还是膏？汤液的煎煮上，用何种水？是加多少？有无先煎后下？要加酒还是加蜜？煎煮时间多少？要不要浓缩？服法上是一日三服，还是四服？还是顿服？这里有太多的技术性内容，经验性很强。当前需要建立一个经验交流的平台和机制，保证经验共享，促进研究深入。经方的复方颗粒研制应该引起高度重视。此外，利用目前国内开发的单味配方颗粒进行经方配方的临床观察也是目前应该关注的课题。

——药材品种鉴定。经方所用的药物，大多已经沿用了几千年，再加上各地用药习惯不同，药名称谓不一，异物同名，名实不符现象很多。比如张仲景时代的桂、术、芍药、枳实、人参等具有这类问题，至于通草、连翘等究竟何物，更是说法不一。药材品种鉴定，需要对历代本草文献的考订，收集整理各地用药情况和老药工中药材鉴别经验，参考植物科属亲缘关系和其他有关科研成果，工作量也非常大。还有，目前经方用药品种的混乱、药材质量滑坡等问题不仅影响临床疗效，还会使临床医生所总结的用药经验失真，对于临床经验的交流会产生很大的干扰。经方研究同样也不能忽视对这些方面的关注。

——唐方研究。唐代的大量经验方是汉代经验方的延续，是经方的组成部分。我国清代医家徐灵胎、张璐等医家曾对唐方进行过深入研究。徐灵胎《兰台轨范》中收集了许多《千金》《外台》方，其《洄溪医案》也有许多成功应用唐方的案例。而张璐是历史上唯一的一位《千金方》注家。日本医家对唐方也有研究。日本江户时代医家山田业广（1808 –

1881）的《九折堂读书记·千金方·外台秘要》对《千金方》、《外台秘要方》书中部分文字、语句、方药作了校勘考证及评述，有重要的文献研究价值，但近现代对唐方的研究显得十分冷清。目前，可以开展《千金方》、《外台秘要》的文献研究，特别是通过比较分析方证药证的研究，不仅可以弥补经方研究中汉代文献不足的缺陷，同时可以发掘一些仲景不常用而后世常用的药物、方剂的药证与方证，比如石斛、牛膝、生地以及犀角地黄汤、续命汤、苇茎汤等。

——经方各家经验的整理。经方医学的研究，离不开对经方家临床经验的整理总结。我国高等中医院校《中医各家学说》课程中尚很少提及经方派，有必要对我国历代经方家的学术思想和临床经验进行比较系统的整理和比较研究。特别是民国期间的经方家学术经验的整理研究还有待开拓，目前还仅仅限于个别知名的医家，如祝味菊等。当时还有一大批活跃在临床上并且善用经方的医家，如盛心如、王季寅等，对他们学术经验的整理目前还是个空白。我计划组织团队编写一本《中医各家经方》，介绍经方派的源流，介绍历史上那些知名的和不知名的经方家。同时，也不能忽略对日本汉方家的研究。除了古方家以外，以汤本求真、大塚敬节、矢数道明为代表的近现代日本汉方家的学术思想与经验，更应该是重点。此外，对于经方在日本现代汉方界的研究动态也必须跟踪调查，做好情报的收集整理工作。如日本汉方临床期刊的经方研究报道就需要进行系统的整理归纳，不但要做到知己知彼，还要能为我所用。

——经方案例研究。案例研究是中医传统的研究方法。由于经方方证的出现有明显的个体性和即时性，所以个案的整理与分析，对于经方方证的研究、理论概括与经验假说的积累以及经方应用能力训练，都具有非常重要的作用。目前需要收集整理典型的经方医案，并编写出经方案例教学资料。

——经方大众化的方法途径研究。藏方于民，还方于民，这是经方不朽的秘诀。我们在经方研究中应该努力促成经方的大众化。经方大众化，就是经方的普及化、通俗化以及民族化。所谓普及，目前首先是对临床医生的普及，特别是对基层临床医生的普及。其次，是对中医院校大学生的普及教育，还包括对广大群众进行通俗实用的经方应用知识和技术的普及宣传。所谓通俗，就是要让广大临床医生听得懂，用得上，甚至还要为非医学人员编写经方的通俗书籍。民族化，就是要使经方医学保留浓厚的中国味，方证、药证、体质以及口服、复方、饮片、汤液等经方元素应在大众化过程中不断加强。经方大众化也要寻求与市场经济的结合，利用经济杠杆推进经方的推广和普及。

此外，经方的文献研究需要进一步加强，经方的实验研究，特别是经方药理研究也应该稳步展开。

随着经方研究的不断深入以及推广普及工作的不断开展，经方医学将越来越为更多的现代人所了解、喜爱，古老的经方必将以其安全、有效、廉价的特点，焕发出新的时代魅力。

zhoujie　2008－11－10　22：45

这篇文章浓缩了黄煌大师关于现代经方医学思想的精华，是现代经方研究的纲领，对于现代经方医学研究具有重要的指导意义，我们必须认真学习，深刻领会。有黄煌大师的指引，有诸位经方爱好者同仁的努力，现代经方医学之花必将越开越灿烂。

博　2008－11－11　21：31

分析精辟啊！我们一起努力做好黄煌老师说的这几点，经方崛起指日可待啊！

andy　2008－11－11　22：14

"经方的原载用量，也未必是终极真理，还有进一步研究提高的必要。特别是如何根据实际情况适度变化药物用量及配比，以求得疗效的最大化和安全系数的最大化，是当今不容忽视的经方研究课题。"这句话好，源于经方，超越经方。

视神经母细胞瘤与桂苓甘露饮

黄 煌

2008 - 02 - 24   20：28

　　今天接到退休医生季女士的电话，她兴奋地告诉我，她的患有视神经母细胞瘤的小孙女这次去北京同仁眼科医院检查结果良好，肿瘤不仅没有转移，而且缩小，已经没有了肿瘤的"种子"。她说当时她高兴地向许多患儿的家属介绍经方疗法的好处。她说，黄教授的方不但有效，而且药汁不难喝，孩子入口容易，价格还极其低廉。我这才明白，这两天有好几个外地来的咨询电话，原来是她介绍的！

　　视神经母细胞瘤是婴幼儿眼病中极为凶险的恶性肿瘤，发生于视网膜核层，具有家族遗传倾向，多发生于5岁以下，可单眼、双眼先后或同时罹患，本病易发生颅内及远处转移，常危及患儿生命。记得去年夏天季女士是抱着一线希望来诊的，其媳妇则一脸的不屑，认为中药不可能治疗此病，让孩子每天服药徒增痛苦。婆媳为此有口角。当时，患儿右眼充血突出，原本明亮的大眼睛竟如牛眼，十分可怜。我根据眼病大多用五苓散的经验，再看患儿肤白唇红舌嫩，询得平时喝水较多，确认有石膏证的存在，遂用五苓散加石膏、滑石、甘草的桂苓甘露饮。此方服用了很长时间，至少有半年以上，期间来过两次，每次均有好转，主要表现为眼睛变小，充血不明显。这次检查的结果则更能说明疗效。中药治疗视神经母细胞瘤的前景可喜。

　　季女士说同仁医院内这种病人非常多，她问我是何原因？我说不清楚。我想，除禀质遗传外，后天的饮食习惯恐怕也有很大关系。现在孩子们经常饮用各种饮料，过度食用鲜美肥甘，可能也是诱因的一部分。按中国人传统的生活经验，饮食过度鲜美肥甘常常导致体内水湿热毒积聚，本应明亮的眼睛居然白瞳、失明，或目痛、呕吐、目睛充血等，总是这些水湿热毒作祟！而五苓散是利水良方，再加上石膏、滑石清热，则有利于季女士小孙女体质的调整，整体状况改善了，局部的病变也得到了控制。这可能是桂苓甘露饮治疗视神经母细胞瘤的机理假说。但是，视神经母细胞瘤有好几种类型，五苓散及其类方对哪种类型有效？此病到底还有哪些经方可用？我还要观察。

刘西强 2008 - 02 - 24 21：28

　　根据体质学说治疗母亲的糖尿病时，用到五苓散，观察到其对眼病有比较好的作用。

道医学子 2008 - 03 - 07 11：03

　　观黄老师医案，可知肿瘤当不难治。抛弃西医对肿瘤是绝症的认识和宣传，肿瘤可能更好治疗了。

罗本逊 2008 - 03 - 07 15：56

　　黄教授又给我们指出了一条好的研究思路。且不说像这种肿瘤，西医切了又发，发了又切，最后是人去财空，光指责滥饮、滥食，就是一条规劝社会的好药。

王晓军 2008 - 03 - 07 20：52

　　如果真的能够走出一条路子来，真可说是万民之幸了！

四眼小涵 2008 - 03 - 20 22：41

　　跟中国中医科学院的史欣德老师出诊，曾见其给一位患有右中浆（右眼中心性浆液性视网膜脉络膜病变）的男性患者治疗，也是以五苓散为基础方加味。

自强不息 2008 - 04 - 11 22：26

　　真是好案！小儿易虚易实，脏腑轻灵，容易拨动，怪不得黄老师说儿科最有成就感！

　　但是因为想找个纯一点的中医，我选的导师却是儿科的反面——老年科……儿科的老师也不错，但是学生招满了，以后实习一定要去儿科跟她学学！

大柴胡汤合桂枝茯苓丸

黄　煌

2008－02－24　20：59

　　近年来，我使用大柴胡汤合桂枝茯苓丸的机会很多，有时门诊上常常接二连三地开出这张方。有时我也怀疑是否是思维定式？是否先入为主？但没有啊，定神看眼前的病人，精气神俱足，腹部大多充实有力。不是高血压、高脂血症，就是便秘、头痛、腹胀；不是哮喘、胆石症、肥胖，就是闭经、痤疮；不是面红充血，就是脉实有力。而用下此方，大多通体舒坦，不仅病情可控制，而且常常能精力充沛，不是补药，胜似补药！为什么呢？细细思忖，当逢盛世，物质丰富史无前例，而工作节奏快也史无前例，紧张、压力、过劳、过食等已经成为当代新的病因。

　　在中医看来，气滞、血瘀、食积、郁热、湿毒、心肝火旺，构成当今人们体质的重要元素。不排毒，不通腑，不理气，不活血，不除烦，不解郁，焉能保持体内脏腑气血的和谐和调畅？

　　经方大柴胡汤消食除积、通便止痛，桂枝茯苓丸活血化瘀清热，两方相合，通理全身气血，是当今调理体质不可或缺的好方。

杨奇云　2008－02－25　15：50

　　我家乡在新疆，假期实习时发现，诊室还是那间诊室，可我见到的大柴胡病人增多了！这当然是因为跟师抄方半年后，"认人"的水平有所提高。但我想说的是，现在的大柴胡体质的确很多。在西北，除了汉族，少数民族众多，由于民族和饮食的关系，这些少数民族患者有很多都是典型的大柴胡体质，整个假期实习的时间只有十几天，但是我见到了许多（就我的识别水平而言）大柴胡体质，汉族、维吾尔族、蒙古族、哈萨克族，都有！

zure　2008－02－25　17：50

　　谢谢黄老师经验，我对这个方还不是很熟，主要是对大黄有所顾忌。回忆起治疗一个老年胃痛的病人，嗜酒，瘦，面暗红，精神不减，按腹肌较紧张，但上腹部按之不痛。服藿香正气散痛未解。食欲好，大便近二日未解，硬，下肢干燥。当时辨出了桂枝茯苓丸证，由于病人嗜酒又合用了葛根芩连汤，三日后病人诉胃痛未减，大便仍硬。后悔当时没有合用大柴胡汤，如用大柴胡汤合桂枝茯苓丸效果应该好些吧！看来以后应该注意对这个方证的识别。

青云苓 2008 –02 –25 19：10

  我非常注重此方的运用，不管胖瘦，年龄，男女，如果有黄老师所说的以上指征都可以使用，而且效果好。同样，对于肺心病、高心病、脑动脉硬化、老年痴呆症、中风后遗症等均有效。从这样看来经方也能古为今用，中为西用。世上没有不变的东西，古医学也应该与时俱进，推陈出新，这才是其真谛。

yuanfeng 2008 –02 –26 18：46

  我曾治疗一例"大三阳"，总胆红素高，住院一个月，西医治疗无效，病人无所苦，唯体壮脸红，方选大柴胡汤加丹参，9剂后复查胆红素正常。

春天常用的除烦汤

黄 煌

2008 − 04 − 09   22：20

　　菜花黄，医生忙。这段时间我的门诊上有不少比较缠人的患者，大多主诉头昏头痛、失眠多梦、身困乏力、精神不振等，有诊断为抑郁症、焦虑症者，也有诊断为神经症等。对这类病人，我还有点经验。其实大问题没有，大约是春天桃红柳绿，莺飞草长，人体阳气拂郁，容易导致气滞或气逆，才有如上病症。其治疗，不需补益，只需清热解郁除烦。我常用的是半夏厚朴汤、四逆散、栀子厚朴汤、六一散、黄芩、连翘等。其中验方除烦汤用得最多。

　　除烦汤其实是栀子厚朴汤的加味方。栀子、厚朴、枳实、黄芩、连翘、半夏、茯苓、苏梗，基本药物仅八味，所以又名八味除烦汤。对消除焦虑，改善睡眠，特别是治疗春天的夜汗身热最有效果。如果有尿黄尿痛者，加入六一散。如果有心下痞痛者，加黄连。栀子厚朴汤是经典除烦方，《伤寒论》用于治疗"心烦腹满，卧起不安"，许多焦虑症、抑郁症患者常常有胸闷腹胀等躯体症状，用此方能宽胸膈，除腹胀，常常让患者神清气顺。

　　回想当学徒时，家乡的老中医常常有"气火"一说，即气郁所化之火。此火一起，常常失眠胸闷、烦躁不安、头昏头痛，或呛咳不止，或咽痛口苦，或吐血，或衄血，或腹胀腹痛。所用之药，不能温补，不能养血，养阴润燥也不行，只能用山栀、黄芩、枇杷叶、枳壳、厚朴、丹皮等。如脉数心烦者，当加黄连苦泄。现在看来，这些疾病，有的是焦虑症，有的是抑郁症，有的是神经症，有的是支气管炎或支气管扩张，有的是功能性胃病等。这种"气火"综合征，以春天最多。老中医说，是春天肝旺所致。确实，这些患者大多情绪不稳，急躁者多，郁闷者多。这种在临床上观察总结而来的经验，非常朴实，也非常有用。我的除烦汤就是家乡老中医治疗"气火"综合征经验的总结。此方多年来屡用屡效。前几天，学生亮亮欣喜地告诉我，她的咳嗽十多天，咳得两胁都胀痛，用除烦汤半剂就好啦！

中医老薛　2008 − 04 − 10   05：53

　　此等证，这几天碰到两例，对症处理，效果不错。

gugu 2008 – 04 – 10 16：07

清热除烦，可视为凉膈散证的轻证。

罗本逊 2008 – 04 – 10 19：01

原理还是不太清楚，春天阳气升发应该精神呀，为什么反而发生春困呢？方证倒是很好理解。

zure 2008 – 04 – 17 14：28

以前一直不太明白黄老师为何把黄芩、栀子、连翘这些清热药与半夏厚朴汤一起用，看了"气郁化火"的解释才有点明白了。其实抑郁症、焦虑症有不少躯体化症状，像胸闷、口干、烦躁、身热感，这时理气与祛火同时使用确实是很合适的了。而且半夏厚朴汤还可治疗咳嗽、胃肠胀气等，所以我想出现这些症状伴有热象者都可考虑用除烦汤，它的适应范围应该是很广的了

另外，想请教一下黄教授，除烦汤和黄连温胆汤好像主治功能比较近似，如果是用来治疗功能性胃肠病（比如说伴焦虑或睡眠不好），两方应该如何区别？

黄煌 2008 – 05 – 26 06：36

黄连温胆汤多用于高血压、精神分裂症、应激障碍、惊恐障碍、癫痫、抽动秽语综合征等，而除烦汤多用于神经症、焦虑症、抑郁症、哮喘、胃炎、肠道易激综合征等，特别是发热性疾病过程中的烦躁失眠最有效果。也就是说，两方在主治疾病谱上有所不同。

pengyouxiang 2008 – 06 – 30 20：45

贴近临床的知识比空洞的理论强多了，学得轻松，用之见效。

shfou 2008 – 11 – 03 18：14

孟河、江南常用。虽取药或有不一，其意一也。

城里娃脑 2008 – 11 – 07 15：21

Quote：引用罗本逊于 2008 – 04 – 10 19：01 发表的：

原理还是不太清楚，春天阳气升发应该精神呀，为什么反而发生春困

呢？方证倒是很好理解。

个人体质所导致！

deng110116　　2008 – 11 – 21　15：53

我自编除烦汤方歌：除烦汤舒（苏）服（茯）下（夏）；黄任（栀）叫（翘）吉（桔）普（朴）。

jszyxby　　2008 – 11 – 21　22：19

最近天好干，来看唇干、口干、心烦、头昏、便干、尿频者甚多，春天里的除烦汤又大显身手了，故我认为除夏天外，除烦汤均可使用。这与冬令进补并不矛盾。

爱好经方　　2008 – 11 – 22　12：44

仔细观察，每天都会遇见除烦汤证的病人！

神奇针　　2008 – 12 – 05　17：08

气有余便化火，除烦汤在疏肝化郁的方上加清热泻火之药，对春烦的确非常合乎病机，受教了。

尿失禁——四逆散、猪苓汤

黄 煌

2008 – 09 – 02　22：54

2006 年 3 月 5 日，我接到网友 andy 的求助信：

"我初中历史老师的妻子，现年大约 33 岁。由于她所有的病例记录都没找到，以下是她向我叙述的，有些不全面。10 年前患者因分娩导致尿道括约肌撕裂，遂发生尿失禁，经县医院泌外缝合后，置尿管，拔除尿管后，发现尿道半侧括约肌萎缩，仅余黏膜，再次发生尿失禁。遂赴省医科大学一附院泌外科求治，手术前拟给予折叠术，术中未告知病人，即改为悬吊术，术后置尿管（据病人自述，约筷子粗，可能为男性尿管）一个月，拔除尿管后，仍发生尿失禁。现尿频约 9 年，24 小时都得用折叠的卫生纸作为尿布垫着，且月经期间更重，月经过后五六天才稍轻。患者生活质量受到严重影响，但余无所苦。我看了她的舌苔，只有舌尖有一点点红刺，问她心情如何，她说：年纪轻轻，得了此病，整天心烦。据经治大夫诊断：压力性尿失禁。该患者尿道经两次手术，现布满瘢痕，解剖层次紊乱，组织界限不明，已不适合再做手术。在手术无效后，她也吃过河南中医学院一位硕士开的中药，吃了好长一段时间缩泉丸、桑螵蛸散，但无效果。

患者的丈夫是我初中时的历史老师，是一个十分淳朴的人，我十分尊重他。由于他的妻子罹遭此病，精神十分痛苦和低沉，六七年前患上了慢性浅表性胃炎，还有头痛、晨起呕吐、不能食冷，2001 年时我为他开了吴茱萸汤六剂，至今未有再发。今年寒假他的母亲患急性胃肠炎，我以葛根芩连汤一剂取效，于是他对我更加增加了信任，想让我给他妻子处方治疗，但我自觉一点把握也没有，就没敢处方。我对这个病例也思考了好长时间，觉得应该先活血化瘀，重建末梢循环，为尿道肌肉的再生创造较好的局部环境，然后再益气生肌，结合会阴部肌肉自主锻炼，促进尿道括约肌的肥大和代偿。由于这个病例太棘手，所以我就想到求助您，请您百忙之中拨冗赐教。"

我接到来信以后，又在网上询问了患者的体型等，答复是体型中等偏丰满。随后我建议服用猪苓汤合四逆散加山栀子。商定处方为：猪苓 15g，茯苓 15g、泽泻 15g、滑石 15g、栀子 10g、柴胡 10g、白芍 10g、枳实 10g、生甘草 10g。

3 月 13 日，andy 来信：

"尊敬的黄教授：您好，首先感谢您百忙之中给予的帮助。该病人已服用五剂。我今天给她打了电话，她说服药后还没出现明显效果，也没有加重。服药期间来了一次月经，尿频症状仍旧。但患者自己又说好像有一点效果，但不明显。想起自己的病情，心里还是有些烦。另外，我问他药苦否，答曰不觉得多苦。其他没有什么异常。以上就是全部通话。"

我回答：继续服用。

3月30日andy再来信：

"病人今天给我打电话说：尿失禁有比较明显的好转，表现在晚上尿失禁的情况比过去好转。该病人很高兴，精神状态大为好转，让我带话万分感谢黄老师。到今天她共服用20付药，她问下一步该如何服药？要不要加量或加减药。"

我回答：不必调整，原方继续服用一段时间。

妇女尿失禁是一个非常头痛的问题。其定义为不自主性的尿液排出，不但易致泌尿道感染以及局部皮肤瘙痒破溃等，还给人带来自卑、抑郁等心理障碍及社交隔离。还有导致个人及家庭生活质量下降等痛苦，也非常人所能体会。

所谓压力性尿失禁，是指由某些原因导致腹肌突然收缩，腹压增加，以致尿液不由自主地流出来。引起腹压突然增多的原因很多，例如突然大笑、打喷嚏、咳嗽和突然用力提起重物等等。一般中老年妇女比较多见。这位患者分娩受损，再加多次手术，局部组织已经变形，从理论上讲似乎不可能好转了，但是，服用四逆散、猪苓汤加山栀子以后，竟然出现了明显的好转。这不能不佩服经方的神奇！

四逆散，由柴胡、芍药、枳实、甘草四味药组成，原用来治疗四肢冷、腹中痛为特征的一类症候群。原文为："少阴病，四逆，其人或咳、或悸、或小便不利、或腹中痛、或泄利下重者，四逆散主之。"为何我会想到用于尿失禁？我的依据有二：

第一，四逆散本可用于治疗"小便不利"，原文上就有。小便不利，一般指小便排出不畅，小便量少，淋漓不尽。但这里的小便不利范围更广，泛则指尿频、尿急、尿痛、排尿窘迫、尿失禁等一系列尿路刺激症状。这种小便不利往往伴有少腹部痛及腰痛等。根据本人临床观察，适合于四逆散的小便不利，大多为小便窘迫，欲便不能，同时伴有腹痛腹胀等。

第二，名医有经验在前。上世纪80年代末读四川名中医范中林先生医案，其中有一例慢性膀胱炎，范老用四逆散加桔梗治愈，对我启发很大。我想，尿频尿急尿痛，与泄利下重无异，则用四逆散本是对证之治。遂将四逆散用于那些久经清热利湿治疗无效的慢性泌尿道感染患者，尤其是有明显小腹部窘迫，并有上腹部拘急等患者，用四逆散合猪苓汤有明显缓解症状的效果。我的弟子连云港的杨大华也曾经治疗一位八旬高龄的老者，忽小便失禁达半月之久，外院诊治不效，欲行手术探查，患者及家属不从，观其人虽年事颇高，却无虚羸之象，用四逆散加乌药，数剂而愈。

第三，四逆散是古代的解痉止痛剂，并能缓解心理压力所导致的躯体症状。这张经方所针对的，不是一个局部的症状，而是整体的一种状态。我们来看看原文，其中的少阴病，我们暂且撇开不解释，而原文中的四逆，是关键。四逆，即四肢冷，多为手足冷，特别在气温低时，疼痛时，精神紧张时，冷感更为明显。这不仅仅是一种症状，更是一种体质状态，是一种对疼痛敏感，对寒冷气温敏感，易紧张，易肌肉痉挛的体质类型。我称之为"柴胡体质"。尿失禁虽难治，但有时通过全身的调理，可以改善局部症状。

至于猪苓汤，这是古代治疗"淋"病的专方。这种淋病，不是今天所说的性病的淋病，即不是由淋病双球菌感染引起的泌尿系统感染性传染病，而是将尿频尿急尿痛为特征的一类疾病统称为"淋"。猪苓汤是治疗热淋的有效验方。所谓热淋，就是除尿路刺激症状外，尚伴有身体发热感、口渴感等。本人发现本方治疗尿路感染的效果，是在上世纪90年代初，曾遇一中年女性，尿路感染反复发作，时常尿血、发热，使用小柴胡汤加连翘等无效。后参考我校李国鼎老师的经验，改用本方加山栀，居然很快控制病情，后患者时常按原方配服，病情控制。后该处方传与多人服用，均有效。山栀是古代治疗小便赤涩、鼻衄、尿血的重要药物。本人经验，配合连翘，加入猪苓汤中，用于治疗泌尿道感染效果很好。如女性有黄带、脚癣者，则再加黄柏，效果更好。如果腹痛者，可配合四逆散。本人曾用本方配四逆散治疗一些泌尿系结石，有部分病例能排出细小砂石。尿失禁患者大多伴有感染，所以，将四逆散与猪苓汤合用是比较合适的。这位患者估计也有感染，所以也配了山栀。

有人将猪苓汤看作是利尿药，以为服用以后会导致小便次数更多。这位患者原先也有这种担心，其实，这是误解。猪苓汤服用以后，是让小便变得顺畅，而不是尿频。

还有，本方中的阿胶，是良好的止血药，一般在有血尿时使用。这位患者一无血尿，再加阿胶多有伪劣产品，所以，没有使用。

尿失禁的自我锻炼非常重要，其方法为：在安静休息时（坐位或卧位均可），集中自己的意念，有意识地使肛门和会阴的肌肉群一次一次地收缩、舒张，就像解大便时，排出大便后有一次收缩那样。当肌肉收缩时，自己便会十分清楚地感觉到肛门向上提一下，一放松便感觉到肛门恢复到原来的松弛状态。有节律的重复收缩和舒张，使盆底肌群得到锻炼。每次可训练 3~5 分钟，每日锻炼次数不受限制，只要持之以恒，压力性尿失禁将能显著减少，甚至完全消失。

qqjjttc 2008-09-05 14：32

"术中未告知病人，即改为悬吊术，术后置尿管（据病人自述，约筷子粗，可能为男性尿管）。"根据此句，我认为患者有明显精神因素在里面。

自强不息 2008-09-05 21：00

请教黄老师和各位老师：

我现在在血液科轮转，那里有一些移植术后的病人，很多都有移植物宿主排斥疾病（GVHD），表现为胃肠道反应、肝功能损害、出血性膀胱炎、皮肤病变等，有轻重不同。血液科的医生说在移植术后的病人身上用中药是一个全新的课题，谁都没有把握。

最近一个 GVHD 病人，女性、卧床，皮肤颜色是血液病人常见的晦暗，出现出血性膀胱炎，尿出的尿除了颜色深红以外，还夹有大块大块的暗红色血块，有时血块卡在尿道口会出现疼痛，需要用手拉出。用了卡络磺、止血敏、巴曲亭等止血药，输注血小板也无效，大量盐水冲洗亦无效。

1. 这个病人是否可以用猪苓汤加芍药甘草汤再加栀子？

2. 小蓟饮子的功用和猪苓汤合四逆散加栀子有何区别？两者的方证如何鉴别、选用？

3. 移植以后的病人出现的这些症状，和普通人出现这些症状的治疗有什么不同和需要注意的地方？

谢谢！

黄煌 2008-09-06 20：48

移植术后用中药确实是新课题，我也没有把握。不过，按传统经验，尿血可以使用猪苓汤、小蓟饮子等方。小蓟饮子与猪苓汤的区别，我想应该在于前者更着眼止血，后者则在通淋。方证上前者以局部的尿痛尿血为主，后者还有口渴、浮肿等。

那个女病人就其尿血来说可以用猪苓汤，就其体质来说，可能还要配合小柴胡汤。这种状态，不能发汗，不能攻下，唯有和法可用。

据我经验，移植后的病人寒热夹杂，虚实互见，用小柴胡汤比较合适。

黄连上清丸

黄　煌

2008－09－04　11：40

中成药中恐怕没有比黄连上清丸更便宜的了。河南宛西制药公司的产品，5 元钱一大包，大包中有 10 小袋，每天服 1 袋，仅需 5 毛钱。但是，其疗效极佳。面红上火、头昏脑热、风火牙痛、腹胀便秘，诸般火热，几包丸药下肚，得畅便数次，常令人轻快许多。尤其是现代人的高血压、高脂血症、脂肪肝、肥胖等，黄连上清丸也有效果。

黄连上清丸是前人发明的配方。黄连、黄芩、黄柏、大黄、山栀、石膏、连翘……集寒凉药物于一方，是清热泻火的代表方。记得我学医时，使用黄连上清丸的机会并不多，那时的人，猪肉、豆腐、食糖均凭票供应，肚子里油水少得可怜，温补还来不及，哪有多少寒泻的道理？所以，那时用得比较多的倒是补中益气丸和十全大补丸。没想到这几年来，国人的体质大变了。你瞧来诊者，一个个面色红润，腰粗肚圆，舌苔黄腻，腹胀便秘，烦躁失眠，整个是实证、热证，是上火！不用黄连上清丸，还能用什么？说来也奇，服用这小丸药后，得数次畅便，全身也就轻松了，吃得香了，睡得安稳了，面色不那么油腻潮红，口中也少异味了。

大约是长期在贫困线上挣扎的缘故，中国人对"有余"向来是向往的，所以，善于"随俗而变"的中医创造发明了补法。在补的方法上有补气、补血、补阴、补阳、补脾、补肾之分；在补的程度性质上有大补、峻补、清补、温补、滋补之别，更有应时令的所谓冬令进补等。其实，真正的中医从来不乱补，虽然病人希望医生开补药，医生处方时也十分谨慎小心，得望闻问切四诊合参，辨明体质属阴属阳而定。不过补药到了商家手里就未必如此了。你看当今的补药，林林总总，令人眼花。从延生护宝、御苁蓉到汇仁肾宝，从人参蜂王浆到脑白金，从西洋参、鹿茸到冬虫夏草，你上市来我下场，吵得热热闹闹。使人真有十亿国人八亿虚，八亿人民皆肾虚的错觉，不补如何了得？于是，许多人对付钱体检查病吝啬无比，但在掏钱买补品方面却十分慷慨，因为，在他们看来，补药是有百益而无一害的。不怕病死，而惧虚死。于是，中国人本来不多的钱，消失在服补药的习俗之中，实在是可惜！当今，中国人饮食结构以及生活方式的改变，使体质出现从寒到热，从虚到实，从不足到有余的变化，显然，当年进补的老调不能再高唱了。

我非常赞同金元时期四大名医之一的张子和先生的主张：养生当论食补，治病当论药攻。我们应当多研究饮食的营养，要吃得科学，吃出健康。至于治病，要寻求对证对病对体的药物。吃补药，吃不出健康，吃不出长寿。前年春节，我拜访江阴的名老中医夏奕钧先生，他已经年近九十，但见鹤发童颜，身板硬朗，每天应诊毫无倦色。问他服用何种补药？他从抽屉中拿出的竟是黄连上清丸！我觉得，在这种价廉物美的传统的中成药中，体现出一种新的理念，这就是以通为补，以泻为补。现在看来，黄连上清丸可能有降压、降脂、降糖、抗凝、消炎、通便等多种作用。尽管都是天然药物，其作用比较缓和，但由于作用面较广，属于多靶点性的用药，只要针对实证热证的体质，黄连上清丸调节体质的效果还是很明显的。

　　那么，哪些人可以服用黄连上清丸呢？据我经验，以下五种人最为适宜。第一，红光满面之人；第二，大腹便便之人；第三，腹胀便秘之人；第四，血压偏高、血脂偏高、血糖偏高的"三高"之人；第五，面生暗疮之人。这些人大多饮食肥美，营养过剩，运动不足。不可补，只能泻，黄连上清丸是再适合不过的药物了。当然，黄连上清丸也有禁忌者，凡贫血者、肝肾功能不全者，严重腹泻者，营养不良者，健康无病者，不要服用。关于服法，一般每天1袋，分早晚2次服用。如为便秘者，也可以每晚临睡前服用1袋，第二天即能得畅便。如果牙周红肿疼痛，也可加倍服用。当然，服药之前听听医生的意见，那就更好了。

　　以上是就保健的层面谈黄连上清丸的，其实，这种药物的使用面远不止这些。在我们临床医生看来，各种感染性疾病、出血性疾病以及精神神经系统疾病，黄连上清丸都有很好的疗效，有报道，日本的医生还应用黄连上清丸中的部分药物治疗老年性痴呆。好，到此截住，再往下说，似乎过于专业了，待以后与感兴趣的同道再讨论吧。

　　（此文写于七八年前，现在看看还有科普价值，故贴出供网友参考）

一位痴呆老人服用的有效经方

黄　煌

2008 - 11 - 15　11：50

前天从靖江来了好几个索方者。靖江与我的家乡江阴隔江相望，以前要乘轮渡过江，现在有了长江大桥，两地也就连在一起了，两地人也就以老乡相称了。来客一早就来排队挂号，到下午才看到，但也毫无怨言，脸上还有笑容。

其中的一位女士是我的老病人了，她患有严重的便秘，检查发现结肠冗长，结肠袋消失，外科医生建议手术。我给她服用的是柴胡加龙骨牡蛎汤合栀子厚朴汤，后来居然有了便意，开塞露也可以停用。所以，她介绍了不少消化系统的病人来，而且效果都不错。这次她来的目的，除了自己看以外，还为她的奶奶转方。老人已经87岁，消瘦，去年冬天房颤发作，后又出现脑梗，至今年春天大都卧床不起，经常胡言乱语。我当时用的方是柴胡加龙骨牡蛎汤合桂枝茯苓丸与栀子厚朴汤。这位女士告诉我这张方很灵，服用以后，头脑就会清醒，失眠、夜尿频繁、烦躁、说话颠三倒四的现象就减少。但停药个把月后，症状又会加重，再服此方，又会好转。所以，这张配方也就间断服用的。我没有更方，慢性病还是要守方。这位女士小心收下处方笺，笑容满面地走了。

这个反馈信息对我很重要。老年性痴呆是难病，柴胡加龙骨牡蛎汤与桂枝茯苓丸、栀子厚朴汤合方对老年性痴呆有效，虽然是近期疗效，而且也只是改善部分症状，但已经是不简单了。这个信息提示我以后可以进一步观察。我的许多经验就是从个案开始摸索的。

柴胡加龙骨牡蛎汤是《伤寒论》方，方证的经典表述为："胸满，烦、惊，小便不利，谵语，一身尽重，不可转侧者。"这都是精神神经系统疾病的部分常见症状，所以，我将此方经常用于抑郁症、恐惧症、神经症以及脑萎缩、痴呆等。桂枝茯苓丸是活血化瘀的名方，老年人瘀血多，尤其是脑血管梗死患者，多用此方。栀子厚朴汤只有三味药，栀子、厚朴、枳实，经典方证是"心烦腹满，卧起不安"，这正是焦虑症、抑郁症患者常见的表现，栀子厚朴汤除胀满、抗焦虑效果好。三方相合，作用面更宽，改善睡眠的效果尤其明显。对于许多老年性痴呆等老年脑病患者来说，睡眠的改善就是其生活质量的提高，不可小视啊。

自强不息 2008 – 11 – 15 12：41

痴呆老人太可怜了，他们的痛苦因为没法表达，而被忽视，形成恶性循环……

黄老师，我外婆也是脑梗以后的血管性痴呆患者，完全失语了……我外婆是那种年轻时人白胖肚腹大的黄芪体质，十年前因为外公去世逐渐患上抑郁症，情况逐年走下坡路。有糖尿病、高血压，用胰岛素控制血糖可，小中风过两次。现在因为久卧消耗，脸颊已经有点凹陷。下巴合不上，想说话却只能喉咙里发出痰响。右半边活动不利，四肢枯瘦冰冷，右手终日紧握成拳，昼夜睡眠颠倒。吃饭是强行喂下去的还能消化，但是胃口不见得怎么开，水也是强行喂的。大便还可以，有时候要用开塞露，小便也还多的。大小便都失禁了。

十年前我们家里没有人想到用中医去调理她的抑郁，十年后我沮丧地发现仍然束手，勉强用柴胡加龙骨牡蛎加附子、枣仁、磁石，但是效果不明显，有点绝望……上次询问过温老师，温老师说如果心下有抵抗的话，可以合上小陷胸汤（但是按她的心下她没什么反应，她本来就没什么反应）。黄老师有什么建议吗？实在是非常感谢！

jszyxby 2008 – 11 – 15 12：43

我在想，后世一直在强调血肉有情之品，对于阿尔茨海默病、老年性痴呆、血管性痴呆等疑难病该如何有一个较完整地治疗模式呢？黄师所用的合方已告诉我们有效，可否在平时再加服一些虫类药磨粉长期使用呢？如地龙、蛤蚧、全蝎等。我将去试用。

黄煌 2008 – 11 – 15 13：18

老年性痴呆患者大多是抑郁性格，柴胡加龙骨牡蛎汤为基本方。如脑血管性的，可以加桂枝茯苓丸。

zhoujie 2008 – 11 – 15 20：57

此次江阴会议听到有介绍用硫黄治疗帕金森病的，硫黄在神经系统疾病中的作用到底如何？治疗帕金森病的机理在哪里？是像美多芭那样补充DA能神经原吗？对于痴呆的治疗有效吗？不知哪位有经验？以前只听我父亲说过硫黄炖鸡蛋治疗肾炎，我想应该是属于阳虚型的，硫黄本来是用来做火药的嘛。砒霜能治疗白血病，硫黄在神经系统疾病的治疗中是否也有用？

爱好经方 2008 – 11 – 15 21：41

我们那天跟老师出门诊时遇见了那个老太太的孙女和儿媳妇，说病人痴呆发作时只要服了黄师开的方子，头脑就会很清醒，屡试屡效。为老师的高超医术和经方的神奇感叹不已！

r109 2008 – 11 – 16 11：45

呵呵，黄老师，这位小丁女士可是我介绍到你那里去的哦。之前她看过很多中医和西医，均无效，直到遇见您，是她的机缘呀！我们也在大力宣传经方呢！

andy 2008 – 11 – 16 21：13

Quote：引用黄煌于 2008 – 11 – 15 13：18 发表的：

老年性痴呆患者大多是抑郁性格……

老年性痴呆确诊了脑 – 基底动脉供血不足，还可以加参三七和大剂量的葛根，大剂量的葛根也兼具通便的效果。

anton553 2008 – 11 – 18 17：40

最近在病房里，有不少焦虑、抑郁神经症的病人，用了黄老师的经方后确实能让病人情绪改善、笑逐颜开啊！当然了，这些经方包括了栀子厚朴汤、柴胡加龙牡汤、八味解郁汤、半夏厚朴汤等加减方，经方的实效让我感到满足！黄老师大公无私令人敬佩！

zillion 2008 – 11 – 18 23：08

现在中国已进入了老年化的社会，因为脑血管意外而出现后遗症的患者不断增多，随着肢体、语言、思维等功能部分或全部的丧失，出现抑郁症和老年性痴呆的人不断增多，应该引起全社会足够的关注和重视。

不知各位对这类患者有没有使用甘麦大枣汤的经验？

请教黄老师使用柴胡加龙骨牡蛎汤与桂枝茯苓丸、栀子厚朴汤合方治疗老年性痴呆，对方证和体质是怎样把握？还是对病治疗？

zhoujie 2008 – 11 – 19 22：18

我以前曾用小柴胡汤合甘麦大枣汤治疗过一例大腿内侧烧灼样疼痛的病人，我认为甘麦大枣汤具有镇静的功效，是一个安神剂。

wuxuanx　2009 – 01 – 19　22：16

在阿尔茨海默病和血管性疾病中，当归芍药散也是一个有效的方剂，只要对症，它对老年斑、脑萎缩、神经元缠结很有效。

doctor – cai　2009 – 01 – 20　21：17

我想请教黄老师，合方时药量的问题，你用每个方的药量是原量吗？

黄煌　2009 – 01 – 20　21：50

我按一两等于 3 ~ 5g 换算，用量不算大，所以合方基本是按原量。

经方能给她带来希望

黄 煌

2008 – 12 – 07　21：06

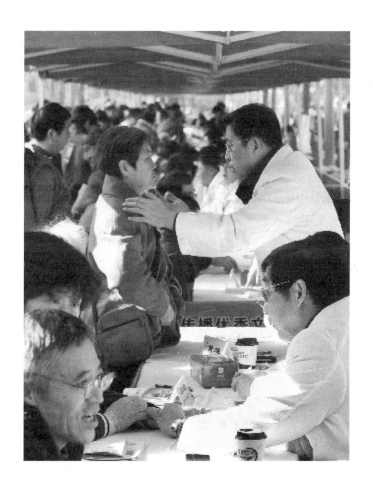

今天，"中医中药中国行"活动在宁举行。我在山西路广场参加了义诊。参加义诊和咨询的医院和厂商很多，来咨询的老百姓很多。广场上的人气沸腾驱散了昨天南下的寒流。

我上午看了有近二十人。参加咨询的，一部分可以治愈而久治未愈的患者，还有的是一些为无需治疗的症状而终日烦恼的咨询者。其中，有个咨询者给我印象极深。

这是一位 60 开外的妇女，面白皙，体偏胖。她拿出胃镜报告单：萎缩性胃炎。说服用某地大医院专家中药一年，她说看中医太难了！凌晨排队，千辛万苦。我问她效果如何？她面无表情地摇摇头：没有效果，依然泛酸，胃里难受。她还说：她的肝不好了，检查发现肝功能异常，医生说是吃中药吃出来的，是药物性的肝损伤。她看我面色凝重，转而又笑着说：她还是相信中医能看好她的病！

我被她感动了，为她的诚恳，为她的坚毅！她是我国众多中医信奉者的一个，他们在呼唤中医，他们是当今发展中医的珍贵土壤。我们必须善待他们！不能再让这些可爱的老百姓再一次失望了！我表面上还是和平常一样平静地腹诊、望舌，但心里很沉重，那张我常用的经方——大柴胡汤加黄连，今天写得特别认真，一笔一画，用了心。她是实热性体质：心下按之硬满，精神饱满，唇红，口气重。此人此病，不用苦寒泻火，不用通里攻下，是不可能有效的。我明确告诉她，此方三剂起效！因为我坚信，经方能给她带来希望！

爱好经方　2008 – 12 – 07　21：37

每天当我们面对一个个满怀希望而来的患者时，我们究竟能给他们一些什么呢？他们相信中医，他们信任医者，他们痛苦而无奈，他们可能穷困而无助，如果我们不能给予他们温暖和健康，假如我们让他们失望和灰心，请问：漫漫长夜，你是否会安然入睡呢？灯光下的你会自责吗？

yjg　2008 – 12 – 07　21：44

真的太好了，老太太的诚恳，坚毅，终于有了希望。

爱好经方　2008 – 12 – 07　21：45

黄师的疗效能给患者带来希望，大柴胡的运用能显示出中医的神奇，年轻的中医同道们，我们能吗？为什么不能呢？

woyunzhai　2008 – 12 – 07　21：47

恩师的治疗一定会有效，经方不止给她一人带来希望，经方将给千千万万的人带来希望。我近年越来越深切地感受到中医衰落的原因固然有多种，但整体疗效不高是最重要的。我常遇见一些并不太难治的病人，居然在一些"名医"处久治不愈，中医的形象地位正是被他们损坏糟蹋！振兴中医的捷径就是大力推广经方！

jszyxby　2008 – 12 – 07　22：02

"我明确告诉她，此方三剂起效！因为我坚信，经方能给她带来希望!"让我们为黄师充满自信与尊严的话语而喝彩,为我们是经方后学者而骄傲,加油吧,龙的子孙们!

神农派 2008 - 12 - 07 22:53

患者就需要我们这些经方应用者坚定地告诉他们:对证药就应该一剂知,三剂药可让你感觉到效果!我每次对着可以辨证清楚的症状都说:一剂见效!绝不会让你吃吃看,你一定会见效!

而对着还不能辨证清楚的我就会说:我先开一帖你试试,如果对证就可以再吃几帖;如果无效,则要重新再思考才开第二帖。只要对证,一定是一帖就可以感觉到的;如果变化三次不能起效,那就只能先放下,等我再学习学习,看不懂时不吃任何药比胡乱吃药好。

同事的婆婆去我市中医院看了眩晕,取回药单时我看了,一看我就不满意,除了几味活血养血药外,又开了步长脑心通、螺旋藻胶囊等(明显就是不会看病),这样子的中医处方病人又有什么用?我开了小柴胡汤合二陈汤、泽泻汤加葛根、川芎给她,说如果中医院带回来的药没什么效果的话,就吃这一帖试试,可以一剂见效。

千载不变 2008 - 12 - 08 11:34

看了很感动。病者的无助不是健康的人能体会到的。愿学习经方的各位多多努力。黄师有太多我们值得学习的地方。

责任感,勤奋……

心 2008 - 12 - 09 22:40

久久沉浸在感动中!

脑海中浮现出一幅画面:

那是一个中午,经过了整个上午的等待,门外的病人们都显疲倦之色。

终于,进入门内。

映入眼帘的是黄师淡淡的微笑,

仔细地、专注地、认真地聆听,

透过眼神读出真诚,我站在后面,真的被这幅画面感动了!犹如胶片定格在这一瞬间,刻入脑海!

真的被这份责任、品德所感动!

黄煌　2009 - 01 - 27　18：14

　　这位女病人已经来我的门诊3次了。处方基本不变，但症状不断改善。胃不再难受，口苦没了，原来严重的口臭也消失了。还有让她非常开心的是两下肢流水、暗红瘙痒的皮肤也明显变了样。她笑着说，这下遇到好医生了！望着她的笑脸，我也有一种满足感，同时，也有一种忧虑。为什么当今中医的临床水平不能满足广大民众的需要？为什么培养一个好中医那么难？说到底，还是两大问题，一个是为什么行医的问题，那是医生的宗旨和职业道德。还有一个是读什么书、用什么方的问题，那是学中医的门径、方法、思路的问题。当前，这两大问题，许多中医是不清楚的。

爱好经方　2009 - 01 - 28　08：40

　　大柴胡人尽知之，但是又有几人会准确而灵活地运用呢？我曾治疗一华北石油的病人，患胆汁反流性胃炎十余年，经医无数皆无效，因痛苦难耐而不能正常工作。后我在黄老师的指点下运用大柴胡汤为其治愈。是中医不行？还是我们的方法有误？

8号钟易　2009 - 01 - 28　09：46

　　文以载道。

　　一时济人以德，百世济人以书。

　　古人把著作医书为传播仁义之道，树立慈惠功德，传扬后世之举。

　　近代名医丁甘仁尝谓："学无止境，见文宜广，花甲之后，当摆脱业务，专为著作，把生平临诊所得，传以后世。"

　　黄老师著作的医书，又何尝不是"百世济人"！

三部六病　2009 - 01 - 28　17：15

　　感动，大医精诚！希望我们的国粹真正成为国民的希望！

黄老师经典语录

gugu

2008 – 03 – 21　18：11

　　1. 学问不都是看得见摸得着的，但是我们做学问的，一定要从看得见摸得着的开始。

　　2. 经方是一门技术，我教的是如何让你们运用它。

　　3. 我们讲方证都是实实在在的，都是能在人身上找到客观指征的，而不是教你们阴虚、阳虚、气虚那些抽象的。

　　4. 我最反对中医玄学化，把本来通俗易懂的东西搞得玄乎玄乎的，让大家不知所云。我讲经方，就是讲大家都能明白的、最常用的、最实在的。

　　5. 我们搞研究得要踏踏实实的，一步一个脚印的，摸着石头过河。

　　6. 我常说的大学是什么？首先是有一批教授，有一个学术的环境，然后有一个图书馆，有一个研究的环境，最后就是有你们一批批学生，有一个竞争的环境，所以同学们要好好利用这些资源，听完我的课，有些东西还要去图书馆查查。

　　7. 我一般不为难学生，所以最后我们课要交一篇小论文，写你听经方应用的感想，或者是你应用经方的心得体会，不要长，但是你自己写的、实实在在的感受。我最反对学术造假、科研不端行为，你们如果从网上下的、书上抄的，我一律打回去让你们重写。

　　8. 对病人：我清楚，你的痛苦我都明白，那些人不理解你，以为这点小病算什么，但是我知道病人确确实实是痛苦、难受，不舒服。好！这个问题我来给你解决。

　　9. 我也是一味药。

思玥　2008 – 03 – 24　23：16

　　来帮 gugu 凑个热闹：

　　10. 星星还是那个星星，月亮还是那个月亮，大黄还是那个大黄，桂枝还是那个桂枝，中医还是那个中医，经方还是那个经方——经方，古今咸宜！

　　11. （对肿瘤患者）我做你的后勤部长，我们要保证体重不减，胃口不倒，精神不垮！

主题之一 ⊙ 我的经方医学

45

熊兴江　2008 - 03 - 24　23：39

拜读后真有一种亲临现场聆听黄老师教诲的感觉。好怀念在仙林南京中医药大学的时光啊！

思玥　2008 - 03 - 27　11：49

12. 每个人都有一把打开健康之门的钥匙，我们的责任就是配准这把钥匙！

13. 药对证，喝口汤；不对证，用船装。

14. 你们要记住，病人到医生那里所寻求的，不仅仅是一张处方签，更重要的是一份希望和一种安全感。

小悟儿　2008 - 03 - 28　22：31

黄老师语言总是那么坚定执著。

爱中医　2008 - 04 - 20　16：42

黄老师实实在在做学问！不故弄玄虚，让人佩服。

zillion　2008 - 04 - 23　23：39

黄教授朴素的中医，实用的中医，真实地还原了中国古代医学的本来面目。我们不必借用于古代朴素而粗糙的辨证去论证疾病的病理生理，指导临床的治疗，因为方证和药证的经方医学已经为我们提供了完美的治疗方法！

黄煌经方医学言论

李小荣

2008 - 11 - 15   07：52

1. 舌苔不必过于在意。在杂病中，舌质比舌苔重要；体型体貌比脉象重要；精神状态比主诉重要。

2. 本人研究经方的着眼点，可能更重视整体，重视"人"的感受。

3. 经方是中医学的一支流派，是一支重实证、重实效、重临床、具有鲜明学术个性的流派。

4. 中医非常重视保护和利用机体自身的抗病能力，因势利导，这个势，就是抗病的趋向，或汗，或吐，或下，或进食，或睡眠，等等。如果压制或替代机体的抗病能力，逆向而治，就是误治。

5. 光读书不实践，光临床而不观察总结，对中医均无济于事。学中医的过程，是研究的过程，是总结经验、积累经验的过程，所以，要有科研的头脑，每个案例都是科研课题。

6. 学真正的中医其实不难，难在选择，难在鉴别。换句话说，学中医关键是学眼光，学思路，学方法。没有挑剔的目光，没有科学的方法，没有实事求是的态度，是学不到真正的中医的。用学文的方法，用信教的态度，用经商的手段，用理政的标准，均不能得到实实在在的能看病的中医。

7. （孤立肾病案）面容清癯，比较消瘦，脸色黄暗，皮肤也很干燥，腰腿痛，步履乏力，就判定钱老是四味健步汤证和黄芪桂枝五物汤证。肾病一般不用甘草的。桂枝加黄芪汤与黄芪桂枝五物汤两方的区别，就在甘草有无上。从体质上来说，患者可以不用黄芪，但考虑他患有肾病、糖尿病，同时皮肤黄暗较松，经常疲惫感，已有黄芪证出现的趋向，故用了少量黄芪。

8. 现在有些人经方用量过大，麻黄有用40g者，但从临床看，根本不需要如此大量，用5g就有作用了。用经方，关键是找准靶点，对证了，四两能拨千斤。

9. 小青龙汤起效是很快的。其证是水样的鼻涕、水样的痰。许多患者床前有大量插鼻涕的卫生纸，有的吐出的痰液入地即化。还有，患者多怕冷，面色发青。

10. 白芍对腹痛便秘者，或大便干结如栗者才有效。

11. 肿瘤是喜欢吃荤的。你不吃肉，它就吃你的肉；你不加强营养，它就吸你的血！我的临床经验也提示，对于肿瘤患者必须鼓励其大胆地吃！吃猪蹄，吃牛筋，吃……

12. 关于经方应用中的加减度和关注点的问题是值得重视的：一个方要不要加减，如何加减，要说清楚确实比较困难，这里面有太多的经验性的东西在里面。以前，我是认为每方必须加减，否则不能体现辨证论治的精神。后来，临床渐多，才发现有很多情况下是不要加减的，原方的效果更好。就是加减，也只摸索到仅有的几种套路。

比如治疗血小板减少性紫癜，我必用三黄泻心汤。但体质不同，可以配合阿胶、生地；也可以配合附子、干姜。又比如对大柴胡汤证患者，我多用大柴胡汤，但其中类型很多，如是支气管哮喘，我要加桂枝茯苓丸；如痰黏，还要加桔梗；如是胰胆感染，见舌红、脉滑，我要加黄连；如是乳腺疾病，要加青皮、陈皮；如是高血压、高脂血症、动脉硬化，见面潮红、便秘者，要加桂枝茯苓丸。

经方中，有的是对病的方，只要病对，就用是方，但根据体质的不同，适当加减。有的经方，是对人的方，也就是调理体质的方，只要是这种体质，就用这张经方，根据疾病的不同，适当加减。所以，弄清经方的方证，特别是弄清该方方证是哪一种疾病或哪一类疾病，还是哪一种体质状态，十分关键。

由于中药配伍的内在机制十分复杂，我们无法弄清其加减后的药理药效变化，所以，简单地根据单味中药药理来加减也有很大的盲目性。唯一可以作为依据的是前人的实践经验，比如经方原有的配伍规则就很重要，黄连配黄芩、大黄配桂枝、白术配茯苓等等，这就需要从张仲景原文中去探寻；也可以借鉴前人经方应用的经验，然后再在实践中检验。

总的一句话，经方加减难，用经方要慎加减。

13. 有毒药物的使用是提高中医临床疗效的重要途径之一。大凡名中医，均能用好毒药，也就是说，名中医是在安全有效地使用有毒药物上具有独特经验的医生。张仲景就是使用麻黄、附子、乌头、甘遂的高手。如果只能用点菊花、枸杞、太子参、麦芽、山楂、鸡内金，如何去应对临床大病重症？

14. 李东垣"阴火"的原型可能是燥热、口疮等症状或症候群，虚者有之，实者也有之，所以，其治疗也不仅仅是补中益气汤。后世将其作为一个特有的病机来看待，便可能脱离临床实际。

15. 临床疗效的评价确实需要中西医结合，不能仅仅用西医的标准来评价中医的疗效。不少疾病，中医比较强调生活质量，强调食欲睡眠，这非常实用，不能忽略。西医以诊病治病胜出，中医则识人治人见长，两者都有优势和特色。所以，当今为医者，不能拘泥于中西论争，更应取两者之长，发展具有中国特色的临床医疗体系。

16. 中医是中华民族传统的生活经验和生活方式的组合。

17. 从许多教科书看，舌象的诊断价值被夸大了！

18. （下肢皮肤干燥）有瘀血，也有阳虚，（桂枝茯苓丸外）葛根汤证、真武汤证都可以见下肢皮肤干燥。

19. 长期服用黄连、山栀、黄柏等苦寒药，常常导致面色发青。一般服用 2 个月以上可以出现眼圈发青。

20. 除烦汤其实是栀子厚朴汤的加味方。栀子、厚朴、枳实、黄芩、连翘、半夏、茯苓、苏梗，基本药物仅八味，所以又名八味除烦汤。对消除焦虑，改善睡眠，特别是治疗春天的夜汗身热最有效果。如果有尿黄尿痛者，加入六一散。如果有心下痞痛者，加黄连。栀子厚朴汤是经典除烦方，《伤寒论》用于治疗"心烦腹满，卧起不安"，许多焦虑症、抑郁症患者常常有胸闷腹胀等躯体症状，用此方能宽胸膈，除腹胀，常常让患者神清气顺。

21. 黄连温胆汤多用于高血压、精神分裂症、应激障碍、惊恐障碍、癫痫、抽动秽语综合征等，而除烦汤多用于神经症、焦虑症、抑郁症、哮喘、胃炎、肠道易激综合征等，特别是发热性疾病过程中的烦躁失眠最有效果。也就是说，两方在主治疾病谱上有所不同。

22. 芍药可以通大便。我用大剂量芍药时，常常询问患者的大便是否干结。芍药对大便干结如栗者，最为适合。

23. 半夏重用可安眠。臀部疖肿可以加赤芍 20g。

24. 关于竹叶石膏汤：津伤气逆，就是咳嗽；麦门冬汤所治疗的大气上逆，也包括咳嗽。日本汉方提到了疾病，但其人的体质特点和整体状况谈得不多。依我经验，患者消瘦、汗出、食欲不振、脉虚数等是着眼点。

25. 葛根汤治疗感冒甚灵验，此方也是日本人常用的感冒药，可谓妇孺皆晓。葛根汤对发热无汗、皮肤干燥、身体困重、肌肉酸痛者大多可一汗而愈。其人多壮实，用之很安全。可惜，国人已经将前人这张好方束之高阁，一有伤风感冒，即大惊小怪，不是挂水，就是抗生素叠进，非得花数百上千方心安。倘若仲景天上有灵，见当今中国此现象不知会作何感想？

26. 只有经过黑暗摸索的人才知道光明的可贵，只有在学习中医过程中苦闷的人才能感受经方医学的清新与简洁！学中医如同当年红军过草地，稍有不慎即会陷入泥沼而难以自拔。

27. 黄教授评议王晓军八味除烦汤立愈吞咽困难案："好案！此方对干咳、呛咳、声嘶、音哑、咽痛等均有效果。"

28. 黄老师评"柴胡加龙骨牡蛎汤治疗遗尿案"："此案好！柴胡加龙骨牡蛎汤可以治疗遗尿、阳痿，也可以治疗脱发。千古良方！（本案中）

其人体格壮实、精神苦恼是着眼点。"

29. 有是证，用是药！寒热夹杂证，就用寒热互用方。我临床遇寒热夹杂的胃病，四逆汤合三黄泻心汤是常用方；遇寒热夹杂的关节炎，麻黄附子细辛汤合黄连解毒汤是常用方。

30. 麻黄体质日的提法挺新鲜！确实，入冬以来麻黄证增多，或配葛根、桂枝，或配石膏、杏仁，或配山栀子、连翘，或配大黄、厚朴，效果很好！前不久，网上有一西医为其幼儿咳喘急求中药方，我用麻黄、石膏、甘草与莱阳梨同煎，据说一剂而愈。据说美国、澳洲禁止使用麻黄，我不禁窃笑，笑其管理部门之无知；也为之叹息，叹中华文化的国际影响力衰微！

31. 我们用麻黄时配伍石膏、黄连、甘草等，也能防止心悸、不眠的副反应。

32. 个案的总结是训练中医临床家的基本功。治疗的过程、识证的要点、用方的思路要清楚。按语或讨论是分析，是总结，是探索，需要多花笔墨。

33. 中药的用量问题最为复杂，涉及的因素很多。用仲景方，用量可按一两等于5g的标准换算。这是我的经验。

34. 半夏体质的病情易于反复，调理的原则一是靠修养，二是靠体育锻炼，三是服药。药方不能变化太大，只要酌情增减药量即可，也可隔天服用，也可隔两天服用，还有有症状就服用，症状消失或减轻即可不服。你的感觉灵敏，一般口感会告诉你的。有病时药挺适口，而病好了就苦涩难以下咽了。

35. 芜湖的朋友江厚万医师来访，两人大谈临床。他这几年治疗肝病较多，在讲到退黄好药时，我们都提到芍药。大量的赤芍对黄疸不消者常常有惊人的疗效。此经验，我最早是从北京汪承柏先生那里得到的，我曾用多例，效果不错。有位患有胆汁淤积型肝炎肝硬化的女患者，用赤芍、白芍、甘草，寥寥三味药，竟然使黄疸大退，肝功能好转。江厚万医师也有类似经验，但他用量甚大，达250g！值得重视。

36. 经典中的一个症就是一种病或一种体质，如烦、痞、利、汗、渴等，如黄肿、但欲寐、口不渴，如身重、不得卧、少腹急结等。那种将方证相应理解为对症状用药的想法是不利于经方今用的。

37. 排痰散（即《金匮要略》排脓散）中用的是白芍，哮喘病人的胸闷是可以用白芍的。小青龙汤中也有芍药。后世有用芍药甘草汤治疗支气管哮喘的报道。

38. 舌淡，不一定是虚寒，瘀血、阳郁均有可能，桂枝茯苓丸证多见。

39. 关节痛不一定就是风寒湿，热痹很多。有时我用黄连解毒汤合麻黄附子细辛汤治疗，止痛效果明显。

40. 黄师议 loushaokun "方证辨证中怎样抓主症" 帖中痰瘀湿热凝滞

经络肩周炎案："患者可能是大黄体质。对于体质壮实、大便不通、腹部按之硬满或少腹急结的肩颈痛，大柴胡汤加黄连、葛根芩连汤加大黄、葛根汤合三黄泻心汤，或者如本案的桃核承气汤加味等均有可能治愈。"

41. 每个人的经历是无法复制的，旁人也无法模仿，初学中医也未必要重走我的路。回过头看，我的路并不是笔直的，弯路还不少。不过，走弯路也未必是坏事，因为中医的东西如果没有比较是不容易认识的。

还有，我的一些想法和做法，其出发点是为了临床，终结点也在临床。而这个临床就是用中药治病。中医世界很大，入口出口很多，因此，有关的发展思路不少。我的思路仅仅是其中之一。

42. 教科书好比导游图，纸上的图案与湖光山色是两码事，读导游图与自己实地赏景的感觉是截然不同的。所以，如果以为教科书就是中医的全部，读教科书就能掌握中医临床技术的想法是幼稚的。特别是有些教科书还编得太差，就如劣质的导游图，景点的比例方位都不准！如果按图旅游，说不定还会迷路。学中医，好比旅游，有一张正确的导游图是必要的，但还是要亲临实地，不惜劳苦，才能看到真正的风景，才能有"会当凌绝顶，一览众山小"的感觉。

43. 构建经方医学体系是我们经方团队的理想和奋斗目标，其中经方各家学说的整理和研究是基础性工作之一。小土豆提出的关于经方各家学说研究的内容与研究方法思路是可行的！希望大家多多提出宝贵意见以及提供线索和资料！

44. 温经汤可以取 20 或 30 剂药，加上桂圆肉、冰糖等熬膏服用更方便。

45. 方证的识别需要更多客观性强的指征，眼睛与全身息息相关，与方证之间肯定有许多联系。我们用自己的眼睛多观察，多记录，反复比较，一定能找到其中的规律。录元好问诗一首：眼处心生句自神，暗中摸索终非真，画图临出秦川景，亲到长安有几人？

46. 黄师答网上咨询案：一股郁热。用栀子 15g，厚朴 15g，枳壳 15g。

47. 郭秀梅老师对传播森立之先生的学术做出了巨大的贡献，深表敬意！她孤身一人在日本，甘于寂寞，其精神可嘉！

日本不仅在中药的现代化研究上先我们一步，也不仅在经方的研究上别有心法，就是在中医文献的研究上也远远胜于我国，其严谨细致的程度让人赞叹！我国历史上在中医文献研究上超过森立之的学者恐怕不多。当今我国中医界不能成为"夜郎国"啊！

48. 许多中医都是在经方应用中找到中医感觉的，在摸索的中医也是在经方应用中看到光明的。

49. 在人体经络图上绘出的经方腹证示意图，是一个很好的创意！图式诊断这一方法有利于医生的眼光注重患者实体，是方证客观化的重要途径。

50. 大师在基层很多，中医的顶级人才应该在临床第一线，寻找大师的视线不能总是盯着那几个地方。江山代有人才出。我认识的许多年轻的基层中医，其中医的理论功底和临床水平，绝对不输于那些教授、专家！国家要不拘一格降人才，中医的振兴才有希望！

51. 《经方100首》是一本资料性较强的经方学习用书。经方流传数千年，其间不断有许多医家的发展补充和解释，了解这些，对经方的学习研究是有帮助的。所以，书中附录了各家的方论注解。我想这没有什么不妥，更不会影响我们研究经方。凡是纯而精的东西，都是从粗杂中提炼出来的，不经过广搜博览的过程，就不可能发现经方这块医学瑰宝。我希望广大的经方爱好者，所读的书要多一些，知识面要宽一些。张仲景的书要精读，后世各家的书也要浏览，经方美，时方中也有绚丽者。

52. 体质是经方医学的基本理论，也是中医学的根本特色。

53. 经方与截拳道在思想方法上有相似之处。实用、简洁、快捷、开放、兼容、不追求形式，以无法为有法，平淡中显神奇。

54. 吴咸中先生说得太好了！如果中医的东西，说出来都是让现代人听不懂，那如何能与时俱进？

55. "学术无国界，治病在疗效"，这是我的启蒙老师叶秉仁先生的行医格言。

56. 中医的证，就是用药用方的证据，而这个证据，不是症状，而是病名与体质。就病名来说，中医固有的病名是远远不够的，必须吸收利用现代的诊断，这是没有异议的。

57. 方证的表述有古今两种。古代的表述是不完全性的表述，一般使用自然语言，包括古代的方言等，并带有医家主观性，如《伤寒论》就是这种表述方式。大家都应该明白，方证的表述如果仅仅停留在古代这个层次是不够的，所以，后世的医家也不断在完善、更新古代的表述。我们也在摸索方证的现代表述方式。我认为方证的现代表述方式，是力求完整的、用规范语言的，尽量要客观而有证据的那种表述方式。基于以上的考虑，所以，古代的文献特别是经典文献是我们研究方证的基础和前提，但不能成为我们研究方证的终结。

58. 经方的研究目前唯有立足临床，可惜现在经方的临床基地太少太少！经方研究一定要与专科结合起来，这样才能弄清经方的主治疾病谱以及经方疗效评价的标准。

59. 宋元以来，许多医家对《伤寒杂病论》进行了艰苦的理论阐释，经络、六经等等是其中常用的理论，这些理论对理解和应用经方是有用的，特别对扩大经方的应用范围有一定作用。但是，由于各家的学说常常受到时代地域及宗传的影响，其概念往往不一，导致各家有各家的伤寒，一家又一家的仲景。后人要通过各家的学说去破译各家的用方心得是比较费力的，不经过较长时间的读书和临证，要弄懂是几乎不可能的。特别是对初学者来说，对当今的青年中医来说，更是件难事。所以，我们在讨论经方时，要寻找一种更快捷的方法，同时，也要在中医提倡一种更直白的、更规范的、更实证的表述方法及现代中医语言，要让青年们一听就懂，一用就会，对错一试就明，而且能不断充实，不断发展，不断修正。

60. 老人便秘，可以先用些麻仁丸，有成药。如果不行，也可以用芍药、甘草、牛膝、石斛、丹参等。

61. 三黄（泻心汤）也能治疗心下痞，特别是有高血压、有胃出血、有便秘的胃病患者，在半夏泻心汤的基础上加少量制大黄，效果更好。

62. 中医是中国人传统的生活经验和生活方式，与现代科学意义的医学还有很大的差别。两者之间进行的辩论与决斗是没有多少意义的，相互补充，共同发展才是正确的选择。从史学的角度看，中医学的科学研究还仅仅是开始。有些知名人士不理解这一点，而对中医妄加指责，欲置中医于死地，这不得不让人感到痛心和愤慨。

63. 经方研究最缺乏的就是资料。《辅行诀》无所谓是否为古经方的分支，它展示了古代经方的另一角。

64. 在市场经济中，观念就是金钱；在医学领域里，观念就是疗效。

65. 体质的确定是用方的重要参照系，同样的疾病，在不同的人身上，表现的性质可能完全相反。一眼望出的体质，是强调将识体的经验高度凝练，并以十分通俗的表述方式让人明白，这是一件很有意思的工作，当然，难度也很大。体质的望诊，关键是特征，体型体貌的特征以及行为心理的特征。

66. "小金方"谈出了经方临床研究的苦与乐。这苦是在困惑中的苦，是乐之前奏。对于经方家来说，每个病人都是一个新的课题，具体情况需要具体分析，但这具体分析有时真不容易。好像以前的经验在这里没有用了，这说明这个病人有新的情况，我们还应该再细细观察和分析。有时，需要琢磨几天，或几个月！等到方证相应了，效果出来了，就能尝到乐的味道。这时，学问又上了一个台阶，我们的经验又积累了一分。搞经方就是这样在苦与乐的交替中不断前进着的。祝你不断进步！

67. 现在有些人经方用量过大，麻黄有用40g者，但从临床看，根本不需要如此大量。用5g就有作用了。用经方，关键是找准靶点，对证了，四两能拨千斤！

68. 对方证药证的观察，就是要有客观具体的指征；对经方的应用，就是需要切切实实的证据。

69. 中医到今天如此地步，也不是几个老中医的事情。中医问题十分复杂，要解决不是靠驱赶几个老人就能解决的。本论坛提倡心平气和的心态，提倡实事求是的态度，提倡百家争鸣的氛围，立足临床，着眼未来，紧扣经方现代应用主题，为的是推广经方学术，为的是影响更多的年轻学子，也为的是我国传统医学的精华不被淹没。

70. 桔梗汤、半夏泻心汤就是对病之方，只要是咽痛，只要是热痞，就可以用。但有些方就要讲求体质，比如炙甘草汤、桂枝茯苓丸等。

71. "神农派"的精神可嘉！我们有不少的中医大学生，临毕业了，自己竟然从来没有服用过中药，也没有煎煮过汤药！这未免让我抽口凉气。做中医，必须多实践，而且在实践中要不断体会，不断总结。如果仅仅是在课堂里听讲中医，那是无论如何也成不了好中医的。"神农派"通过自身的实践体会，得出了中医的治法是尽量将身体受到的伤害减少到最低程度的结论，这也是对的，但不全面。应该说，中医非常重视保护和利用机体自身的抗病能力，因势利导，这个势，就是抗病的趋向，或汗，或吐，或下，或进食，或睡眠，等等。如果压制或替代机体的抗病能力，逆向而治，就是误治。

72. 我今天又看了以上的帖子，为"神农派"、"秋千妈"等人敢于实践的精神所感动，也为他们细致观察、实事求是的态度所击掌，历代名中医就是这样过来的。光读书不实践，光临床而不观察总结，对中医均无济于事。学中医的过程，是研究的过程，是总结经验、积累经验的过程，所以，要有科研的头脑，每个案例都是科研课题。但是，现在的临床上，中药西药一起上，成药汤药共下肚，即便是用汤药，也加减变化让人眼花缭乱。这样的临床，最大的困难是无法总结经验，由此导致临床信心缺失、医生的成就感缺失、学术的规范缺失，最终导致中医学术的萎缩！所以，我说，目前的市场化给中医带来的冲击，可能是致命的。

73. 推想当年仲景用此方救治那些经过剧烈吐下以后的休克病人，脱水、缺氧，全身重要脏器处在衰竭状态，能救人危急存亡之际者，唯有四逆加人参汤。如今，霍乱病人虽不多见，但这种状态者，依然可以在 ICU 病房见到。可惜，现代医学对此古法已经不感兴趣了。

74. 八味除烦汤最初是有半夏、茯苓、厚朴、苏梗、黄芩、连翘、山栀子、甘草组成，后来有了变化，甘草改为枳壳。效果更好。

75. 能用于出血的中药很多，皆各有所主。如阿胶、生地止子宫出血、便血和咳血，色多鲜红或淡红，其人色白神疲，舌淡红；黄连、黄芩、大黄是止吐血、衄血，大部分是上部的出血，其人必烦热、舌红、心下痞；石膏能止血，其人必烦渴而多汗；附子能止血，但其人必声低气馁，脉微畏寒；龙骨、牡蛎能止血，但其人必胸腹动悸、多汗失寐且脉浮大。从经方中很多止血药方，不仅仅是见血治血，而是因病因人而治。如果说是比较纯的止血药，当推阿胶。阿胶与黄连、黄芩、芍药配，治疗心烦不寐的便血、子宫出血；阿胶与当归、艾叶、芍药、川芎、地黄配，治疗崩漏；阿胶与附子、白术、黄芩配，治疗便血；阿胶与滑石、茯苓、猪苓、泽泻配，可治疗尿血；阿胶与地黄、人参、麦冬、甘草、桂枝配，治疗出血过多的心动悸、脉结代；阿胶与当归、芍药、丹皮、桂枝、吴茱萸、川芎等配，治疗女性月经过期不来或漏下不止。从经方用药规律看，芍药确实可以用于出血，而且以子宫出血、便血为多。不过还有几个问题需要继续观察。第一，芍药有赤白之分。芍药用于止血究竟哪种芍药比较好？据传统用法，赤芍用于血证较多，白芍用于腹痛挛急较多。第二，白芍所用的出血到底是何种出血？特别是现代哪种疾病？第三，用芍药止血，是否要看整体情况，患者的体质状态如何？有何参照指标？第四，芍药止血的量效关系。

76. 中医的很多配方对剂型是有严格要求的，特别是经方。小青龙汤是汤剂，如用丸散则要慎重。

77. 对 graydragon 深厚的史学功底以及优良的思维品质深表敬意！经方的研究，需要从各个角度去深入。经方的历史渊源、经方的哲学、经方与医经的关系等等均需要讨论。这样才能使我们的思想更坚定，研究的眼光更敏锐，在当今纷繁的中医世界里才能清醒地走好自己的路。让我们振奋的，不仅仅是《〈伤寒杂病论〉前东汉医学透视》这篇文章中所洋溢出的丰富的想象力和别开生面的观点，还有 graydragon 先生的那种不盲从，不守旧，敢于求证，敢于否定的学风！搞经方需要那份自信和从容，需要不断地怀疑和创新。

78. 治病必求其本，你那些杂七杂八的不适感属于枝节问题，是不能纠缠在里面的。而且，中医治病也不能纠缠原因，其实很多疾病的原因是不容易搞清楚的，但搞不清楚原因并不意味着不能治疗。中国的传统医学就有这个本领，虽不清楚病因，但可以治疗疾病，能够改善体质。

病人最希望的是什么？不是与医生一样去找原因，而是希望痛苦不再缠身，而有些病人希望搞清自己的原因在哪里，结果由于搞不清楚，反而陷入更大的痛苦之中。所以，我希望这样的病人不要角色错位，你不必当医生，还是专注你的工作和生活为好。这样才有利于健康。

79. 我用桂枝、肉桂，要看人的唇舌，其色暗淡者，最有效，最安全。

80. 我非常赞同 xiaozheng 文中所透出的观点——创新。中医学之所以能发展至今而不绝，是因为历代的医家努力创新；而中医学之所以陷入当今窘境，原因当然非常多，但从学术层面看，还是中医学术创新不足。

81. 学中医关键是学思路，学方法，学眼光。中医内容太多，如果什么都要弄懂弄通，几乎是不可能，也没有必要。我所关心的，就是经方如何在现代临床上发挥应有的作用。所以，我看中医，有自己的价值取向和思维方式。

82. 我也没有弄清当归四逆汤中的通草为何物，目前我是不用通草的。张仲景方中枳实均可以用枳壳替代，大柴胡汤、大承气汤也是如此。大承气汤我用得不多，但我经常使用的大柴胡汤常用枳壳 20g，或枳实、枳壳同用，效果很好。

83. 毋意，就是不凭空揣测；毋必，就是不必过高期望；毋固，就是不固执己见，看问题要有变化发展的观点；毋我，就是不要自以为是，要学会换位思考。

84. 小青龙汤证的脸色发青发白，无红光，有全身的恶寒感，无渴感。痰涕如水；小柴胡汤证的脸色发黄或发红，口苦咽干，胸胁苦满，痰涕多黏，也有初如水继而黏黄者；小青龙汤对喘息性支气管炎、支气管哮喘应用最多，小柴胡汤对变态反应性鼻炎、鼻窦炎、支气管炎、支气管哮喘应用较多。前者的体质状态较差，老年人多见；后者的体质状态较好，青年人多见。

85. 如何转方，是要结合具体的疾病以及体质才能定。我非常希望能尽快建立起经方应用的临床规范或指南之类的东西，但涉及面很广，要做的事情实在太多，基础又十分薄弱，我们团队的力量也十分有限。这种工作，没有政府的支持或学会的参与，是比较困难的。

86. 答"四逆散和当归四逆汤证都有手足冷，该如何鉴别？"：前者是心理压力大而导致的四逆，后者是血管舒缩功能出现病变的四逆；前者冷而不痛，后者又冷又痛。

87. 学中医就是要看病，给自己看，给家人亲戚看，给同学朋友看。在看病中积累经验，增长见识，提高信心。月经衍期，用葛根汤、桂枝茯苓丸等是有效的，你还可以继续观察。其实用麻黄效果更好。风湿免疫科疾病非常难治，也不是小柴胡汤加味就能包打天下。有用黄连解毒汤的，有用大柴胡汤合桂枝茯苓丸的，有用小柴胡汤加当归芍药散的，有用黄连阿胶汤并加生地的，也有用麻黄附子细辛汤的，比较复杂，要据人而定。

88. 我细细阅读了《也谈经方与时方》一文，很受启迪。graydragon 先生的论证是相当严密的，他揭示的经方 1，2，3 复方变化规律很能说明问题，这篇文章告诉我们经方来源于前人长期的临床实践，是从反复的配方过程中总结出来的，方虽不多，但含金量之大是时方无法相比的。更重要的是经方给人以方法，药证相应、量证变化等等均有科学的规律可循。当今中医的学术发展，非立足经方不可！

89. 桂枝茯苓丸是千古名方，临床应用面十分广泛。不仅单方可用，合方用得更多，比如与大柴胡汤合方治疗支气管哮喘、慢阻肺；与柴胡加龙骨牡蛎汤合方治疗脑血管性痴呆、脑梗死等；与五苓散合方治疗脂肪肝；与黄芪桂枝五物汤合用治疗肾病，加大黄治疗痤疮、痔疮等等，无法尽述。安全有效、方便价廉，是值得大力推广的好药，是我中华民族的智慧结晶！

90. 新年（2008）的钟声马上就要敲响了，我愿经方从古籍中醒过来，从教授的书架上走下来，从学院的课堂上走出来，走向社会，走向大众。我们要藏方于民，还方于民！让经方这个民族的瑰宝，抹去身上的灰尘，擦去玄学的色彩，在为民治病防病的实践中焕发其永不褪色的光芒！

91. 麻黄桂枝同用未必出汗，要看患者体质、疾病等因素。

92. 经方是中医之本，是中医之魂。学中医，从经方入手，初若难，既则易；若从后世杂方入手，初若易，继则大难！

93. 对女性的性功能障碍，用葛根汤、麻黄附子细辛汤、当归芍药散、真武汤、阳和汤等均有一定效果。

94. 我用四逆散治疗尿频，是跟范中林先生学来的。此方确实很灵！有的患者尿频腹痛，欲尿而不能，有的必打开水龙头听流水声方能尿出。

95. 我读《伤寒论》，从不死背，只是经常翻。所谓的翻，就是检索，就是按我所需研究的问题来查阅。最多的是按方检索。将许多方的条文聚集在一起，看看这张方到底如何使用？仲景当年是如何用的？再查查现代人是如何用的？再看看我的临床是如何用的？这如何用，不仅仅是方证的识别，还包括用量、煎服法、剂型等。《伤寒论》的条文是临床事实，是真实的记录，但不是全面的典型的系统的记录。需要我们透过这些片段去破译整体，通过局部去了解全局。《伤寒论》不是教科书，而是医案类的临床实录。但善读者，能够通过这些条文理解张仲景治病用药的思路和方法，也能够继承前人的用药经验。

96. 慢性肾病有不少内有瘀血，可以考虑使用桂枝茯苓丸加牛膝等。

97. 那肿瘤网友是炙甘草汤证，当用大剂量地黄、阿胶、麦冬！临床用药，最忌先入为主，哪有不辨寒热阴阳，先以一扶阳横于胸中，而能开出张张对证之方的？特别是现在不少年轻网友，临床不多，仅凭只言片语，就以为中医道理已经通晓，见怕冷就是阳虚，疲劳就是气虚，不知道热深厥亦深，郁久气必短！察其舌多暗红，切脉象多弦滑，且其神不靡，肤不枯，肉不萎，如此这般，何虚之有？何寒之有？据我经验，年轻人大多气血充旺，如无心、肾、肝等重要脏器的重证大疾，本无需大剂温补，更没有必要长期大量使用姜附等温热大剂。

98. 麻黄服用以后，是会出现盗汗现象。患者有反馈，我自己也有体会。

99. 答"复发性麦粒肿，反复发作该用什么经方治疗？"：桂枝茯苓丸加大黄。

100. 对方证的认识，很多人都误认为是方与症状的等式。这种认识是不正确的，至少是不全面的。证，是证据，是安全有效使用中药的证据。这个证据，有两部分构成：第一是疾病，包括现代医学诊断的疾病，也包括古代中医认识的古病名，也包括尚未认识的一些症候群与综合征，甚至是一些症状；第二是体质，其中有遗传特征，也有体质状态，但目前中医对体质的认识仅仅停留在望闻问切的层次。所以说，方证的认识，要高于对病用药和对症用药的模式。

101. 桂枝汤可以治疗自汗，也可以治疗清涕不止。

102. 小柴胡汤合当归芍药散治疗桥本病，是本人经验，发现对女性的甲状腺病最有效。

103. 应该说所有苦寒药都有偏性，苦与寒，就是偏性。俗话说，是药三分毒，如果不对症地长期服用有偏性的药物肯定对健康不利。这是历代相传的经验。

肝肾功能不全的患者，大多表现为大家熟悉的阳虚证或气血不足证，但也有虚实寒热夹杂的。所以用方常用温药，如真武汤；也有寒温同用者，如温脾汤等。

肝肾功能不全者，表现各人不同，但大多有食欲不振、疲乏等。所以，用苦寒药时，要询问患者的食欲如何？苦寒败胃，也是古人的经验。

大柴胡汤中有生姜，由于国内许多药房不备生姜，我只得用干姜。张仲景用方，常常寒温药同用，如黄连、黄芩配干姜，大柴胡中有大黄、黄芩配姜枣。这种配伍，是古法，我多年临床使用未见不良反应。

104. 有不少颈椎病是大柴胡汤证。

105. 中药的用量问题最为复杂，涉及的因素很多。用仲景方，用量可按一两等于5g（3~6g）的标准换算。这是我的经验。

106. "学中医难，自学中医更是难上加难"，这是实话。为什么？不是因为中医深奥，而是中医不规范。多少年来，许多中医界的能人们都在为建立中医的规范而努力。张仲景是其中最杰出的，他通过《伤寒杂病论》建立起来的经方医学体系是最科学的，当然也是最实用的。数千年来，许多医家从此入门，从此发挥，从此而成大医。这是中医发展史上一个重要事实。但是，《伤寒杂病论》的原文对于初学者来说，是比较难读，这难读，是难在简略。要攻克这个难关，不在于如何解释条文上，而在于如何应用经方上。不用经方，何读《伤寒》？只有在临床上，才能体会经方的魅力，才能掌握中医治病的真诀。经方大家曹颖甫就是这样成功的。

107. 医乃大道。道，就是一种情怀，一种理想，一种追求，一种人生的态度。医生这个职业，本来就是为看好病，为救人命。但后来，医生被当成挣钱的职业，但又挣不了大钱，于是，很多开方医生变成卖药的人。特别是市场化的时代，卖药人当然吃香，因为挣钱比开方人容易得多。所以，我觉得入门时，大家要想好，如为钱，应该去考商学院；如为兴趣，则去考医学院。而医学中，学中医尤其难，因为不规范，所以，花的时间和精力更多，倘没有兴趣，那趁早改换门庭。

中医看病是对人的，每个患者都是一个科研题目，如果没有研究的激情，就无法做好中医。现在的中医不是连生存都无法保证，就是被市场逼到商人的圈子。逮到一个病人，中药西药、汤药成药、内治外治一齐上，就是用汤药，也方大药多药贵，力求经济效益。这样做的结果，钱能多挣一点，但从学术的角度看，那是一条死路！因为，经验无法总结，学术无法传承！

这种行为，无论看多少病人，都不是医学的行为，而是经商。这样的中医人数越多，对老百姓的伤害越大！国家应该扶持中医，让中医首先能够比较体面地生存，能够有进行研究的动力和环境。

历来中医的生存，主要通过诊金以及适量的药物回扣来实现。诊金的获得，必须得到社会的公认，这对青年中医来说，是十分困难的。而昧着良心的药品回扣，许多人也不愿意拿。这确实是很大的社会问题。中医不解决经济效益问题，将发展无力。我建议要将各级政府认定的名中医按公务员待遇，至少与特级教师评级。社会要设立中医发展基金，对有发展前途的青年中医予以资金扶持。

中医一定要求名，没有名的中医必然穷。当年上海滩上的名中医们，许多都是有钱人，风光体面。如丁济万先生，如徐小圃先生等等。但成名，必须要有真本领，有过人的医术，还要有过硬的行医艺术。还有，利用媒体，加强宣传，在当今社会也不可缺少。不要以为，中医一定要老才能成名，那是老皇历！思想必须解放！

让中医能体面地、有尊严地从事医疗活动，是我们努力的目标！

108. 郝老师讲得很通俗，把张仲景治病的原则给讲得浅显易懂，中医界需要很多郝老师这样的人！大道至简，中医很多理论和观念完全可以用老百姓听得懂的语言去解释。

109. 温胆汤是传统的壮胆安神药，适用于心理创伤后应激障碍。大震灾以后，许多人经历了强烈的精神刺激下，往往出现失眠、噩梦、胸闷、心悸、恶心呕吐、食欲不振、精神抑郁等等。这就是中医所说的"心虚胆怯"。这种情况，最适宜使用的方是温胆汤。

110. 服药期间旧病的症状变严重的情况是有的，不要紧张，不是药物的问题，是机体抗病能力调整中的正常反应，继续服用，病情就能控制了。感觉麻辣的原因很多，有的是药物中干姜、桂枝以及柴胡的，但也有是患者味觉过敏有关的。

111. 石膏方的使用，必须坚持有是证用是方的原则，《温病条辨》提出的白虎汤"四禁"可供参考。"若其人脉浮弦而细者，不可与也；脉沉者，不可与也；不渴者，不可与也；汗不出者，不可与也。"这为正确使用白虎汤指出了重要的客观依据。

112. 当代中医的学术生命，不是在痛苦的现实中脱胎换骨，就是在痛苦的现实中灰飞烟灭。

学中医，不上临床不行，但光有临床，没有人指点，或自己没有思想也是不行的。我和 graydragon 网友一样，也走了太多的弯路，要找到一个对证的好方，众里寻她，铁鞋踏破，不知要费多少周折！我在想，如果中医的教科书能早早教给学子一些临床的真本领，而不是一些笼统浮泛的理论，更不是一些落伍的文化习俗，那多好！中医大学的教师，能尽快将中医的东西说清楚，讲的课让学生一听就懂，一用就效，那多好！还有，许多老中医，能不能把自己的经验都无私地传授，社会也能报之以桃，那多好！

113. 我用此方（柴胡加龙骨牡蛎汤）治疗过寻常型银屑病，也有控制发作的效果。当然，其人属柴胡体质，大多具有抑郁倾向。

114. 男性与女性在体质上的区别，中医的说法是男子属阳，女子属阴；男子多脾虚，女子多肝郁；男子多湿热，女子多气火；男子血浊，女子血清；男子用麻黄、葛根、黄芪的几率高，而女子用柴胡、半夏、白芍、枳壳的几率高。

115. 我坚信经方会回归中医教学的正统地位。道理很简单，因为中医人才必须是会看病的，空谈不解决临床问题。

116. 认为经方必须加减，加减才是辨证论治，那是现代中医教科书的最大误区！

117. 从目前的状况来看，经方还没有占据中医界的主流，其原因有以下几方面：第一，经方太便宜，医生开经方赚不到钱，于是不用经方；第二，经方的理论很多人不了解，有认为古方不能治今病，认为方证相应就是对症状论治，有违辨证论治的原则，于是鄙视经方；第三，经方教学资源奇缺，临床上经方家寥寥无几，中医院校中没有开展经方教学，学生大多不懂，于是淡忘经方；第四，经方没有引起政府的重视，经方普及和推广极其艰难，于是经方沉寂民间，自生自灭。

但从长远来看，经方前景光明。理由是：第一，经方安全有效、价格低廉，符合我国国情；第二，经方规范，可重复性强，可持续发展，最容易走向世界，是中华民族对人类文明的重要贡献，是中医学中最令人骄傲的内容；第三，经方派虽沉寂民间，但余绪未绝，只要政府重视，社会关注，将迅速发展壮大！

当今经方派的任务，一是立足临床，以疗效折服人；二是重视科研，以规范引导人；三是加强普及，以切实的事实和通俗的理论说服人；四是培养传承者，保证经方之学脉不断。

我是持经方乐观论者。我坚信：仲景之学，古今咸宜；方证之学，至简至易；经方之门，人人可入；中国经方，必将走向世界，辉煌永远！

118. 中医疗效的评价体系是综合的，要结合具体的疾病和具体的个体甚至具体的疗法才能制定。疗效评价标准各方不一，各病不一，各人不一。

119. 中西药并进，汤药成药齐上，方不成方，药无定药，如此中医临床，就是有效也不晓得记在哪个头上。中医的临床经验无法总结，中医的学术无法传承，中医的学术自信无法建立，此是当今中医界的癌症！

120. 我不是神医，不可能对所有的病人都能开出十分完美恰当的处方。我每次门诊，都是思考良久，唯恐不对证，唯恐对不起病人对我的信任。但临床还有很多无效的患者，究其原因，有疾病本身的原因，有药物质量的原因，也有病人自身没有配合的原因，更有我思路、技术、行医技巧上的原因。没有开出一张好方，是其中我经常检讨的重要原因。为什么开不出好方？有的是没有好方可用，有的是有好方我不会用或不晓得用。做中医，很难啊！中医也不是万能的！医学的能力是有限的。

121. 我最近也用柴胡加龙骨牡蛎汤合桂枝茯苓丸治疗一例脑梗后的眩晕，也是80岁体型结实的女性，服上方一周后复诊，喜形于色，眩晕大好。她说已经求治多人均云是虚，而用补药无效，而唯独你说是实。

122. 穆铁柱可能是黄芪桂枝五物汤体质。

123. 为"神农派"的精神所感动！阴黄用茵陈五苓散、四逆汤是有效的。我曾用此方让一例濒临死亡的晚期胰腺癌患者又多活了半年。

124. 仲景是一盏灯，为在黑暗中摸索的中医人指路；仲景也是一个人，也有他的时代的局限，我们千万不能将他神化！

经方沙龙四周年贺词

黄 煌

2008 - 12 - 15   16：45

今天是经方沙龙四周年的生日。我为经方沙龙的茁壮成长而高兴，为我国经方事业的不断发展而高兴！同时，也代表全体版主对广大的经方爱好者四年来的热情呵护和倾心浇灌而表示衷心的感谢！

经方是民族文化的瑰宝，是我们的祖先养生治病的智慧结晶，是中华民族对世界文明杰出贡献的重要内容。经方，不仅仅是几百首历代相传的中药方，也不仅仅是方药应用的技术，经方应该是一门医学体系，是一种认识人体控制疾病的方法。几千年来，经方以其确切的疗效为历代医家所推崇，经方医学古朴而深邃的思想方法成为中医学术的核心。回顾中国医学史，中医学术的发展无不与《伤寒论》、《金匮要略》的研究有关，无不与经方的推广与普及有关，特别是上个世纪在废止中医之声甚嚣尘上的时候，唯有经方医学的科学性才能让世人对中医刮目相看，中医学才有其应有的社会地位。

让人焦虑的是，长期处在平静而悠闲学术环境中的我国主流中医界忽略了经方医学的传承，高校中经典教学力量严重匮乏，擅用经方的名中医寥寥。中医界方大药杂现象突出，不仅大量浪费药物资源，更导致临床经验无法总结，医生自信心受挫，学术失范而无法传承。于是，社会对名中医的呼声日高，而名中医的培养日难，中医学术的发展已经出现危机。所幸的是，经方医学的力量在民间还能找到，不少经方爱好者还在临床进行着认真的研究和观察，充分发挥这支力量的作用，是当前中医学术发展的一个值得重视的经验。这几年经方沙龙之所以能够得到长足的发展，这与高校与民间研究资源的整合，与高校教师、青年学生、临床医生以及患者的共同参与，是分不开的。实践证明，充分发挥民间的力量，调动青年中医的积极性，是开展经方医学传承的重要途径。

人是要有点精神的！搞经方的传承，更需要一种精神。求真务实，崇尚学术，坚持真理，勇于奉献，均是经方家所具有的品格。尤其是物欲横流的时代，搞经方的人头脑越要冷静，越要坚守经方人的风骨。我们搞经方，不是为了奢侈的生活，也不是为了鲜花和掌声，只是为了一个中医人应尽的责任和义务：让经方医学给中国的老百姓带来安全、有效、方便、价廉的服务，让经方医学这块民族的瑰宝不在我们这一代人手中失落！

衷心希望海内外的经方爱好者以更大的热情，以各种方式来扶持经方沙龙的发展，衷心希望广大的经方研究者以更大的勇气开拓经方新用的领域，以过人的智慧创建和完善经方医学的规范。我们坚信，经方未来更辉煌！

博 2008 – 12 – 15 17：09

非常感谢黄老师，是你把我领进了经方之门！也感谢经方沙龙，它让我不断提高！

咖啡猫猫 2008 – 12 – 15 19：28

经方沙龙是我们共同的家园，让我留恋的家园。我很庆幸偶然走进了这片天地，使我初识了经方医学的魅力和芬芳！祝福经方沙龙！

ljw8713 2008 – 12 – 15 19：34

偶然进入，迷恋往返！热烈祝贺！

甘霖落 2008 – 12 – 15 20：12

经论再起长江畔，
外观指示内里边，
内机难掩外在翘，
箭箭中标不花玄。

highup 2008 – 12 – 15 20：25

同贺！紧密团结在黄老师为核心的经方团队周围，高举方证相应的伟大旗帜，坚持经方道路，把中医事业推向前进！

矛盾 2008 – 12 – 15 21：31

胆大心细，敢于追求。无怨无悔地为经方医学继承、推广、发展而奋斗终生！

琳琳妈 2008 – 12 – 15 21：48

我虽是外行人，偶然间进入了此论坛后每天都看，让我对中医有了重新的认识。很感谢这个论坛。等女儿长大了，我会慢慢引导她去学中医（如果在我的引导下她有兴趣的话）。

jszyxby 2008 - 12 - 15 22：02

进入经方沙龙论坛虽不久，却赫然发现已成为生命的一部分。在这块净土上有我们的恩师指点，有高手的切磋，有心灵的交流，有急切的求助与慷慨的帮助，有对生命的顽强追求，有外面的世界没有的一切，拥有它，真的很好！大家好才是真的好！

maixue 2008 - 12 - 15 22：05

本末清晰，源流有致，体用兼备，精益求精。

xiyang 2008 - 12 - 15 23：00

"经方不朽，大道永恒！"谢谢黄教授和黄教授的经方！祝经方医学走向辉煌！

yuanfeng 2008 - 12 - 16 13：20

我本豫北一书生，
独在杏林迷茫中。
机缘巧遇来沙龙，
幸得黄师指迷津。
正值沙龙四周年，
立定脚跟排万难。
纵使前程多歧路，
紧随经方永向前。

中医皮毛 2008 - 12 - 16 16：41

热烈祝贺！不知不觉到经方沙龙已经一年多了，每天不上来看看，总觉得缺了点什么似的，成了生活的一部分。

雍乾 2008 - 12 - 16 17：42

年年日日花相似，日日年年今不同。

gugu 2008 - 12 - 16 18：08

经方沙龙的生日，我离开了南京，在北京和黄老师、史老师相聚，畅谈经方，感觉经方之路任重道远，需要坚持踏实的一步步走下去。

城里娃脑　2008 – 12 – 17　17：24

　　莫笑农家腊酒浑，丰年留客足鸡豚。

　　山重水复疑无路，柳暗花明又一村。

　　萧鼓追随春社近，衣冠简朴古风存。

　　从今若许闲乘月，拄杖无时夜叩门。

q7w4gn　2008 – 12 – 18　09：22

　　经方沙龙是目前最好的中医网站之一，学术气氛浓厚、纯正，不虚浮，紧密联系临证，是中医人的理想家园。

　　古先生现在何处，可否告知？

gugu　2008 – 12 – 18　19：01

　　经黄老师和中医科学院史老师的推荐，我顺利地进入了中国中医科学院医史文献所从事博士后工作，今天在去办公室的走廊里好几次遇到一老者，不知是什么人，没在意，后来才知道他就是余瀛鳌老先生。感觉真是可以与北大新生把季羡林当看包的媲美了，终究是不知者无罪。

沙丘沙　2008 – 12 – 19　13：04

　　经方如此多娇，引无医家竞折腰。

　　惜汤液经法，流传不广；

　　深师小品，稍逊风骚。

　　一代天骄，长沙仲景，胜过弯弓射大雕。

　　俱往矣，数风流人物，还看今朝。

quhongbo　2008 – 12 – 19　19：32

　　热烈祝贺！多谢黄教授的指导，领我走进了经方的大家庭里，谢谢所有喜爱经方的同行的不吝赐教，谢谢了！

医学生　2008 – 12 – 19　19：42

　　经方沙龙是块肥沃的土地，我们给他不断地播种、施肥、灌溉，这块土地必将会给我们来年带来更大的收获。

gugu　2008 – 12 – 22　16：26

　　海纳百川，有容乃大，经方沙龙已升级为 10G 空间，资料上传限制为

单个文件20M，欢迎大家继续上传资料，继续发帖，继续踊跃地参与经方
医学的研究中来！

8 号钟易　2008 – 12 – 24　08∶27

　　立身成败在于所染。"经方沙龙"也是一个学好用好经方的"所染"
之地！感谢黄老师给我们提供的这个学习交流平台！

神农派　2008 – 12 – 24　20∶55

　　"经方实践者"是我自己名片上给自己的定位，里面除了平时的联系
电话和 QQ 号码外，就是咱们这里的网址。我告诉所有与我接触的人，如
果你觉得我这个中医和其他人不一样，那你就到"经方沙龙"来看看。

经方实验录

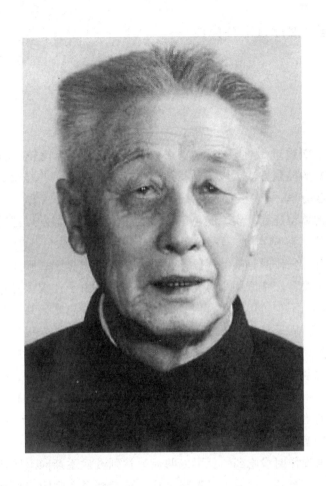

　　在科学还不发达的古代，只于变化多端的症状反应上，探求疾病发展规律，并于此规律的基础上，制定出多种多样具体的证治验方。若不是在长久的年代里，和众多的病体上，历千万次的反复观察、反复实践、反复总结，又如何可能完成这样百试百验的结论？故无论是伊尹还是张仲景，都不会有这样奇迹的发明。而只能是广大劳动群众在不断与疾病斗争实践中，逐渐积累起来的丰硕成果。它有很长的历史发展过程，而绝不是亦不可能是某一个时代，更不要说某一个人，便能把它创造出来。

——胡希恕

防风通圣丸治疗过敏性鼻炎

angela

2008 – 01 – 24   20：08

　　本人长期被过敏性鼻炎困扰，一再试药寻求一个比较可行的、方便的、疗效好的控制方法，以下是我这几年以来服药的一些经验。总结出来和大家一起分享一下。

　　本人的体型还算壮实，肤色正常，皮肤干燥，眼圈发黑浮肿貌，平素易嗜睡，可见黏膜均红，较常人怕冷，舌胖淡，舌尖红，有齿痕，苔白腻，脉沉细。发作时打喷嚏不停，并流大量的清水鼻涕，眼痒、鼻痒、咽喉痒，极为难受。本服用小青龙汤效果不错，但由于住校煎煮不便，不常服。期间服过不少抗组胺药，但只能暂时缓解，一忘吃，到了时间过敏反应就会发作。后反复思索，改服防风通圣丸，没想到效果很显著。先是在过敏反应先兆（眼痒）时服用，服后五分钟之内症状消失，后改成每天服用一袋（每袋6g）基本可以控制不发作。嗜睡症状明显改善，意外的是即使是经期也不怎么冒痘痘，没有便溏。但也会有大发作的时候，特别是受凉、遇见粉尘以后。此时，加倍服防风通圣丸，可以一次吃到3~5袋或以上，直到便溏为止，过敏反应逐渐得到缓解，后再每天减一袋，至平时剂量。有时大发作时没吃药，就可以明显感觉到炎症逐渐向上转移，先是鼻窦炎，鼻涕变黄脓，然后就是咽喉炎症，渐渐整个上呼吸道都感染，此时加服黄连上清丸，常服2袋以上，直到便溏为度，炎症可以逐渐缓解，鼻涕也逐渐变清。后来发现每天服一袋防风通圣丸的同时加服黄连上清片3片，效果更好，大发作的间隔明显延长。

小柴胡汤加味治疗严重类风湿性关节炎
黄 波

2008－02－20　01：03

本村某女，29 岁。诊断类风湿性关节炎半年余。

2007 年 6 月患者因手背肿痛去医院检查血象正常，考虑患者文秘工作，医生嘱咐患者少用鼠标，并注意休息，然而疼痛并未缓解。一月后出现手指关节晨僵，活动不利，检查血沉 131mm／h，血小板升高，类风湿因子阳性。诊断为类风湿性关节炎，然经治疗效果不显。

类风湿性关节炎（RA）一旦全身糖皮质激素治疗开始进行，则绝大多数患者不能停止，同时它也不能改变本病的自然进程（华盛顿内科治疗手册，2006）。

因其亲戚为某医院医生，虑患者尚年轻，权衡激素的作用与副作用，半年来一直未用。然而患者实在疼痛难忍，而服用雷公藤效果不明显，且导致月经不调。服用某老中医虫类止痛专药，关节肿痛依然。疾病的疼痛对患者的折磨如同今年南方的冰雪灾难，半年来万元的治疗毫无效果，这对患者及家人身心是巨大的煎熬。

就诊时是年末那最寒冷的日子，患者浑身焐得严严实实，只露个脸蛋。大眼睛、双眼皮，该是曾经的半夏美女，而如今脸色惨淡，如一张白纸，显得疲惫不堪。患者诉说半年来体重已经下降了十余斤，手指肿胀疼痛，不能弯曲，掌指关节肿痛，两肘膝关节肿胀疼痛，活动受限，生活几乎不能自理，穿衣吃饭等都需要家人帮忙。腮腺肿胀疼痛，张口困难，头皮疼痛，食欲不振，咽喉疼痛，口渴喜冷饮，入夜汗多，衣被常湿，冬天也必须两天换衣服一次，大便干结难解，因病痛折磨几乎彻夜不寐，烦躁，唇舌暗红，脉滑。分析患者肤白唇红、咽喉疼痛、口渴喜冷饮、多汗、唇舌暗红、脉滑等，此关节疼痛当属热痹，此病晨僵当属于小柴胡汤主治"往来寒热"的范畴。处方：柴胡 20g，黄芩 15g，制半夏 12g，党参 12g，生甘草 10g，山栀子 12g，黄柏 12g，连翘 40g，白芍 40g，生地 40g，生石膏 30g，生姜 3 片，红枣 10 枚，并嘱咐停服一切止痛药物。药后 3 天复诊，其母曰煎药时她闻药后欲吐，而患者觉得药甚为可口，且喜欢冷服，药后疼痛有所减轻，汗多口渴依然，且鼻中有血丝，脉数。原方黄芩加至 20g，连翘、白芍、生地、生石膏各加至 50g。此方服用一周后，诸症明显好转，疼痛减轻，掌指关节、两肘膝关节已经不痛，中指、无名指以及小指肿已退，其余两指也有好转，生活已经能自理。口渴感不明显，入夜汗出减少，大便通畅，睡眠好。后药味渐苦，逐渐减量。来人返校前，患者说此药是她服用半年来唯一有效的药物，服中药前后她经历了半年来的最痛苦时刻与最轻松时刻。我们都对经方的疗效心存感激。

杨奇云 2008－02－20 11：57
    同样是假期治病，师兄的治验比我精彩得多。继续认真学习！

罗本逊 2008－02－20 19：44
    一般的类风湿性关节炎我喜欢用桂枝芍药知母汤，但此例有唇暗、腮腺区肿胀，提示在少阳的可能性大。故黄兄用柴胡类方取效。很不错的医案。尤其是药物的剂量，值得学习。

zure 2008－02－25 21：37
    好案，请问黄波兄，用生地、白芍是何意？

黄波 2008－02－25 22：58
    芍药、地黄治疗痹证可追溯到《神农本草经》，《本经》谓芍药能"除血痹"，地黄能"除痹"。
    《名医别录》说白芍能"散恶血、逐贼血"，从白芍中提取的白芍总苷（TGP），药理研究也证明其有抑制和调节免疫反应、抗炎、止痛、保肝等作用，现已应用于临床治疗类风湿性关节炎、干燥综合征、系统性红斑狼疮、强直性脊柱炎、肾病综合征、儿童特发性关节炎、纤维肌痛、白塞病等。白芍总苷治疗类风湿性关节炎取效的经验多是大剂量。
    王豫巍等通过综述认为，白芍总苷是剂量依赖性双向作用的抗炎免疫调节药，其在多个环节影响自身免疫性疾病的细胞免疫、体液免疫和炎症过程。鉴于免疫和炎症对机体具有双重作用，上述包括细胞因子在内的炎症介质对疾病也具有双重作用，因此 TGP 的作用特征，不仅预示其可用作RA 等免疫介导的慢性炎症性疾病的治疗，而且可用于各种免疫功能失调的疾病，且不良反应小，有较好的耐受性，也是联合用药的一种理想选择。[浙江中医药大学学报，2007，31（2）：62]
    地黄治疗类风关的文献也很多。如有报道成人每日取地黄90g切碎，加水 600～800ml，煮沸约 1 小时，取滤液 300ml，1 次或 2 次分服；儿童减为成人量的 1/3～1/2。每隔 3 日，连服 3 日，约经 1 个月治疗后，将服药时间延长至每隔7~10日再连服3日。共治风湿性关节炎12例，经12~50日治疗后，9例痊愈，3例显著进步。治疗类风湿性关节炎11例，有效10例，其中显著进步9例，进步1例。[中华医学杂志，1965，(5)：290]

现代药理研究认为，生地治疗类风湿性关节炎，能代替激素，有其功而无其弊。

zillion　2008－04－27　23：16

小柴胡汤具有免疫调节的效果，对各种自身免疫性疾病和结缔组织病都有很好的疗效，值得深入挖掘！

大柴胡汤合桂枝茯苓丸治疗颈椎病

zure

2008 – 04 – 07　21：40

　　王某，男，40 岁余，出租车司机，因我替其父针灸故约我看病。形体壮实，面偏红有油光，颈粗短。诉右颈部连及右臂不适，连及食指、拇指麻痛约半年，近两周加重。服用过他医开的中药觉得没有效果。由于此人工作繁忙，估计一次针灸没有多大效果，故没有针灸，想开中药试试。查舌暗红，苔薄腻。大便日两次，较稀，无腹痛。血压当时是 130/90mmHg，但有高血压史，曾达 150/110mmHg，服用罗布麻片控制。脉略沉滑。常觉口干，饮水较多。自诉脾气不太好，有时心烦，与乘客争吵。

　　腹诊：腹直肌有力，按之有抵抗感，腹部普遍按之充实（有抵力），两肋弓夹角宽，有胆囊炎、肾结石史，颈椎 X 线示颈 7 椎骨质增生。

　　当时觉得这人是比较典型的大柴胡汤体质，觉得可合用桂枝茯苓丸，当时是从颈椎病可能有瘀血，用之通络祛瘀的角度考虑的，没有查小腿皮肤是否干燥。另外因颈部不适，大便稀，觉得葛根芩连汤较合适，故用了三方的合方：

　　柴胡 12g，枳实 10g，黄芩 10g，制半夏 6g，大枣 12g，赤芍 15g，白芍 15g，葛根 40g，桂枝 10g，茯苓 10g，丹皮 10g，桃仁 10g，黄连 3g。当时只开了两剂，让病人先试试看。

　　约两周后，我问其父此人的情况，言此药服了七剂后觉得已经好了，总共大概服了十余剂，听后甚感欣慰。之后没有继续随访。

　　按：此例去了大黄，主要是顾虑大便稀。如果我现在开，应该不会去大黄，因为此例大柴胡汤体质甚明显，按黄教授教导，可以用制大黄。觉得当时黄连的用量也有点小。由此例看，葛根是治颈项痛较好的一味药，可大量使用。但本人经验还很有限，此例供大家参考。

咖啡猫猫　2008 – 04 – 10　21：36

　　好案！不知大便有没有改善？大柴胡汤体质者，就算大便稀也不必顾忌大黄，投药后大便反而会好转。

黄煌　2008 – 04 – 10　22：47

　　确实是好案！有不少颈椎病是大柴胡汤证。

zure 2008 − 04 − 11 13：52

　　回咖啡猫猫兄：惭愧，我没有问大便的情况，因这个病人只面诊了一次，之后的情况是询问他人得知。看过你以前用大柴胡汤后大便稀反而改善的案例，但我还没有这方面的体会。不过现在对于大便稀但大柴胡汤体质明显者也敢开制大黄了，有一例效果还不错。

zhoufushan 2008 − 04 − 29 11：08

　　好案，跳出了颈椎病分型论治范畴，有是证，用是药。

martin88256 2008 − 05 − 02 22：20

　　有柴胡证，我用葛根汤变方，去麻、桂加生葛根 120g，肌肉松弛明显，且汤药可口。

王晓军 2008 − 05 − 22 22：13

　　观此案可谓尽得黄师真传啊。佩服！

射干麻黄汤不逊于进口抗生素

沙丘沙

2008 –06 –28   18：13

患者，男，11个月，广宗县宠村人。虽与我是同县，但相距60余里，是因我中学的同学介绍而来。曾因早产在邢台某医院的保温箱中度过了近一个月。从4个月时，因发热继发重度咳喘，先在巨鹿县医院住院，不见好转，而转往邢台，住院半月，耗资5000元。隔2个月，其病复发，仍如前，先住巨鹿，后往邢台，半月始愈。据家属讲，全部用的是进口的抗生素。今年3月份，其病复发，准备直接去邢台住院，因资金不足，向我的同学去借钱，我的同学就把他介绍到我这里。这次发病以来，还未经治疗，体温38.5℃，体重10公斤，圆脸浓发大眼，哮鸣音隔数米远即能听到，两肺布满干湿性啰音，大便数日一行，平时经常数日大便一次。处射干麻黄汤加大黄、葶苈子：射干15g，麻黄15g，生姜20g，细辛10g，紫菀10g，冬花10g，北五味子15g（打），半夏15g，大黄6g（后下），葶苈子20g（布包），加水1200ml，煎取400ml，于24小时内服完。配合小量的礞石滚痰丸，未用任何西药，取药三剂。嘱若服药一剂，咳喘不减，即直接去邢台，不必复诊。谁料复完一剂，已听不到哮鸣音，汗出热减，体温37.5℃。服完三剂，体温正常，只有微咳，两肺啰音消失，大便仍每一二天一次，改大柴胡汤加葶苈子、文蛤，三剂，大便每日一二次，继服三剂，嘱其根据大便的情况，可隔日，或三日服一剂，遂痊愈。后时有感冒发热，不敢在他处用药，必来我诊室，多以小柴胡汤出入，一般二三剂即可治愈，再也没有并发过咳喘。没想到两千年的古方，寻常的草根树皮，其疗效竟能超过进口的抗生素，若不是亲身经历，连我也不敢相信。

中医老薛   2008 –06 –28   18：34

患者一进大医院恐又不能接受原汁原味的中医药治疗了。中医药对这种病有很好的效果，现在掌握这种治疗方法的中医大夫也很少，推广经方，任重道远啊！

罗本逊   2008 –06 –28   19：26

说说我的意见，方子很有力，大黄加得非常合适。不过对11个月的小儿来说，是否剂量太大了？

赤脚医生 2008 – 06 – 28 22：43

好方。广东省名老中医，湛江第一中医院管其健主任用此方加杏仁名为定咳饮，效果显著！

经方中 2008 – 06 – 29 05：53

方证、剂量、煎服方法都很到位，非熟读伤寒者不办！

沙丘沙 2008 – 06 – 29 18：44

罗兄：您是指大黄的用量，还是指其他药的用量？这个小孩用上方三剂，并配合礞石滚痰丸，大便才恢复正常。人们对药的反应，也如同对酒的反应，必须因人而异。上方的量是一日的总量，不是一次的量。是我的实际用量。我觉得不大，也不小。

yjg 2008 – 06 – 29 21：22

剂量用得这么大，我是不敢用的。

沙丘沙 2008 – 06 – 30 09：31

小孩子服药，多不配合，灌药之中难免浪费，这一点搞理论研究的可以不考虑，而临床医生却不能不考虑。再有我对家长叮嘱得很详细，如果汗出喘减，大便一日有一二次，则不必尽剂。服药之中，有什么情况，及时电话联系。用药如用兵，既不可孟浪行事，也不可杯水车薪。如果时时怕追究责任，干脆改行算了。现在的形式下，没有点"但愿病人得离苦，不辞含冤入牢房"的勇气，是不行的。还有一点，我所治的患者，都是对我相当信任的，从不对不信任的人宣传，仅为了一点钱，向上帝点头哈腰，我是不干的。我常把我的这种治病方式戏称为"守方待病，太公钓鱼"。这也是避免医疗纠纷的关键所在。

三拗汤合半夏厚朴汤加味治疗小儿肺炎

自强不息

2008－08－11　19：45

第一个月在儿科病房实习。

大病历看起来很完整，很严谨，特别是体格检查表要填的非常详细。但是当我有空仔细分析一个病例，试图用中医的方法给患者辨证时，却发现很多对于中医辨证有意义的症状和体征，在病例上都是缺如的，例如口渴？口淡？口苦？喝水情况？咳嗽的时候胸胁有没有胀痛？大便的变化……都没有。另外，现在很多孩子一发烧，家长就带去挂水，这个热度在自然状况下到底是持续高热，还是寒热往来，都无从判断。

8月1日下午4点入院的一个女孩子，13岁，入院体温就有38℃～39℃，已经持续六天了，胸片提示右下肺炎。在其他医院换过很多抗生素，和抗病毒交替使用，然而烧一直退不下来，或者反复升高，咳嗽两天。

我有种隐约的感觉，有一部分肺炎是被西医西药治出来的。这些人一开始只是普通的上呼吸道感染，被西药抗生素、激素之类挂水治疗以后，表邪被这些苦寒药冰伏，无法透发，反而向里，造成下呼吸道的感染。我前面已经有文章指出，很多人感冒挂了水以后往往遗留顽固的咳嗽；有的是一开始没有咳嗽，挂了水以后热度是降了，但是出现了咳嗽，都是这个道理。

我对这个女孩子产生了一种莫名的同情，不知道为什么，我想帮她。正好女孩的妈妈主动提出也要吃中药，我就对她的主治医生小心翼翼地说：能不能我先拟个方，您再看看？主治当时非常惊讶地回头看了我一眼，顿了一下说："可以。"感谢这个主治的宽容！

于是我再次去详细询问病情：高烧，怕冷，没胃口，喉咙痒，气上冲，咳嗽有痰鸣，但痰不容易咳出，白色质稀，口不渴，不欲饮水，舌苔白厚腻，脉浮滑数。入院还是给她用头孢之类的抗生素抗感染。热度虽然高，却没有一点热象。于是我开了三拗汤合半夏厚朴汤加味：

炙麻黄6g，杏仁12g，制半夏12g，厚朴10g，茯苓20g，苏子12g，黄芩12g，桔梗6g，生苡仁30g，生甘草5g。三剂

那时药房已经下班，第二天上午才将方子交付药房送煎，下午药才送到。

8月1日晚上继续高烧，肛门塞消炎痛栓1/3颗，大汗出，温度略有下降。昨天早上查房仍然高烧，医生就上了干扰素，对女孩家长说这是抗病毒的。

下午3点40分仍然高热，医生不耐烦了，一挥手让护士上了地塞米松10mg，对家长说半小时后体温会下来的。然后开了结核菌素试验。因为患儿不想喝水，医生说怕她脱水，又挂了葡萄糖加维生素的液体。

这个女孩的舌苔已经这么腻了，还挂葡萄糖加维生素的液体，舌苔只会越来越厚！因为没有阳药来运化这些阴柔的东西！

下午4点40分，也就是一小时以后我去查房，腋下温度竟然还在39.9℃！而那时候中药就在床头，但是病人还没有吃！我问她奶奶怎么不吃中药？奶奶说，医生说中药要退烧以后再吃，我……险些无语。我跟她说，这个药里面退烧、止咳化痰、开胃的药都有的。当时那个孩子说感觉很累想睡觉，身上滚烫，我跟她奶奶说，等她醒了就把中药一口一口地喂一点下去，不要一口气喂光，她奶奶说好。

5点多下班的时候，看见医生开出了口告病重的医嘱，并又往肛门里塞了2/3颗消炎痛栓。我沉重地一夜没有合眼。

8月2日早上值班，我到了医院直奔她的病房。一进门，看见她精神饱满地坐在床上！我不禁心里一松，问："烧退了？"她笑着说是，昨晚塞了消炎痛栓后晚上7点多体温在38.7℃，睡前喝了中药，早上起来觉得饿了，想吃东西了。我大喜——要知道她昨天一整天只吃了几勺稀饭啊！忙叫她伸出舌头，厚腻的舌苔已经退得干干净净！我如释重负!！那一刻我心里真是阳光灿烂！

当然，医生们都认为这是激素和消炎痛栓的功劳，只有一个医生赞同了中药的作用，说湿去则热自孤，热不会再这么缠绵了。晚上六点交班的时候，女孩体温还是正常的。我嘱咐她家长这几天要清淡饮食，不要滥补。

医生说胃口不好是发烧引起的，烧退了胃口就好了。这是西医的认识，太粗浅了。

为什么我这么肯定这是中药的效果？为什么西医的这个认识不对？因为据我所知，她用的西药中没有一个可以把舌苔在一夜之间退得这么干净。胡希恕先生曾经指出，仲景的小青龙汤、桂枝去桂加茯苓白术汤都是在外有表寒、里有水饮的情况下，解表和利水并用，否则光发汗解表或者化痰利水都会变症百出。打个比方，表邪和水饮这时候就像两路敌军一起攻击人体，如果只发汗（消炎痛栓的发汗作用相当强，几乎可以让人出汗到虚脱），派出一路部队，那不但不能两面兼顾，反而会陷入腹背受敌的尴尬境地？这也是温病学派说的"湿去热自孤"的道理。只有发烧又没有影响胃口、舌苔很干净的患者，才可以不用管脾胃，烧退了胃口也好了。所以我说它粗浅。

8月3日温度又有反复，但是高峰已经不如前几天。另外，她尽管又有发热，但精神还好，不像刚入院时那样萎靡了。这个发热究竟是余邪作祟，还是干扰素的致热作用，不得而知。8月4日得知，目前最主要的症状是咳嗽，夜间几不能寐，痰多，大便两日未解，用清热开塞露后解出一次，质干，舌红苔薄腻，脉软滑。再处排脓散合二陈汤加味：

制半夏12g，茯苓20g，陈皮10g，生甘草5g，枳壳10g，白芍10g，桔梗6g。三剂

觉得排脓散用在这里真不错，白芍和甘草能解痉，又能酸甘化阴润肠，枳壳也能通便，合桔梗一升一降调理气机。

此后都无发热，大便日解，不需开塞露，咳嗽好转，痰增多。8月7日似乎又有重复感染，无发热，鼻塞流清涕，处二陈汤合苓桂术甘汤：

制半夏12g，茯苓20g，陈皮10g，生甘草6g，枳壳10g，炙紫菀10g，炙百部10g，桂枝6g，苍术10g。三剂

选用苓桂术甘汤是因为考虑到又有表证，既可以温化痰饮，桂枝和苍术又能解表。

药后咳嗽继续好转，证情稳定，于8月9日出院。这例是重症肺炎，是支原体合并腺病毒、EB病毒感染，入院时出现了严重的中毒症状。西医的常规治疗是大环内酯类合并三代以上头孢治疗，但此种肺炎的发热通常要持续2~3周。本例发热天数一共9天，较一般治疗时间大大缩短。

zure   2008－09－05   17：27

我想请教一下楼主，一开始可否用小青龙汤？

自强不息   2008－09－05   20：28

zure，我后来也觉得可能小青龙汤更合适，但是估计老师不会同意用这些热药的，连生姜都不敢放，没办法，只好换了一下。

李小荣   2008－09－05   21：00

我临床体会"舌苔白厚腻"不太合适"小青龙汤"，还有"但痰不容易咳出"，小青龙汤之痰较稀而易咳出。浅见，请广大学友探讨！

空穴来风　2008 – 09 – 07　10：31

　　支持李小荣的观点。我也觉得三拗汤合半夏厚朴汤加味比小青龙汤更好，因为患者"高烧，怕冷，没胃口，喉咙痒，气上冲，咳嗽有痰鸣，但痰不容易咳出，白色质稀，口不渴，不欲饮水，舌苔白厚腻，脉浮滑数"，舌苔厚腻而非水滑，饮邪不是主要矛盾，痰气胶着才为主要矛盾，且三拗汤和半夏厚朴汤也足以温痰饮。

大柴胡汤合黄连解毒汤治疗脑出血合并脑梗死

爱好经方

2008－09－14　07：27

　　任月先，女，80 岁，河间市邱庄村人，体形健壮肥胖。于 2008 年 8 月 5 日突然右侧肢体瘫痪，急诊于市人民医院，CT 检查诊断为：脑出血合并脑梗死。病人家属因家庭经济困难要求回家治疗，主治大夫认为此病病情复杂，治疗起来矛盾，嘱其予以甲氰咪呱、胞二磷胆碱、能量合剂等药物治疗。病人回家后治疗两天无效，经人介绍求余中医治疗，病人既往有高血压便秘病史 20 多年。刻下：病人右侧肢体瘫痪无力，头疼，恶心，血压 180/100mmHg，肌力为 0 级，伴精神烦躁，纳差，睡眠少，发病后一直无大便，唇红，舌苔黄燥，脉象弦滑有力。予以下方治疗：

　　柴胡 12g，黄芩 20g，半夏 15g，大黄 15g，枳实 25g，硫苦 12g，黄连 10g，黄柏 10g，栀子 10g，白芍 30g，甘草 6g。一剂，水煎服。

　　二诊：药后病人大便三次，头疼无，恶心消失，血压 160/100mmHg，有食欲，但右侧肢体无变化，仍旧烦躁不安。

　　柴胡 12g，黄芩 20g，半夏 10g，大黄 10g，枳实 25g，硫苦 10g，黄连 10g，黄柏 10g，栀子 10g，白芍 30g，龙骨 30g，牡蛎 30g，甘草 6g。四剂，水煎服。

　　药后病人大便日两次，烦躁大减，右侧肢体肌力 2 级，食欲好，睡眠佳，予以前方再进四剂。

　　三诊：病人肢体肌力恢复至三级，已经起床。大便每日两到三次，精神烦躁反复。调方：

　　柴胡 12g，黄芩 20g，半夏 10g，大黄 8g，枳实 25g，硫苦 10g，黄连 10g，黄柏 10g，栀子 10g，白芍 30g，龙骨 40g，牡蛎 40g，厚朴 10g，甘草 6g。四剂，水煎服。

　　四诊：病人肌力恢复至四级，由人搀扶已能下地活动，大便日两次，烦躁轻。再方

　　柴胡 12g，黄芩 15g，半夏 10g，大黄 6g，枳实 15g，硫苦 6g，黄连 6g，黄柏 10g，栀子 10g，白芍 30g，龙骨 30g，牡蛎 30g，厚朴 10g，甘草 6g。四剂，水煎服。

　　药后病人家属来告，病人瘫痪肢体较前又有恢复，血压 160/100mmHg，一般情况可，CT 复查病灶大有减轻。嘱停中药汤剂，加强肢体功能锻炼，密切注意身体变化。

按：以前也曾用中药治疗一些中风的病人，皆以脏腑辨证，感觉效果不佳。近来用体质辨证与方证辨证合用经方治疗几例中风病人，实践中发现效果比较脏腑辨证和时方治疗要好得多，此例为最典型者。在西医左右为难，没有有效治疗的情况下，断然以中药治疗，而且收效迅速，有力地证明了中医整体观念，体质辨证的优越性！

黄煌 2008 - 09 - 14 15：22

佳案！我最近也用柴胡加龙骨牡蛎汤合桂枝茯苓丸治疗一例脑梗后的眩晕，也是80岁体型结实的女性，服上方一周后复诊，喜形于色，眩晕大好。她说已经求治多人，均云是虚，而用补药无效。而唯独你说是实。

爱好经方 2008 - 09 - 14 15：35

问好老师！这个老太太平素体质健壮，为大黄体质，所以即使高龄，根据体质和当时表现，还是用了大柴胡，而且用了这么多天。

爱好经方 2008 - 09 - 14 15：38

高龄者也并非完全是黄芪体质，临床上应该仔细观察！

sld639 2008 - 09 - 14 20：42

学习了，请教硫苦是硫黄吗？谢谢！

经方中 2008 - 09 - 14 20：44

硫酸镁。

经方中 2008 - 09 - 16 20：59

当休克发生DIC时，微循环可同时出现出血与梗死。大脑大、中动脉同时出现出血合并梗死的比较少见。西医治疗本病的确矛盾，只能中性治疗。楼主用经方短时间治愈了本病，再次体现了经方的魅力。佳案！学习了。

咖啡猫猫 2008 - 09 - 16 21：05

那硫苦就是芒硝是吧？

经方中 2008 - 09 - 16 21：08

硫苦是硫酸镁，芒硝的主要成分是硫酸钠。

麻黄附子细辛汤合桃核承气汤治疗急性腰扭伤

咖啡猫猫

2008 – 09 – 16 20：05

　　我父亲是近村妇孺皆知的老瓦工，有一副好手艺活。虽然 57 岁了，仍体格健壮，干活利落，不输壮年。四天前与人在两米来高的墙头扛物，因其伙伴重心不稳，让父亲不慎跌落，身子从墙上直跳下来的。当即出现腰部酸痛，转侧不灵活，有刺痛，走路弓起了背。晚上腰疼难眠，怕冷，大便四天未解。昨天母亲一大早赶来医院，向我说明缘故，父亲是个倔脾气，不肯上医院来诊治，还弓着背坚持在干活，让母亲很心疼。通过母亲的描述，考虑是急性腰扭伤，有寒有瘀，遂急疏一方，让她煎好后送去服用。麻黄 10g，熟附子 15g，细辛 6g，生大黄 10g，芒硝 10g，炙甘草 10g，桂枝 10g，桃仁 12g，怀牛膝 30g。三剂。昨傍晚母亲打电话告之，上午服了药，午睡后即感到浑身轻松，腰部灵活了。今晨打电话回家，说大便已下，已无明显不适，已出工去了。真是感谢经方，农村老百姓更需要这样的经方。

爱好经方　2008 – 09 – 16 20：17

　　方证合拍，有的放矢，收效自是必然！欣赏！

经方中　2008 – 09 – 16 20：23

　　麻附细辛合桃核承气，效果很好，不过这样的患者合并压缩性骨折的也不少。

咖啡猫猫　2008 – 09 – 16 20：59

　　的确如此，腰椎压缩性骨折致二便不通可见桃核承气汤证。

李小荣　2008 – 09 – 16 21：03

　　好案！赞一个！处方有无先煎后下之嘱？冒昧问句：令尊有明显的方、药体质倾向吗？

李小荣　2008 – 09 – 16 21：10

　　急性腰扭伤我惯用大将逐瘀汤：

　　生大黄 15g（后下），生姜 15g，生槟榔 15g，土鳖虫 10g，肉桂 5g。根据体质寒热调整大黄、生姜剂量，可大到30g。泻下2次后即痛减。泻下物有黯黑色死血样或白黏冻样物时辄疼痛大减。

咖啡猫猫 2008 – 09 – 16 21：10

大黄同煎，芒硝冲服。我父亲粗黑而健壮，像是麻黄体质。

沙丘沙 2008 – 09 – 16 21：17

对于急性腰扭伤，我通常用耳针，在腰骶穴附近用三棱针柄寻找敏感点，反应最强烈处下针，疼痛立减，嘱患者活动腰部，留针半小时至数小时不等。一般一次即愈。

经方中 2008 – 09 – 16 21：25

我用攒竹，有时人中加后溪，同时用动气针法，常收立竿见影之效，供参考。

范文甫家方治咽痛

经方中

2008 – 10 – 06   19：31

娄某，女，16 岁，体矮胖。

咽痛 7 天。7 天前因感受风寒出现鼻塞、咽喉疼痛、声音嘶哑在村卫生室输液治疗。用青霉素、利巴韦林等 3 天不效，换为头孢曲松、磷霉素等，声音嘶哑虽然好转，但咽喉疼痛不减，故要求服中药治疗。

刻下：除咽喉干痛外伴口唇干、鼻塞，其他无明显不适。视咽不红肿、舌苔白，切双脉沉弦。根据脉症符合范文甫先生治疗乳蛾咽喉肿痛验方——大黄附子细辛汤方证。因其疗效显著，又是自己根据经旨优化组合，故名家方。决定一试：大黄 9g，炮附子 3g，辽细辛 2g，半夏 10g，甘草 10g，元明粉 6g（分冲）。2 剂，每日 1 剂。

随访 2 剂而愈。

咖啡猫猫   2008 – 10 – 06   19：55

好案！不知药后有无大便增多、稀溏现象？该方治疗寒包火型乳蛾，此案咽部并不红肿，而临床上儿童扁桃体红肿，咽痛或不痛，高热很常见，此方不知能否应用？

李小荣   2008 – 10 – 06   20：08

刻诊时大便状况如何？如果初诊不经西药用经方的话，可否用麻黄附子细辛汤？请楼主谈谈，谢谢！

经方中   2008 – 10 – 06   20：21

Quote：引用咖啡猫猫于 2008 – 10 – 06   19：55 发表的：

好案！不知药后有无……

药后大便微溏。"儿童扁桃腺红肿、高热"，过去在北京中医研究院进修时听薛伯寿老师讲，他常用小柴胡汤加升降散取效，而朱进忠老师用清暑益气汤取效。供咖啡猫猫参考。

经方中   2008 – 10 – 06   20：36

Quote：引用李小荣于 2008 – 10 – 06   20：08 发表的：

刻诊时大便状况如何……

大便正常。如阳虚不明显好像用葛根汤更合适。

zure　2008 – 10 – 14　13：59

好案，很早就在黄老师的书中看到此方，因不太熟悉应用指征，故未用过。楼主此案可作为此方的佐证了。"咽喉干痛外伴口唇干"应该可视为热的表现吧？

经方中　2008 – 10 – 15　18：41

是的。因不是大热，故没有太典型的热象。

猪苓汤合四逆散加味治疗妊娠淋病性淋证

李小荣

2008 - 10 - 06　20：34

丁某，女，成年，2008年9月18日初诊。

初孕八月余，尿频，窘急，尿不尽及灼热感反复两月余，尿痛不明显，白带略增，在中医院静脉用第三代先锋十多天效差。缘于丈夫染上淋病交叉感染所得，化验尿和白带，淋球菌均阳性。脉滑，舌淡红，苔润中裂。

处方：炒山栀10g，竹叶10g，生甘草6g，滑石18g，阿胶12g（烊），猪苓12g，炒泽泻18g，茯苓12g，白芍18g，炒枳壳6g，柴胡3g。4剂

复诊：1剂即诸症大减，现仅中午天热时稍有不尽感。舌淡红，苔薄润，脉较前缓。守方减竹叶。

处方：阿胶12g（烊），猪苓12g，炒泽泻18g，茯苓12g，白芍18g，炒枳壳6g，柴胡6g，炒山栀9g，滑石18g，生甘草6g，4剂。

zure　2008 - 10 - 06　23：44

好案，是四逆散合猪苓汤加减吧？请问为何加竹叶？此案可以再加连翘吗？

李小荣　2008 - 10 - 07　11：36

此案用连翘不若用竹叶，观导赤散可知。处方含六一散。此案的治疗全从黄师学来，确是效如桴鼓！

anton553　2008 - 10 - 08　22：01

这个方剂我拿来作为尿路感染的验方，倒是蛮不错的。但是我个人意见，枳壳6g相当于没用此药。因为这个药很重的，6g顶多几个小碎粒。

sn8660720dg　2008 - 10 - 09　13：10

此证范中林喜用四逆散加桔梗、茯苓，并重用二药，有佳效。

热爱中医　2008 - 10 - 10　20：49

似乎不加竹叶也可。

李小荣 2008 – 10 – 10 22：29

同意！当时因为患者怀孕患病，为丈夫外染所得，且静脉用药十余天未见效，心烦，故加用竹叶，在复诊时因笑逐颜开故减去。现在想来，有山栀确实可以不用竹叶！

当归芍药散治疗子宫下垂案

jjg

2008 – 11 –09　13：33

　　刘老妪，80岁，在30多年前分娩后出现子宫下垂。站立时子宫脱垂于外，并以过劳后为甚，躺下或休息后为轻，当时限于条件未及时诊治。后来诊断为子宫下垂2度，用过补中益气等等升提药物，几无疗效。刻下：中等身材，面色暗黄，疲软乏力，下腹部隐痛不适，有下坠感，躺下或按之减轻，胃纳可，睡眠浅，大便时干时溏，小便短黄，带下几无，舌淡苔薄白，脉缓细。

　　当归10g，炒白芍18g，川芎6g，茯苓15g，炒白术10g，泽泻10g，枳壳10g。5剂

　　药后诸症减轻，继服原方7剂后症状消失。后以原方加黄芪打成散，每日20g泡水代茶，服2个月，一年来随访未再复发。

　　按：子宫下垂一般认为与脾虚中气下陷有关，常规用补中益气汤可以取得效果，但在临床上有用之无效者。如本例抓住下腹部隐痛、小便短黄、大便时干时溏、面色暗黄无泽等主症，考虑为肝脾不和，脾虚湿滞，所以用当归芍药散养血柔肝，活血化瘀，健脾利水，而取得很好的疗效。根据现代药理研究，本方有调整子宫及胃肠机能、缓解子宫及胃肠痉挛性疼痛及明显的利水作用。故为本方治疗此病提供了现代药理学依据。

jszyxby　2008 – 11 –09　21：22

　　但方中还应用了枳壳与黄芪这两味，这非常重要，所以我认为与气还是息息相关的，特别是服用散剂尤为重要。

小土豆　2008 – 11 –09　23：09

　　据中国医学论坛报报道，美国有接近1/4的妇女在其一生中的某个时间会患盆底疾病（包括尿失禁、大便失禁和骨盆器官脱垂）。经方治疗这类疾病的潜力很大，很值得研究，如当归芍药散、五苓散、四逆散、麻黄附子细辛汤、葛根汤等等。

缘分天空　2008 – 11 –10　10：50

　　感谢分享！下次遇到类似病人可以试试！另外，请问黄芪的量用多少？很大吗？

yjg　2008 - 11 - 10　18：53

　　黄芪一剂的量为24g。

李小荣　2008 - 11 - 11　20：52

　　好案！好方！好法！陈瑞春老早年就有用当归芍药散治疗子宫脱垂的先例！并认为可能是官周组织如韧带"湿滞而缓"所致！

城里娃脑　2008 - 11 - 14　06：13

　　《金匮要略》曰："妇人腹中诸疾痛，当归芍药散主之。"

　　《三因方》称："本方治疗妊娠腹中绞痛，心下急满及产后血晕，内虚气乏，崩中久利，常服通畅血脉，不生痈疡，消痰养胃，明目益津。"

　　《内聚方义》亦称："治妊娠产后下利腹痛，小便不利。"

桂枝茯苓丸治疗失眠

爱好经方

2008－11－24　19：24

　　赵进喜先生为当代经方家也！临床喜用经方，尤善腹诊。曾治一中年女性，患失眠健忘已年余，曾服西药谷维安定，中药人参归脾丸、天王补心丹等药无效，反病情加重。每日睡眠不足两小时，遇事转瞬即忘，生活不能自理，几成废人。赵先生查患者两侧少腹皆有压痛，舌暗有紫斑，苔薄腻，脉弦数。追问月经情况，曰久已不至。先生投桂枝茯苓丸加味。处方：桂枝 6g，茯苓 12g，桃仁 12g，丹皮 12g，赤芍 5g，白芍 5g，大黄 9g，云南白药 3g。用药两副，月经自下，再进一剂，顿下恶血如注，并夹一鹅蛋大污黑血块，至此神疲思睡，日后其病若失。

　　本例顽固性失眠，久用养血安神补益心脾之药无效，而赵先生通过详细腹诊发现患者有瘀血之证，遂投桂枝茯苓丸，终收桴鼓之效。可见先生运用腹诊的娴熟，更见先生应用经方的果断和深厚的功力！

jszyxby　2008－11－24　20：49

　　失眠患者真是多，今天我 19 点收工，失眠患者有近 10 人次，感觉女性更多些，应用黄连温胆汤合酸枣仁汤、八味解郁汤合酸枣仁汤、柴胡加龙骨牡蛎汤均轻松治愈，发现腹诊与舌诊对应用桂枝茯苓丸真的很重要。

仆本恨人　2008－11－24　21：12

　　jszyxby，您好！黄连温胆汤合酸枣仁汤、八味解郁汤合酸枣仁汤治疗失眠如何鉴别啊？

jszyxby　2008－11－24　21：29

　　就是半夏体质与柴胡体质的区别呀。我一般一眼能感觉，可能我还是从痰与气的角度出发的，舌苔与脉象也如此支持，而应用酸枣仁汤我觉得并非一定见"肝血虚"了。

仆本恨人　2008－11－24　22：25

　　谢谢，那什么情况下合用酸枣仁汤呢？

jszyxby 2008 - 11 - 24 22 : 44

我已言明了，应用酸枣仁汤我觉得并非一定见"肝血虚"了，我辨病用药了，细想就这两个方加酸枣仁汤，但用柴胡加龙骨牡蛎汤时，我一般不加。

爱好经方 2008 - 11 - 24 23 : 00

柴胡龙骨牡蛎汤方中因有大黄，所以在用枣仁时一定要问病人的脾胃情况，否则容易致泻。大剂量的枣仁往往使脾胃虚弱的病人出现腹泻。

临床上，柴胡和半夏体质的失眠者当然很多，但也不要忽视桂枝体质的失眠。

yuanfeng 2008 - 12 - 04 21 : 04

多谢师姐的好经验，看来要想成为一个好医生，不但要有渊博的知识，还要有敏锐的感觉。

心无尘 2008 - 11 - 28 13 : 12

请哪位师兄详细介绍一下薛蓓云医师的学医经历？

爱好经方 2008 - 11 - 28 20 : 18

呵呵，还是让师姐自己介绍吧！好让大家借鉴学习！

jszyxby 2008 - 11 - 28 22 : 04

我 1995 年毕业于南中医，分配至江阴市人民医院西医内科工作，从零开始轮转五年余，学到较好的西医基础。2000 年至江苏省中医院肾科进修并跟黄师抄方三月。2001 年回中医科工作，从零开始工作至今，目前每天基本是限制 60 号病人。我喜欢这样的生活：白天看病人，晚上一边看书，一边上咱经方沙龙论坛，消化白天看的病例，牢记黄师的话，没有总结实践再多亦欠缺，会提高缓慢。白天工作中，我喜欢一人一诊室的环境，一手抓药，一手抓心；坚决不对他医的诊治指责；努力配合病房医生治疗住院病人；坚持不懈地锻炼自己的身体，打太极、练瑜伽等，保持自身良好状态来面对每一个病人。大道至简，中医惠人！我的座右铭：执着、至善、恬美。我的目标：中医是一部史，我要好好读懂、读完她。

爱好经方　2008 – 11 – 28　23：06

　　薛先生不仅经方运用得巧妙，而且能成为病人心目中最可以信赖最亲近的人。可谓经方界之新秀也！前途当不可限量！

仆本恨人　2008 – 11 – 29　09：12

　　我读医书，读到某名医诊务之忙，每以"车水马龙，户限为穿"相形容，原以为非到人医俱老之境不可，今见薛医师如此，岂庸碌如我所能梦到者。

八味逐瘀汤验案

芭窗夜雨

2008 – 12 – 12   01：17

案 1：陆某，女，44 岁。诊断：头晕（脑供血不足）。

9 月 7 日：（瘀血体质）头晕多年，久治不愈，颜面暗，色素沉着，月经愆期，经血色暗有瘀块，常感两胁疼痛。曾查颅脑 MRI 无异常。

柴胡 15g，白芍 15g，赤芍 15g，枳壳 15g，当归 10g，川芎 10g，桃仁 10g，红花 10g，生大黄 5g，黄芩 10g，甘草 6g，大枣 15 枚。5 剂

9 月 19 日：来院给爱人买药时，说用 5 剂药后，头晕好了，但上午大便 2 次，有些稀。

案 2：龙某，女，21 岁。诊断：胸痛（胸膜炎）。

9 月 10 日：（瘀血体质）两胁下胸痛，咳嗽呼吸牵引疼痛剧烈而不敢咳嗽，不能侧卧。眼睑、面部色素沉着，月经色暗，有瘀块。唇红，舌红。

①0.9% 氯化钠注射液 250ml + 头孢曲松钠 3mg + 地塞米松 10mg ×
3 天。

②柴胡 15g，黄芩 10g，制大黄 5g，姜半夏 15g，白芍 15g，赤芍 15g，枳壳 15g，当归 10 g，川芎 10g，桃仁 10g，甘草 10g，大枣 15 枚，干姜 3g。7 剂

9 月 15 日：输液治疗前两日胸痛好转，但第三日又感胸痛剧烈。继续服用中药，7 剂中药服完，已能侧卧，咳嗽呼吸仍有牵引痛，但疼痛程度已明显减轻，大便色黑质软臭秽，无头晕心慌冷汗出，唇红，舌红。守前方 7 剂。

9 月 22 日：已无疼痛，面部气色好，唯感乏力。

案 3：刘某，女，44 岁。诊断：下肢静脉血栓形成；类风湿性关节炎？

9 月 30 日：（瘀血体质）精神萎靡，面色暗黄，眼睑、颜面色素沉着（两目黯黑），性格急躁，脾气大，发脾气后常身体疲软头晕，汗少，双下肢膝盖、小腿酸胀，走动较长时间后加重，手指有晨僵肿胀。无胸闷心慌，无双下肢水肿。月经多推迟，多瘀块，这个月有痛经。

柴胡 15g，白芍 18g，赤芍 30g，枳壳 15g，桃仁 10g，红花 10g，川芎 10g，怀牛膝 30g，当归 15g，石斛 10g，麻黄 5g，甘草 10g，7 剂。

10 月 7 日：患者双下肢酸麻胀痛、晨僵较前明显减轻。双侧膝盖部位

已经没有异常感觉，仅仅左侧小腿下段有麻木不适感，走较长路程才感觉小腿麻胀。手足心发热，多汗。服药后汗不多，天气凉快时无汗。颜面色素沉着，唇紫，舌紫润。

柴胡 15g，白芍 15g，赤芍 30g，枳壳 15g，桃仁 10g，红花 10g，当归 15g，川芎 10g，石斛 10g，怀牛膝 30g，甘草 10g，大枣 15g，7 剂。

10 月 15 日：患者诉双下肢酸麻胀痛较前已经好很多了，基本没有不适感觉。手足心不发热，仍手汗多。颜面色素沉着，唇紫，舌紫润。

柴胡 15g，白芍 15g，赤芍 30g，枳壳 15g，桃仁 10g，红花 10g，当归 15g，川芎 10g，石斛 15g，怀牛膝 30g，甘草 10g，大枣 30 枚，7 剂。

案 4：叶某，男，26 岁。诊断：膈肌痉挛，血管神经性头痛。

10 月 22 日：右额头痛，右胁痛，打嗝，大便偏干。有"小三阳"病史。

大柴胡汤合八味逐瘀汤。一月后复诊，服用上次中药后打嗝消除。

黄煌 2008－12－12 07：32

佳案！八味逐瘀汤的体质特征及主治疾病谱请概括一下！谢谢！

芭窗夜雨 2008－12－14 23：43

1. 方证

由柴胡证、芍药证、瘀血证三部分有机组成。

（1）柴胡体质证：胸胁或胸骨段疼痛（自觉痛、压痛、触痛、叩痛、牵扯痛、走动时疼痛等），闷胀。

（2）芍药体质证：容易紧张、性子急、给人压迫感、面部肌肉偏紧、腹肌偏紧、小腿易抽筋、四肢肢端冰凉。

（3）瘀血体质证：面部皮肤发暗，或干枯蜡黄，或眼睑色素沉着、两目暗黑，或肌肤甲错，或痛处固定。

2. 疾病

笔者临床应用该方，曾用于瘀血之头痛、胸痛、腹痛、肢体痛、痛经、手足发热等，具体疾病如血管神经性头痛、胸膜炎、下肢静脉血栓形成、不安腿综合征、月经不调、痛经等，其他如失眠、呃逆。

常与大柴胡汤、当归芍药散、四味健步汤、栀子厚朴汤、半夏厚朴汤等合用。

在《药证与经方》中列举了更多该方的疾病谱。笔者曾见过两个版本的《血府逐瘀汤》专著，其中列举的疾病谱可谓遍及临床各科，足见瘀血致病之多样，该方应用范围之广泛。

3. 人

笔者辨析人，多观察患者有无芍药体质倾向。

关于芍药体质，笔者想谈一谈对芍药体质面色的认识，未必正确：

（1）黄色——黄脸婆（瘀血质）

逍遥丸、八味逐瘀汤——这种人一脸苦楚。

（2）白色——苍白贫血貌（血水质）

当归芍药散——这种人给人一种虚弱的印象。

（3）红色——充血貌（伏火质）

八味除烦汤——这种人会拉着你说个没完。

4. 应用点滴

（1）关于舌象的问题：笔者在应用过程中，观察到典型的舌质黯紫的情况不多，临床见以上方证、体质及疾病谱，即便舌象不见黯紫，一样可用该方。笔者感觉到舌象对该方剂没有太大特异性，但不会出现淡嫩胖大或黄腻干老或红赤的舌象，或者需要合方。

（2）关于脉诊：传统理论认为瘀血多见涩脉，笔者在应用该方剂时一般不诊脉，关键不在脉象符合与否，而是看"方－病－人"这方证三角是否吻合。

相反，腹诊倒是该方剂应用中不可缺少的关键环节，尤其是对胸胁部、腹部的查体，左、右下腹部有无压痛也是方证鉴别的关键所在。

最后要说明的是，笔者应用八味逐瘀汤的时间并不长，以上所述，只是比较典型的表现，尚不能完全概括八味逐瘀汤的临床应用指征。

八味除烦汤立愈吞咽困难

王晓军

2008 - 12 - 31   15：10

　　一位西医朋友，于某日进服牛肉汤后忽觉咽喉及食道有噎塞感，进食困难而且疼痛，自服西药抗生素二日未见起色而且更形其重，心中大惊，急致电话咨询于余。余知其素为阳热体质，想牛肉汤亦为助阳之物，遂告以八味除烦汤原方。因半夏厚朴汤能够降低咽喉及食道的敏感度而可消除其不适感，而方中的栀、芩、连翘又可以消除其局部之充血，如此选方既是对体质用药又是对病、证和对病机用药！果然药尽二剂，其诸般的不适感已愈十之七八强！余遂嘱其继进以为巩固之资，彼在电话中笑曰："你药太苦，我实不愿再服矣，不知再进一剂可乎？"

黄煌　2008 - 12 - 31　15：33

　　好案！此方对干咳、呛咳、声嘶、喑哑、咽痛等均有效果。

魏小川　2009 - 01 - 01　13：57

　　不错的思路，八味除烦在临床中对于性格急躁，患有咽喉部不适或者反流性食管炎的患者也多有效。

r109　2009 - 01 - 01　21：15

　　我现在也经常用八味除烦和八味解郁汤，效果真的好。

方药吟味

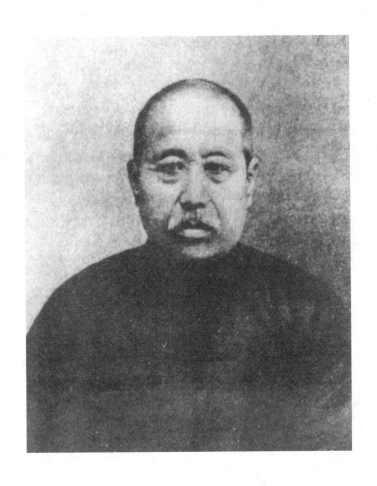

　　盖汉、唐以前，名医用药皆谨遵《神农本草经》，所以可为经方，用其方者鲜有流弊。迨至宋、元以还，诸家恒师心自智，其用药或至显背《神农本草经》。是以医如丹溪，犹粗忽如此，竟用黄芩为保胎之药，倬用其方者不唯无益，而反有所损，此所以为近代之名医也。

————张锡纯

四逆散奇效亲验例

尹易林

2008 – 01 – 20　20：22

　　在下以医为业，年近天命，素体脾虚肝郁，日常荤腥塞肠，偏嗜杯中之物。一贯脾阳虚弱，四末清冷。近患脐周隐痛，便次偏多，质软成形，四末厥冷，洒淅畏寒，舌淡苔白，脉来沉弱。因贪图省事，遍服各种西药乏效。遂以四逆散作汤，加当归、桂枝、神曲。一剂痛瘥，覆杯爽然。益叹经方神效，洵不我欺。敢抛一砖，以希同道见教云。

中医老薛　2008 – 02 – 09　21：10

　　2005 年冬，患者蔡某，女，47 岁，诉怕冷，冷到开一夜的电热毯，天明脚还是凉的，舌淡苔薄白，脉细弱。看似阳虚无疑，然前医温阳无效。昨日下雪一场，近日雪停正寒，然患者并未穿得里三层，外三层。阳虚乎？阳郁乎？试开四逆散三剂与之投石问路。

　　三日后复诊，云怕冷减轻，效不更方，继服三剂。一月后再来云，自己在外边药店原方抓了一月剂量，现在已不觉冷了。但今天觉眼热，来诊，开小柴胡汤三剂与之。电话云，药后眼热愈。2007 年 5 月因失眠而来诊，云自那以后没觉得像往年那么冷了。

道医学子　2008 – 10 – 24　16：21

　　鄙人 2007 年底自觉畏寒，手脚偏冷，饭后腹胀痛，大便溏黏，数日一次。自开四逆散加炮附子：柴胡 20g，白芍 20g，炙枳实 20g，炙甘草 20g，炮附子 8g，研末，每日早、中、晚饭前各服 3g。

　　服药一日后，腹胀即缓解，三日后大便渐成形，畏寒感觉消失。一周后手脚温热，大便通畅，日一次，且成型。

中医老薛　2008 – 03 – 14　20：13

　　我老师当年使用四逆散的频率非常高，效果也出奇得好，惜他老人家早已驾鹤西游了。1998 年，我跟董老师实习，第一个病例，印象非常深刻。患者为一中年妇女，患胃痛，董老师诊毕，书写病例：

　　经曰：木郁之发，民病胃脘当心而痛，此之谓也。四逆散主之。与四逆散加味。

　　三剂愈。

王晓军　2008 – 04 – 10　20：58

　　我用本方治疗神经性尿频，患者均为女性，每于情绪不佳或生气时候发生尿次频繁，无痛感，多伴见有手或足自觉有冷感，亦有兼见胁肋不适等症状者，我皆以四逆散为主方随证加减，见效都在三四剂之间，时有复发，再用该方仍然有效！

黄煌　2008 – 04 – 10　21：32

　　我用四逆散治疗尿频，是跟范中林先生学来的。此方确实很灵！有的患者尿频腹痛，欲尿而不能，有的必打开水龙头听流水声方能尿出。

安吉　2008 – 04 – 15　10：29

　　四逆散乃平调肝脾，畅达气机之良方，讲得真好！再参看黄老师对四逆散的辨证，应用上就不迷惑了。

shaosc　2008 – 05 – 07　22：28

　　我运用四逆散加芡实、椿根白皮治疗宫颈糜烂，伴有白带过多，下腹压痛，西医治疗大半年效果不明显，且反复发作，服完后诸症好转。

yjg　2008 – 07 – 12　19：18

　　我师庄老主任治一例小儿顽固性腹痛，西医查不出原因，他医历经半年治疗不效，经他用四逆散加味六帖即愈，至今已8年未见有腹痛之说。

海阔天空　2008 – 07 – 13　15：35

　　有报道，四逆散可以用于冠心病支架置入术后的患者，以防治冠心病术后的一些临床问题。只是该报道并没有采用药证的概念。

jszyxby　2008 – 11 – 30　21：36

　　用四逆散合五苓散治疗尿道综合征效著，有时亦可加怀山药、山萸肉。

附子中毒一例

hlgd1

2008 – 04 – 29　12：32

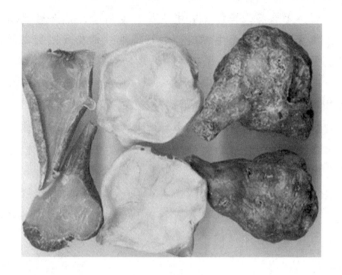

　　近治一例上呼吸道感染，用附子中毒，损失 6 千多元，用大量附子的同道一定要慎重！

　　病人陈某，女，29 岁，因反复咽痒，声嘶，而输液、肌注抗生素却无明显效果，本人劝说其服用中药。症见：乏力，咽痒，体形矮胖，语声嘶哑，扁桃体大，充血不明显，舌胖，苔白滑。处方：白附片 30g，麻黄 20g，细辛 15g，半夏 20g，桔梗 15g，甘草 15g。嘱患者先煎附子半小时，余药浸泡 20 分钟，后与附子同煎 15 分钟，煎两次所得药液混合分六次，服两天。叮嘱如果药液麻口，需停服。患者自行煎药（不知时间是否熬够）后，一次性服下大半杯，觉得稍麻口，之后再服下大半杯，稍后即感觉头晕，站立不稳，肢体僵直，其后由人背入诊所，测血压 70/40mmHg，张口呼吸，自诉气不够用，全身发麻，上肢强直，嘴唇青紫，即刻肌注半支肾上腺素，吸氧，血压无回升，再给半支肾上腺素，后呼吸平缓，上肢强直减轻，但心律不齐，即呼 120 送医学院急救，数天后心律恢复正常，医学院诊断：①中草药中毒；②化脓性扁桃体炎。住院费四千多。护理费、误工费等千余。

王永峰 2008－04－29 20：13

　　未按医嘱办，医生无责任！医家应向病家了解情况，得有个交代嘛！

空穴来风 2008－04－29 23：32

　　附子先煎的时间太短了，要先煎两个小时的。黄师的经验：用麻黄附子细辛汤时配伍桂枝、甘草、生姜、大枣以减轻毒副作用。半夏亦有毒，不知用的可是姜制半夏？我觉得加味桂枝可能就没这么大副反应了，或者直接用半夏散及汤方。

hlgd1 2008－04－30 10：09

　　半夏用的是姜制半夏。

中医老薛 2008－04－30 13：20

　　白附片？是附子还是白附子？

hlgd1 2008－04－30 17：58

　　麻附细辛汤，当然是用附子啰。

李小荣 2008－04－30 18：05

　　白附是天南星科的，为禹白附，白附片是禹白附的通用名！附子是毛茛科的。处方白附片药房是发禹白附。二药均有毒性！

中医老薛 2008－04－30 19：09

　　白附子，天南星科独角莲的块茎，是法定的药名，习称禹白附。有些地区习惯用毛茛科植物黄花乌头的块根，又称关白附，作为白附子用。两者都有毒性，但关白附的毒性很大，不应与禹白附混用。我国2000年版药典所收载的白附子是禹白附。白附子的饮片是经过炮制的，如要用非炮制品则应注明生白附子。

　　附子（白附片），毛茛科植物乌头的子根，又称泥附子，有毒，需加工后以供药用，按炮制方法的不同可分为盐附子、黑顺片、白附片、淡附片和炮附片。经炮制的乌头母根，则称为川乌。乌头的子根是从母根生出的块根。现在最常用的是白附片和黑顺片，统称为熟附片。虽其加工方法不同，名称有别，但效用无甚差异。

二者名称相近，常易混淆，但它们的功效迥异，前者有燥湿化痰、祛风止痉和解毒散结的作用，临床上用于风痰壅盛、口眼歪斜及瘰疬痰核；后者有回阳救逆、补火助阳、逐风寒湿邪的功效，临床上用于亡阳证、阳虚证及痹痛。

中医老薛　2008－04－30　19：14

现在的附子你用再大的量，也不会麻嘴，炮制太过了，我用了几十公斤的制附子，亲尝，没有麻嘴的。

麻嘴的是细辛。15g 的细辛，煎煮 15 分钟，时间稍短则麻嘴也麻肺、麻心。

yjg　2008－04－30　20：35

1. 用方有误。

2. 既然用附子，处方名不能写白附子，否则容易造成用药混淆。

3. 煎煮时间过短，附子煎 15 分钟哪能够呢，就算一般的中药也是不够的。

赤脚医生　2008－04－30　22：47

细辛中毒！

martin88256　2008－05－02　00：05

同意，应该不是附子中毒，细辛应煎 30 分钟以上以确保安全。

李小荣　2008－05－02　15：32

从毒理学的理论角度看，是附子或细辛中毒看瞳孔：散大者为细辛中毒，缩小者为附子中毒。

songyonggang　2008－05－02　15：53

同意各位的说法，不是附子中毒，而是细辛中毒。按楼主的用法，附子 30g 不应该中毒。

观仲师用附子，多配伍生姜，而且生姜的量要大于附子，或配伍甘草，一般不会中毒。

笔者用细辛从未用如此大的量。个人怀疑是细辛中毒，其所含黄樟醚是有毒的成分，但容易挥发，久煎可以解毒。

hlgd1 2008 – 05 – 02 21：15

笔者治哮喘习用小青龙汤，细辛一般在 15g 以上，且不用先煎，应该用过不下数十人，却从未出现此种中毒现象。李小荣先生从看瞳孔的办法区别细辛与附子中毒，应该有参考价值，可惜当时不知道这一点。

尹易林 2008 – 05 – 07 23：56

毒药的使用，首剂宜轻，不知渐加，因个体耐受力差别极大。尤其是现在的医疗环境，稍有不慎，便有麻烦上身，当慎之又慎啊！

繁华落尽 2008 – 06 – 07 00：05

我亲身用过多次附子，从不先煎，没出过问题。本案可能真是细辛的问题，这药才要慎重。病人说气不够用，细辛拔肾根啊，她可能是肾气大衰之人吧。

谌卫军 2008 – 06 – 13 09：15

支持此观点，我也曾见过用麻附细辛汤各 15g 出现上症的病人，是心脏的症状为主，应该是细辛中毒的表现！细辛一定煎的时间要长！

肖鹏 2008 – 06 – 14 19：59

无语！其他的不说了。桔梗 15g，你自己尝尝看，会把你喉咙怎样？在下以前自己尝了一下，不到 10g，就已经喉咙冒烟了。不是什么重症抢救，不要孟浪用药。

肖鹏 2008 – 06 – 14 20：09

我在医院里跟的是许鹤龄老中医，他使用细辛治疗风湿性关节炎关节痛，每用辄 30g，我问为什么要用这么多啊？答："要这么多才有效，煎过之后有些麻嘴，不用怕。"

顾志君 2008 – 06 – 14 20：25

楼主麻烦了，第一用虎狼之量，第二用药典配伍禁忌，各位业医者当引以为教训。

中医老薛 2008 – 06 – 14 21：10

有配伍禁忌吗？是半夏、白附片吗？

顾志君　2008 – 06 – 14　21：20

半夏、附子，如果我记得没错。

这种事不出事什么都好说，出了事就会找上来，也是无奈，大家吸取教训吧，开方子量最好不要太大，特别是有毒之药。

中医老薛　2008 – 06 – 14　21：23

半夏附子，株连九族啊！

顾志君　2008 – 06 – 14　21：26

是啊，生存大不易，药量控制一下吃那个方子也许就没事。

李小荣　2008 – 06 – 15　09：48

老薛的意思是半夏反乌头，不反附子是吧？

10年前我治疗一个尿毒症的患友，早上开方到中午发觉开了法半夏和炮附片，追到患友家中时已服药，细致观察平安无事。查找资料看到很多医案都这样用了，后来我经常合用半夏、炮附片。

黄煌　2008 – 06 – 15　10：39

《金匮要略》附子粳米汤就是附子半夏同用。

中医老薛　2008 – 06 – 15　12：41

此例我认为主要是辨证错了，此人咽喉的火，是否是浮游之火？

田野春色　2008 – 07 – 01　15：10

本人曾经亲尝附子，是黑附片30g，煎30分钟一次服完，神清气爽。

神农派　2008 – 07 – 01　16：01

关键是不对症，这才是最重要的！如果对症，根本不可能出事。因为只要是对症的话，草药的毒性（即是偏性）正是治病的仙丹，何来出事？不对症的话，就算是仙丹吃下去也要出问题的。

医学生　2008 – 07 – 01　19：24

本人不太同意在没有确切指征的时候，使用大剂量药物。还是应该遵循一般规律，一旦有意外，你倒举证也能说清。各位同道，在救治病人的同时，也应该保护自己。药物的剂量是一个探索的过程，需要反复的实践。

yiye 2008 - 07 - 05 17：17

楼主把自己失手病例拿出来供大家一起研讨，比有些成功病历还更有意义。这种精神值得学习。我自己用制附子5g不先煎就有中毒迹象了，细辛用10g除嘴麻外无其他反应。

药毒泛谈

尹易林

2008 - 05 - 06   00 : 55

古人说："生也有涯，知也无涯"。相对于人类面对的无穷无尽的物质世界来说，人类对于外部世界的认知永远都是有限的。所以用"一分为二"的观点认识世界，无疑是人们获得正确知识的一个重要的方法。此外，任何极端的做法和观点都是注定要碰壁的。

人世间的事大部分情况下都是有一利就必有一弊的。当皇帝好吧，普天之下，唯我独尊，但历代的皇帝大部分都短寿，其原因何在？我想，除了其骄奢淫逸，穷极物欲，不知持满摄敛的诸多生活弊端外，就是他们的疾病得不到医生们的一心赴救。这又为什么？你想，给皇帝看病，稍有不慎，即招杀身之祸，哪个敢放开手脚给他看？轻浅之疾，尤可不药而愈，一遇危难大病，御医们还用那些四平八稳的招法糊弄，不死何待。所以说黎庶能受大黄、附子之益，而权贵们却多受人参、鹿茸之害。我的故乡有一备受哮喘之苦的患者，百般无奈之下，欲服砒霜自尽，不意大吐顽痰，宿疾霍然而愈。盖因砒霜性热劫痰，又适当其症其量，宜乎其愈。我这样说，并非是要大家都用砒霜去治哮喘，不过是想说明只要对证，砒霜也是救命仙丹。近来有研究用白砒治白血病的，且已获得专利。有毒的中药不是规定禁用吗，这又怎么说？

俗话说"是药三分毒"，但"无毒不治病"，物当其用，则受其益，物失其用，多则成灾。抱薪救火，落井下石，人神共愤。吃饭人人所需，饥饱失宜一样闹病，何况药物？

人之所以能成为一个智慧生命，就是因为他能权衡利弊。"两害相权取其轻，两利相权取其大。"近来有关中药毒副作用的非议大有草木皆兵之势。鱼腥草是近来研发出的一个优良的中药制剂，其疗效也有目共睹，我用了近十年也没出过什么不良反应，查问过周围的同行也都没出过什么问题。后来传言不知什么地方用出了问题，就突然被禁用了。说实在的，我私下很为鱼腥草抱不平。查查西药药典，造成过敏、肝肾毒性、胃肠道反应、抗药性、医源性疾病的品种有多少？为什么不禁用？为什么偏偏和中药过不去？

暗夜花开 2008 - 05 - 06 01：59

砒霜治喘，始于宋代，宋以后方书，皆有以砒霜为主药之方剂，其中豆豉、明矾、绿豆、猪肉、鲫鱼、山栀、雌雄黄、皂角、黑丑、鸡内金、附子、南星、半夏、红枣等均为辅助药或赋形药。

很久以前看过相关报道，用《普济方》中紫金丹（砒石 5g，明矾10g，豆豉 100g，糊丸如绿豆大小，每服七八丸，一天两次，一星期为度）治疗寒哮的临床观察，入选病例病程在 1～30 年，有效率 70% 左右。服紫金丹而哮喘停止时间多为当天，亦有 1～2 日或 3～5 日逐渐缓解者，亦有15 日才缓解者。

有病则病当之。必方与证相应者，乃可服之……

黄煌 2008 - 05 - 06 06：47

尹易林先生提出的问题值得重视！有毒药物的使用是提高中医临床疗效的重要途径之一。大凡名中医，均能用好毒药，也就是说，名中医是在安全有效地使用有毒药物上具有独特经验的医生。张仲景就是使用麻黄、附子、乌头、甘遂的高手。如果只能用点菊花、枸杞、太子参、麦芽、山楂、鸡内金，如何去应对临床大病重症？

keke 2008 - 05 - 06 09：13

我不懂医学。所以觉得应该有一个有毒中药的用量标准，超过标准绝对违法，这样用起来是不是好控制一点？

尹易林 2008 - 05 - 06 23：47

Quote：引用第 1 楼暗夜花开于 2008 - 05 - 06 01：59 发表的：
砒霜治喘，始于宋代……

暗夜花开先生可为是博学之士，佩服！说穿了，无论中医还是西医，治病法门无非是以偏救偏，药过病所则伤生气，药不及病徒然多事。

尹易林 2008 - 05 - 07 00：05

Quote：引用第 2 楼黄煌于 2008 - 05 - 06 06：47 发表的：
尹易林先生提出的问题值得重视！有毒药物的使用是……

多蒙先生青眼！您的医著我没少看，论坛网址我也是通过读《黄煌经方沙龙》获知的，也就来这儿班门弄斧，给您添乱了。您的著作中我最佩服的是《张仲景50味药证》，薄薄一本书，颇费考证之功，实乃沥尽心血之作，说它是打开《伤寒论》大门的钥匙也不为过。《伤寒论》中方药最管用也最难用，盖其方中多峻烈之品，方证相应则奏功如响，稍有龃龉，则危殆立至。故兵家有言，将兵易而将将难也。此之谓乎？

黄煌 2008－05－07 06：50

谢谢尹医生的鼓励！《张仲景50味药证》又作了修改和补充，今年将由人民卫生出版社出版第三版。这本书需要不断地修改，欢迎大家多多提出宝贵意见！

songyonggang 2008－05－07 08：34

科学与谬误只有一步之遥，有毒与无毒只是相对而言。无毒故无偏性，谈何以偏纠偏？

经方中 2008－05－07 21：07

姜春华先生善用紫金丸治疗寒性哮喘，中医外科也有用砒霜的，如枯痔散、三品一条枪等。

值得一提的是，我知道的一个患者竟与尹老医生所说的如同一人。"我的故乡有一备受哮喘之苦的患者，百般无奈之下，欲服砒霜自尽，不意大吐顽痰，宿疾霍然而愈。"此人80余岁病故，到死哮喘再未犯过。

药证新探——桂枝

蓝莲花

2008－08－21　21：27

桂枝是临床中医极为常用的药物。邹澍在《本经疏证》中说桂枝："能利关节，温经通脉……其用之道有六：曰和营，曰通阳，曰利水，曰下气，曰行瘀，曰补中。"其应用范围如此广泛，结合现代医学来看，主要是与以下两个方面有关。

一是参与了神经系统的调节。就"气上冲"和"奔豚"来看，类似于腹腔的内脏神经丛机能亢进，导致肠道异常蠕动。桂枝治"悸"，可能是直接作用于心脏，更可能是通过作用于支配心脏的神经来实现的。而对于心下悸或脐下悸等大动脉的异常搏动，桂枝的作用途径可能就不仅仅是作用于心脏了，很可能是镇静相关神经。所谓"下气"，是针对"上气"而言的。桂枝"下气"可能是桂枝抑制内脏神经，使得胃肠逆蠕动得以恢复正常状态。倒不完全是桂枝促进肠道气体向下排泄。

二是参与改善血液循环。温经汤、桃核承气汤、桂枝茯苓丸、鳖甲煎丸等方，主治都与血液循环障碍有关，而当归四逆汤更是末梢循环不良，这些方都离不开桂枝。章次公说："其实桂枝辛温，能使血液流行亢进……"可知，桂枝有"鼓舞"血行作用。桂枝的"温经通脉"则明显是指向改善循环状态。桂枝"通阳"，或谓通心阳，同样是离不开改善血液循环。如果把阳气或心阳理解为心脏的机能，那么，这种机能最终还是通过血液循环得以体现。桂枝"行瘀"，那么，"瘀"又是什么？血液循环不流利不通畅，不正是血瘀形成的前提吗？桂枝与活血药合用更是科学之配伍。桂枝促进血液循环，活血药则改善血液高凝状态。一个作用于循环速度，一个作用于血液有形成分，真是相得益彰。至于"和营"，更是与循环有关。营气本身就是组成血液的成分之一，"和营"，大概与调节血容量有关。血不利则为水，"利水"是血液循环正常后的结果，是心脏机能增强，肾脏循环血量增加的结果。"补中"则是消化道血液循环改善的结果。当然，桂枝可能促进消化道腺体分泌，由此增强消化功能，这方面的作用也不容忽视。就"利关节"而言，促进病变关节局部血液循环，带走炎性代谢产物，从而减轻这些酸性物质对局部神经末梢的刺激，达到缓解关节疼痛的目的，这也是为什么在风湿病中张仲景屡用桂枝配伍白术、附子等止痛的原因之一。

人体中，神经系统和循环系统在全身的分布最为广泛。桂枝应用广泛，想必主要与干预这两个系统有关吧。桂枝调节神经多配伍茯苓、甘草，即苓桂剂；当然，也常常配伍龙骨、牡蛎。改善血液循环多配伍生姜和芍药；配伍麻黄促进血液趋表，因为配伍的不同而展现功效的不同侧面。但有时这两个方面又是共同展现的，是综合的，很难分别到底是发挥哪一个方面的作用。至于邹澍所说的六个方面，大体上可以归纳为改善神经系统和循环系统。有的是桂枝的真正作用，有的则是循环改善后的结果而已。

药证新探——附子

蓝莲花

2008－08－22　16：56

附子是回阳救逆的要药。结合现代医学来看，所谓的亡阳证类似于今天的心功能衰竭。脉搏的状态受心脏功能之强弱、血容量之多少、血管之缩舒以及神经调节机能等综合因素影响。循环衰竭包括动力性和容量性两个方面。"脉沉微"首先考虑为心脏收缩功能衰弱，不能泵出足够的血液；"四逆"则是末梢循环衰竭的表现；"但欲寐"是脑供血不足而致缺血缺氧。附子回阳救逆实质是它的强心作用。后世用附子强心，已经突破张仲景的经验。在急性热病的极期，虽然有明显的阳热证，但只要出现心衰即大胆使用附子。但配伍上则多与石膏、羚羊角等合用。这些经验值得重视。

张仲景用附子有生附子和炮附子两种，用来回阳的四逆汤用的是生附子。其中有个问题值得探讨，即四逆汤以水三升煮取一升二合，显然没有经过长时间煎煮，张仲景难道就不怕乌头碱中毒吗？对此，笔者拟对以下两种观点进行深入探讨。

一是有人认为附子已经去皮，所含的乌头碱减少而不容易中毒，因而去皮之后就没有必要久煎？卢祥之先生在《名方广用》中说，日本汉医学家矢数道明经研究发现附子含有 6 种乌头碱，其中 1~4 种是有毒成分，后二种是有效成分。前四种可在高温下破坏，后二种高温下不被破坏。基于这种认识，假设附子皮中所含的乌头碱就是有毒成分而有效成分则不在皮中，那么去皮后毒性减少的观点可以理解，而且也不必要长时间煎煮。只是笔者至今没有看到相关资料，这个观点还有待于证实。但是，张仲景用炮附子也是要去皮的，煎煮的时间却相对要长于四逆汤。说明附子去皮和煎煮时间之间没有必然关系。

二是认为生附子和干姜甘草同时煎煮时，毒性可减小。记得曾经看过资料，有人分别把三药单煎合用、干姜附子合煎与甘草煎液合用以及三者合煎喂小白鼠，发现后者死亡率最低。由此说明三者合煎的四逆汤毒性很低。笔者不以为然。先不必说种属的差异在小白鼠身上做的实验是否对人体有多大参考价值。单就从实验选定的对象来看，都是具备四逆汤证的小白鼠吗？如果是处于四逆汤证状态下的小白鼠，对四逆汤是有一定亲和力的，中毒的可能性要远远小于健康的小白鼠。因此，这个实验只能说明四逆汤毒性小于分煎后合用的药液，不能说明其他什么问题。离开具体方证来探讨方药，犹如离开锁来研究钥匙，一旦方证分离，其得出的结论自然值得怀疑。也许有人会强调甘草与附子合煎会起到减毒作用，这固然不能忽视。但干姜附子汤没有用甘草，同样用三升水煎煮至一升顿服。四逆汤却煎煮一升二合分两次服用。相比之下，干姜附子汤更应该出现中毒了？笔者认为，附子是否中毒，与配不配甘草没有关系！

　　既然以上两种观点不能给人满意的解释，笔者不妨谈谈个人的认识。一是四逆汤虽然用的是生附子，但剂量并非很大，只是常规用1枚。据相关考证，1枚附子大约25g，大者约30g。方后说"强人可大附子1枚"，说明通常用一般个头的附子，即25g左右。而且张仲景用附子回阳，把握中病即止的用药原则，不是长期使用，避免了积蓄中毒的弊端。二是虽然煎煮时间短，不利于破坏乌头碱中有毒成分。但反过来看，短时间内乌头碱的煎出率也同样不如久煎的高。一般而言，药物有效成分的煎出率和煎煮时间成正比。像四逆汤这样短的煎煮时间，干姜附子饮片最里面的部分能被彻底煎煮透吗？值得临床观察。三是对于药物毒性，前人说"有病者病当之，无病者人当之"。结合使用四逆汤的病人来看，四逆汤多用于下利所致的亡阳证。那么，当剧烈腹泻时，可造成大量碱性肠液丢失。人体酸碱平衡被打破，从而出现代谢性酸中毒，人体内环境处于酸性状态。在酸性内环境下，进入血液的乌头碱会有什么不同于健康人的变化呢？另外，使用四逆汤的病人常有心衰出现。笔者以为，心衰时的心脏对乌头碱敏感性和正常心脏应当有所不同。或许没有正常心脏反应敏感。所以，即使因快速煎煮某些乌头碱没来得及被破坏，也不会马上造成中毒。再者，急性心衰时因缺氧造成酸性代谢产物增多，机体同样处于酸性状态。除了强心所需的剂量以外，多余的乌头碱有可能会被酸性环境所破坏，从而不容易造成中毒。当然，这仅仅是一种推测，还有待于试验来证实。

　　以上的探讨仅仅说明四逆汤用生附子不容易中毒。但相比之下，炮附子不是更安全吗？这个问题不妨从两个方面来看。一是从药物方面来看。药物的使命决定它必须是安全的和有效的，二者缺一不可。炮附子虽然安全，但疗效能比生附子可靠吗？毋庸置疑，生附子和炮附子所含的成分肯定有区别！对于炮附子来说，有可能回阳所需要的乌头碱恰恰被炮制所破坏。换言之，炮附子若用来回阳其疗效是要打折扣的！想必当年张仲景很有可能做过临床比较才选择生附子。二是从病人角度来看。四逆汤证的病人多有生命危险，需要抓紧用药，在煎煮时间上不能拖延。临时现去炮制附子势必耽搁抢救时间，所以张仲景选择直接用生附子煎煮。读到这里，肯定有人会问，为什么张仲景不事先把附子炮制以备用呢？难道那时医生没有居安思危的意识？从《伤寒论》方剂药物下面所标记的用法来看，笔者认为，张仲景时代用药应该是现用现炮制的，没有事先炮制好的药物！饮片也是粗糙的，煎药时再细加工。诸如桂枝要去皮；半夏要洗；石膏如鸡子大，要现打碎；滑石也要打碎；牡蛎要现熬；枳实、栀子、桃仁、杏仁及瓜蒌实多以枚或个作用药单位；厚朴有的以尺为用药单位。这些充分说明当时的饮片不像今天这么精细。如果事先都加工炮制很好，还有必要如此繁琐地反复说明吗？张仲景时代之所以不事先炮制，推测是为了便于保存药材。一旦炮制，长时间保存会使其有效成分大大丢失。如此看来，附子应该是以生附子的形式来保存的。使用时临时破八片，临时炮制，临时去皮。病情太急来不及炮制时，直接用生品也是可以理解的。总之，张仲景回阳用生附子速煎的经验值得探讨。

李小荣 2008 – 09 – 07 12：04

请问楼主你见过生附子吗？临时怎么来"破"成"八片"？像比较大的泽泻，在仲景时代是怎么临时来加工呢？

蓝莲花 2008 – 09 – 08 21：53

答李小荣先生：您是一个很善于思考的中医人！

1. 我没有使用生附子的经验，也没有见过生附子。

2. 文中谈到的临时破八片只是个人的一种推测，是理论上的探讨，不是定论。欢迎李先生详细谈谈您的看法。

3. 至于泽泻等比较大的药材，可能要经过一些粗加工的。

"笔者认为，张仲景时代用药应该是现用现炮制的，没有事先炮制好的药物！饮片也是粗糙的，煎药时再细加工。"炮制和粗加工应该是两个不同的概念。我不否认在药物保存的环节出现粗加工的形式。泽泻可能要先粗加工以便于干燥，在煎煮时还要进一步细化。至于张仲景时代又是如何来将附子破成八片？方法一定有的，只是我没有见到有关考证资料。如果李先生对此感兴趣，不妨做深入研究，也好为我的假说找到依据。

最后谢谢您的垂询！祝中秋节快乐！

蓝莲花 2008 – 09 – 08 22：16

再次感谢李先生的提问，让我有动力去翻书。刚刚查阅《备急千金要方卷第一·序例》有这一段话，仅供李先生参考。

"凡汤、丸、散用天雄、附子、乌头、乌喙、侧子，皆㷉灰炮令微拆，削去黑皮乃称之……"

　　这是唐代记载的附子炮制方法，说明附子是先炮，再破成片的，不是先破成片再炮的。至于汉代是不是也这样，不知道。有资料的朋友欢迎一起交流，更欢迎炮制专业的同道来指点。

李小荣　2008 – 09 – 09　00：32

　　你的思路很好，但推测的成分个人感觉偏多！方便的话建议到药材市场买附子和泽泻的原料药来试试可能对你的思考有很大的帮助！"读万卷书，行万里路！"性格直率，还请见谅！

黄煌　2008 – 09 – 09　07：22

　　这样的探讨很深入，与实践结合很紧，值得提倡！当今中医太需要这种治学态度了！

药证新探——吴茱萸

2008 – 09 – 14　13：49

　　吴茱萸是治疗"内有久寒"的要药。当归四逆加吴茱萸生姜汤自不必多说了。就其他两张含吴茱萸的处方来看，温经汤治"妇人少腹寒，久不受胎"可见病程之久；九痛丸治"连年积冷"，"连年"二字非短期之言。由此可知，吴茱萸治疗的疾病多是痼疾，病程相对长且一般药物治疗不满意。"内有久寒"，在病情上除了以疼痛为主要表现外，局部温度降低而表现为寒冷感也是不可忽视的。这种寒冷感既可以是病人主观感觉，也可以被医者客观探及。疼痛和寒冷的症状提示局部发生血液循环障碍，即到达该处的循环血量不足。由此可以看出，吴茱萸具有增加病变组织血流量的特能。其作用强度应该比桂枝、生姜、细辛这些温药要大得多。否则，治疗"内有久寒"为什么不单用当归四逆汤却还要加吴茱萸、生姜？很明显，这些药物治疗的力度不够充足。吴茱萸增加病变组织血流量的特能又是全身性的，从吴茱萸汤条文来看，似乎以头部更为特长。

　　后世用吴茱萸汤治疗头痛的报道很多，其中大多为血管神经性头痛。有意思的是有人用吴茱萸汤治疗头痛时发现对原有的高血压也有治疗效果，因而就说吴茱萸有降压作用。但需要指出，吴茱萸并非通治所有高血压，不是万能降压药！诚然，吴茱萸汤可以治疗高血压病导致的头痛，但对于临床中医来说，不能满足于吴茱萸降压的认识层面。还应该深入到疾病的本质进行思考。吴茱萸汤证的病人为什么会出现血压升高呢？其中一定有导致血压升高的内部机制。著者以为，可能和头部或脑部血流量不足有关，是人体对头脑部供血不足所作出的反应。脑组织对缺血要比其他组织敏感。人体靠提高动脉血压来保证脑部血流供应，当头脑部缺血时，先是靠调节血管来改善。这个机制无效时，就要靠升高血压来代偿了。如果缺血状态长期得不到解决，高血压也自然不会恢复正常。可见，这种高血压只是症状性的，是继发性的而不是原发性的，是随着头脑部血液供需矛盾的解决而得以治愈。吴茱萸汤治疗的高血压是缺血性的，和泻心汤、黄连解毒汤治疗的充血性高血压截然相反。后者通常面色发红，脉象充实有力。吴茱萸汤证的高血压病人则是面色青白，脉象紧弦细，手足寒冷。吴茱萸汤为什么能改善头脑部血液循环？推测与解除小动脉痉挛有关。果真如此，那么，吴茱萸就是高效的血管解痉剂了。在解痉同时一定还有促进

主题之三 ⊙ 方药吟味

119

机体产热作用，类似于细辛作用。就细辛主治"陈寒"来看，两者作用也是非常相近的。但细辛散水饮作用是吴茱萸所不及的，这更是另一味解痉药白芍所不能比拟的。白芍解痉多用于汗多伤阴的情况，而吴茱萸解痉则多用于寒证。白芍所治疗的头痛似乎与头部肌肉急迫或三叉神经性有关，吴茱萸似乎侧重于血管性。这种解痉作用，也是干姜附子不能比拟的。干姜附子擅长回阳，侧重于救急，而吴茱萸所治疗的病症多为陈年痼疾。

城里娃脑　2008－09－18　09：37

　　药物是通过作用于植物神经还是直接作用于血管平滑肌相关受体而产生调节血管舒缩的功能的呢？还有验方中用吴茱萸研末醋调敷于双足涌泉穴用于治疗高血压所致的头痛头晕的机理又是什么？

王海峰　2008－09－18　22：07

　　不管是"久寒"还是"积冷"，从吴茱萸汤治疗的适应证看，《伤寒论》有：①食谷欲呕；②少阴病，吐利，手足逆冷，烦躁欲死；③干呕，吐涎沫，头痛；④呕而胸满。此四条，范围从下到上围绕脾胃肝胆。打击目标是一种可以称作"浊阴"，又寒又浊的病理性东西。同样都是热性药，但它跟附子、生姜、细辛这些可以暖身体是不一样的作用点，而主要是排浊阴。吃过了会很干燥，所以配了大枣、人参滋补脾阴。

　　吴茱萸是高效的血管解痉剂，这种血管痉挛是因为有这么一种很寒很阴的病理产物附着在血管上导致的。

经方　2008－11－05　13：30

　　关于吴茱萸一药，本人认为乃一味温胃之药，能使胃功能亢奋而促进血液循环，是治久年胃寒痛之主药，至于其他如干呕吐沫、头痛等等，皆为寒胃之兼证也。盖寒胃既久，胃收缩无力，水饮不化，故可见干呕吐沫，是以岳美中先生有谓吴萸为食管道吐沫之特效药一说。至于其头痛，盖胃有神经以通脑，其实即胃寒则血运不畅，血与津不足以濡养脑部神经所致，此与阳明经热极致头痛刚好相反，此观《经方实验录》即可知之也。至于《伤寒论》中提及之种种兼证，其实也是因为胃寒致血液循环不畅引发的症状。只要理解胃与血液循环之间的关系即可明了其主治与兼证。

zillion　2008 – 11 – 15　18：05

"浊阴"还是比较难理解。

吴茱萸具有解除小动脉痉挛，增加病变组织血流量，这与 α 受体拮抗剂类似，为血管扩张剂。之所以出现寒、冷的表现，是因为小动脉的痉挛，缺血、缺氧出现代谢性酸中毒，产生疼痛的症状。

从条文描述来看，吴茱萸主治病灶主要集中在胃肠道方面，对腹部血管痉挛产生的腹痛、功能障碍等，或局部炎症产生的血液循环障碍，不知是否可以通治呢？如腹型过敏性紫癜、肠系膜静脉血栓形成等等。呵呵，一点不成熟的想法。

江阴论剑：群英见智录（上）

自强不息

2008 – 11 – 14　11：39

时间：11 月 8 日晚

李艳（广东省中医院精神和睡眠障碍科　副教授）：

我经常用柴胡加龙骨牡蛎汤治疗睡眠合并情感障碍、小儿夜行症、夜惊症、多动症、亲子关系教育不良、睡觉磨牙等等疾病，还可以明显改善食欲；合用甘麦大枣汤治疗焦虑症，淮小麦可以用到 60g。睡眠障碍有时候是患者的主观感觉，这个可以通过睡眠监测来鉴别。如果晚上盗汗的可以用柴胡桂枝干姜汤。

在青春期、更年期发病的和经前经后有关的病症一般都采用温经汤，如果有入睡困难的合用潜阳丹。对于久病、常年失眠的通常在柴胡加龙骨牡蛎汤中加入桂枝茯苓丸，这些人往往舌有瘀斑，舌底静脉曲张。舌底静脉是个比较客观的指征。

那些典型的精神分裂症患者，表现为完全沉浸在自我世界中，常常觉得有人要暗害他，这些人通常白白胖胖，胆小易惊（自强不息注：也不一定，我也见到过柴胡体质的患者），用温胆汤的疗效比较好，如果消化不良的茯苓可以用到 60g。但是对于复发的患者，温胆汤效果较差。

曾经用大剂防己地黄汤治疗一例躁狂性精神病，"其人走如狂"。

发作性睡病、反复发作的嗜睡增多症，我们采用的是早晚不同的药：早上服用麻黄附子细辛汤提高兴奋状态，晚上用柴胡加龙骨牡蛎合潜阳丹帮助入睡。如果病人汗多、腹泻，可以加葛根 60～80g。

在汶川大地震中，我们救治了不少 PTSD（创伤后应激综合征）患者，这些病人的主诉通常都是失眠、惊恐、焦虑、食欲下降、便秘、流口水等等，我们采用早服温胆汤，晚服柴胡加龙骨牡蛎汤。

我们采用的煎煮法，是按仲景的方法煮药的，煎一次就够了，让病人小量频服或顿服。严重的精神疾病用柴胡加龙骨牡蛎汤时，柴胡 15g，法夏 20g，黄芩 15g，可以让病人一日吃 3 帖中药，保证药物浓度。对于很多患者，如果辨不清体质的可以采用此方来进行普调。"十一五"课题我们研究了"一月之内的短期失眠"，用此方均有效，大黄的作用不仅是泻下，还能推陈致新。《本经》里能"推陈致新"的一共是三个药：大黄、芒硝、柴胡。

这里有必要谈谈有些病人药后出现的不良反应，中医称之为"眩瞑"的。有一个病人闭经、失眠，身上有许多红斑，皮肤摸上去湿冷湿冷的，是很典型的当归四逆汤证，但是服用以后出现胃痛，我不敢马上说是中药的原因，就让她继续服用观察。病人说吃了还是胃痛，但是腹中能有暖感，药全部吃完后就没有再出现胃痛，其他症状也有了改善。顺便说一下调经的经验，一般都是经前4~5天服用当归四逆汤，经来时服用温经汤，可以加重麦冬、阿胶的量。第二个例子是一个怕风怕冷的病人，用了附子剂后口干，反而出现腹泻，但是腹部也能有暖感，后来腹泻慢慢消失。第三个是用补中益气汤后有的病人会出现咽痛、口干、痤疮，但是也需要守方。我想这是不是药物在体内帮助人体正气排邪的反应，这个时候需要医生有胆识守方。

另外，我感到棘手的病人是那些已经服用过很多西药后再来求诊的。我们门诊除非病人要求一定要用西药，一般都是用中药，用经方治疗的。

温兴韬（安徽郎溪县中医院副院长）：

胡希恕在讲《金匮要略·脏腑经络病篇第一》时曾说，这篇是后人所加，没有研究意义，因此是不予讲解的，为此还受到了教育部门的批评。但是这篇的确是有问题，且不说仲景文中从来没有这篇所讲的脏腑、五行，我在读书时也对此篇产生了怀疑。这里面最重要的一句话是"见肝之病，知肝传脾，当先实脾"，如果这是按照五行生克，五行又是可以相生的，那么应该可以类推咯？那么见肾之病，知肾传什么，当先实什么？见心之病，知心传什么，当先实什么？我问了很多老师，没有一个能给出满意的答案。那么既然不能类推，这条条文有什么意义呢？

所以我们不能按教科书来读经典。书上桂枝汤后面罗列了那么多条文，但是学完以后书是书，学生还是学生，完全不能用于临床。到了临床，还是气虚的用点党参、黄芪，失眠的用点夜交藤、合欢花，这种时方思维下，桂枝汤竟无用武之地。学经方要摆脱时方的思维。像我介绍的用小剂量麻黄汤治疗糖尿病，就是抓住了细微之处的方证，这虽然是个个案，但是仍然不能忽视。

我临床用小陷胸汤治疗全心衰，凡是见到右寸浮滑、心下有压痛的都用此方，中风失语的病人烦躁、右寸浮滑的，这就是"痰火"之象，也用小陷胸汤。这张方子用于治疗生活压力大者也有效。

黄煌：您认为小陷胸汤证的指征是烦，或者心下压痛、右寸浮滑。

温兴韬：对。另外要指出的是，有些中风病人不是失语，而是无力讲话，脉细，右寸中细而有浮滑的，可用小陷胸汤合用桂枝汤。

自强不息：古人说"寸浮头痛眩生风"，中风见到右寸脉浮，为何不是考虑外风侵袭所致？

温兴韬：古人确实是这么讲的，但是我个人认为，头痛的脉是浮滑紧，还带着紧。

吴宣祥（贵阳中医学院研究生）：

脑梗初期常见头昏，这个可以看做是"头痞"（众笑），脉浮滑者，用小陷胸汤确实有效，瓜蒌对血管病变有保护作用。另外，脑梗过程中容易出现的应激性溃疡，可以用泻心汤，此方可以降低血糖、降低颅内压。

另外，我想请教黄老师，半夏和桂枝配伍常可以用于咽喉不适、咳嗽、喉头水肿，那么半夏配麻黄临床中如何应用？

黄煌：半夏和麻黄的配伍，在小青龙汤中有应用，金匮中的半夏麻黄丸也有。我个人认为，当麻黄体质的人出现半夏证，可以合用，比如温胆汤；或者半夏体质的人出现咳嗽、气喘等麻黄证时可以合用麻黄。

陈刚华（江阴市中西医结合医院皮肤科中医师）：

我临床常用薏苡附子败酱散治疗妇科各种急慢性炎症、积液，三个药的量可以根据具体症状调整，薏苡仁最多用过 60g，附子 10～30g，败酱草60g。附子通经络的作用不可忽视，一般用黑附片。另外，可以加乳香、没药、藁本引药入肠，藁本常规用量 10g。男子的前列腺炎，我的经验使用真武汤加甲片、藁本。

潘钢（江阴市药检所主任中药师）：关于败酱草，还可以用于防止输卵管结扎术后的肠粘连。我曾经用新鲜的败酱草半斤打汁，加上黄芪 20g治疗一例先天性肠粘连的患儿，半年后康复如常人。败酱草有很多品种，以黄花败酱草最好。

自强不息：薏苡附子败酱散用来外洗治疗脚湿气效果好，可以收湿、止痒，但对已经增厚的角质效果不佳。胡老有治疗鹅掌风的经验。

陈刚华：柴胡桂枝汤可以用来治疗复发性的口腔溃疡，一般寒证加干姜 30g，半夏 20g，胡黄连 10g；热证加连翘 100g，黄柏 50g。

李小荣（江西宜黄县计生站医师）：胡黄连对湿热是味好药，但常会引起腹中绞痛，您遇到过吗？是怎么来驾驭这味药？

陈刚华：配用藁本。

李小荣：我常是配用甘草就可以避免腹痛的发生。

爱好经方（河北省河间市红牌楼街精诚门诊主治医师）：柴胡桂枝汤，补虚第一方。（众笑）

薛蓓云（江阴市人民医院主治医师）：

温胆汤加龙骨牡蛎我临床的体会是：一、对于小儿可以益智、增强体质；二、对于小儿感冒后遗留的抽动，可以加入全蝎、蜈蚣，患儿在服用此方后常会说视力也有改善，这就是经方对于全身的作用！三是用于心律失常，病人常会说"心悸，心这里有悬空感"，用黄连温胆汤加龙骨、牡蛎、丹参、赤芍后，病人会有胸口踏实的感觉。

黄老师的八味解郁汤，常用于消化系统疾病伴有精神症状的，对于苔腻的合用酸枣仁汤也可以，因为解郁汤中有半夏这些药。

徐书：

我讲三个经验：

1. 治疗盆腔炎，用薏苡附子败酱散有效。若舌有瘀斑的，合用当归芍药散；若舌无瘀斑的，合用当归贝母苦参丸，贝母用浙贝。

2. 慢性咽喉炎有寒象的可用四逆汤，这些病人喜欢喝热水，附子可从9g开始逐渐递增至15g，服用6~9剂。

3. 治疗冠心病心绞痛，可用瓜蒌薤白合上丹参饮，送服苏合香丸，有寒象者加附子、干姜，大便不干者瓜蒌用15g即可。

爱好经方：

我出生于一个中医世家，我看的第一本中医书，是爷爷送给我的《皇汉医学》。

我讲几个转败为胜的病例：

一例是一个胃脘胀满一年余的患者，心下痞满，舌苔黄腻，上呕中痞下利的症状全有，然而用半夏泻心汤无效，枳术汤无效，参考《名医类案》中用活血化瘀法亦无效，求助于黄老师，黄老师的回答只有五个字，令我大吃一惊：黄芪建中汤。这样厚的舌苔也能用温补的方子？我半信半疑地给患者开了此方，没想到3剂痞满即大有缓解，10剂后痊愈。我再次询问黄老师，黄老师说他的舌质是淡的，这就是一个虚弱体质，是"虚痞"，要用补法，而不要管舌苔，舌质比舌苔重要。

黄煌：胖人、老年人晚上睡觉张口呼吸的，常常使舌苔厚腻、口干，这是胃中浊气，不是病态，要看舌质。杂病中舌质比舌苔重要，因为舌苔常常受其他治疗的干扰。

爱好经方：第二例是一个30来岁的小伙子，腹泻日4~5次，腹不痛，苔白，腹部喜暖，用附子理中汤无效，膈下逐瘀亦无效，求助于黄老师，用五苓散，5剂后即缓解。为什么用五苓散？这是个体型肥胖的人，这就是体质辨证的奇妙之处！

再讲几个体质辨证的案例：

一是一例过敏性鼻炎患者，麻黄体质，清水涕，舌苔水滑，正是黄老师书中描述的"青龙水"，用小青龙汤加附子20g，5剂后症状大减，10剂后全消。

二是一位卖刀削面的老板娘，也是鼻炎，经常流鼻涕影响做生意，用小青龙汤15剂无效。再仔细观察患者烦躁不安，主诉很多，属于柴胡体质，用小柴胡汤加细辛10g后鼻涕明显减少。黄老师书上写到小柴胡汤也可以治疗过敏体质的鼻炎，是真知灼见。

　　三是一例病态窦房结综合征患者，心率每分钟只有40来次，时有晕厥，早搏频繁，乏力，前医用麻黄附子细辛汤无效。其人瘦弱，面白，舌淡苔白，大便次数多，天凉即泄，四肢厥冷，这个病人病在太阴和厥阴，用附子理中合当归四逆汤，附子从10g、30g、40g、50g逐渐增加，心率也随之开始上升，稳定在60次/分左右，附子维持在50g的量，2年来没有再发生过晕厥。

　　黄煌：要重视个案，中医的价值就在于个案，而不是大规模的样本。

　　李艳：西方心理学的研究中从来都没有大样本调查，全是个案，只要个案是真实、完整的。（全场大哗，继而鼓掌）

　　潘钢（江阴市药检所主任中药师）：

　　败酱草再补充一点，我们用蒸馏法提取挥发油，再掺入煎剂中，可以口服，也可以做成针剂，除了用于防止肠粘连，还可以治疗肠麻痹、高位肠梗阻。

　　肖鹏（江苏太仓市中医院住院医师）：

　　我们医院术后病人常规口服四磨汤防止肠粘连。

jszyxby　2008－11－14　12：15

　　自强不息总结得真不错，向你学习并致敬，让我们携手在经方的世界中翱翔！

爱好经方　2008－11－14　16：48

　　楼主真是有心人！深夜无眠，看到那日各位同道的发言，精彩生动的场面如在眼前，好激动，好难忘！谢谢自强不息！问好！

黄煌　2008－11－14　21：26

　　《江阴论剑：群英见智录》好题好文！自强不息应该是本次会议的最佳记者！大家投票吗？

zillion　2008－11－17　16：27

　　自强不息原原本本地再现了当时会议的现场，会场中参与者细微的表情都捕捉得非常到位，描述得惟妙惟肖，栩栩如生。非常地投入和专注，也非常专业！

佛手　2008 – 11 – 17　21：2

原汁原味，余音在耳！

江阴论剑：群英见智录（下）

自强不息

2008 - 11 - 14　12：19

时间：11 月 9 日上午

杨大华（连云港市东海县石榴医院主治医师）：

我想讨论的 8 个问题：

1. 经方的着眼点是什么？我认为是着眼于病理状态，包括病理解剖状态和病理生理状态。六经就是六大常见病理生理状态类型，包括失精家、亡血家、汗吐下后各种状态。

2. 病有表里轻重缓急，不一定要一张方子包治。

3. 《伤寒论》中有许多误治的记载，除却当时大部分医生水平的问题，我们还需要追问：为什么有这么多？误治提示了什么？我认为，是疾病过程中不可把握的变化。论中还有许多条文，一文出示两方，如"大青龙汤主之，小青龙汤亦主之"，"越婢加术汤主之，甘草麻黄汤亦主之"等等，排除了错简的可能，可能是为治疗留有余地，一旦疾病出现了变化，有备用的方子。

4. 有时候的治疗会治此扰彼，如苓桂五味姜辛汤条文，栀子豉汤条文，病人旧微溏时，应当如何权衡？

5. "胃气弱，设当行大黄芍药者，宜减之"，减到什么量？

6. 文中多次出现的"差"（通"瘥"），我认为是指短期的疗效，即缓解症状，不是治愈。

7. 煎煮法的问题，仲景通常是煎一次分几次服，也有顿服，也有去滓重煎，有报道用仲景的煎服法确实是最能保证疗效的。还有文中常有"水几升，煮取几升"，如茵陈蒿汤，是否可以推测古代的煎药容器是有内刻度的？

8. 经方派中是否也有流派之分？一派可以称之为"泛经方派"，这是一个开放体系，注重延伸应用；而另一派是"古典经方派"，注重原典，对"拿来"比较谨慎。

陶御风（上海中医药大学教授）：

我从事的是方药研究，我已经出版的《中药应用发明》、《临证本草》等，都是把药放在只有 2 ~ 3 味药的小方背景下研究，这样比较才有利于发现药证。

我最近在编写的《古方筛选……》（抱歉，书名没有记全），是以案证方。这些方子入选的价值标准是：

1. 古人常用的方剂，这是提供了方证的相似度，而且是小范围的加减，无其他辅助治疗手段，以明确疗效。

2. 治疗范围发生转移的方剂，如四物汤，原是伤科的方剂，现在成了妇科的主方。

3. 方后有详细使用说明的，如礞石滚痰丸、清瘟败毒饮。

4. 有很多名称的同一张方剂，可能是转载，也可能是不谋而合，表示此方受到多位医家的关注。

5. 历代有详细方义分析的。

6. 经药理验证的。

7. 按国际标准，依托古方生产的制剂。

按照这些标准，本书选方 600 余首，是《中医方剂大辞典》的 1/20，附载医案 5500 多例。杨大华提出的经方中的流派，叶天士就是经方应用的高手，用得很活，和曹颖甫正好相反。当代蒲辅周先生的经方也是应用得很灵活，治疗重病的。我是搞文献的，但是文献不等于理论，早期的文献还是要相信，是实践的总结。

李小荣（江西宜黄县计生站医师）：

我是在计生站工作的，所以妇科病看得是最多的。昨天有人提到过经期使用温经汤，我也是这样用的，经期服用 4 剂，还根据傅再希老中医的经验，加入吴茱萸 3 ~ 6g，及桂枝尖。曾治疗一例子宫发育不良患者，每月服用 12 剂温经汤，3 个月后即怀孕。另外，大家临床可以注意一下"人中诊"，我治过的几个子宫发育不良患者人中通常较平坦。

痛经的治疗，也是经前服 4 剂当归四逆汤，不用通草，用鸡血藤，这是陈瑞春先生的经验，经期用温经汤。这类患者通常面色欠红润，但肥胖者不太适宜本方。

薏苡附子败酱散合当归芍药散用于治疗慢性的妇科感染有效，但对于阴虚火旺者不适宜。也有合用大黄牡丹汤、仙方活命饮的机会，但是合用当归芍药散的几率是最高的。附子用量在 3 ~ 12g 之间，变动的依据主要是舌苔的水滑程度、舌质的淡还是红、脉的快慢。附子是温阳药，能加快炎症的吸收，达到恢复输卵管蠕动的目的。

另外，我还用灌肠方治疗妇科炎症，以桂枝茯苓丸为主，月经期不灌，煎取 120ml，灌肠后 3 ~ 4 小时吸收，盆腔浓度很高；有积液的加海藻，有包块者加皂角刺、生牡蛎，炎症明显者加蒲公英。煎剩的药渣炒热外敷脐下。

当归芍药散怎样辨方证：通常面色黄，贫血貌，无光泽；舌质偏淡，苔面水滑，苔面一定有水，不是干燥的；舌下静脉充盈，有时候细小的分支也充盈，这在肝病病人身上尤其明显；会有乏力、困重、下肢浮肿、头晕等湿象；脉通常是大、缓、滑、濡。

《金匮》云"血不利则为水"，《本经》云芍药"逐血痹"，这让我对芍药在真武汤中的使用豁然开朗。黄老师曾说桂枝能增强心肌收缩，促进动脉血流动，那么可否理解芍药能促进静脉回流呢？所以服用桂枝汤以后能够汗出，这就是对全身血管病理状态的调节！

五苓散既可以对体质用药，如爱好经方的案例，也可以对症状用药，比如条文中有"其人瘦，颠眩，脐下悸"的描述，就不是对体质，而是对症状用药。五苓散方证需要与防己黄芪汤、大柴胡汤方证鉴别。

体质学说应当有其灵活的一面，我的理解是这样的：慢性病中体质有其稳定性，也有其变动性，比如大柴胡汤体质的人也可以由于生活环境、饮食方式的改变，变成一个黄芪体质。体质的改变在妇女身上尤其明显，许多就诊的产后妇女常说以前我做姑娘的时候怎样怎样，怎么生了孩子以后现在便秘、怕冷、腰酸、脸色这么黄，这就是分娩后气血变动导致的体质变化。杨大华先生提到的一文两方的问题，我认为从体质学说角度就很容易理解了。（自强不息注：听到这里，我和上下求索如醍醐灌顶，面面相觑：老天，怎么会有这样聪明的人？）

连新福（广东省中医院神经内科主任、副教授）：

帕金森病患者最痛苦的两个症状：震颤和拘痛。震颤中医一般采用平肝潜阳息风药。拘痛呢？我们用过芍药、甘草、葛根，都没有效果，没法控制住患者的症状。曾经有这样一个患者，那时候正好火神学派比较红嘛，我们就用了麻黄10g，附子15g，细辛10g，先煎，加葛根200g，白芍120g，用温经的方法去缓解拘痛。患者服用以后，出了很多皮疹，症状得到了很大的改善。《内经》说："诸寒收引，皆属于肾。"用温阳的方法是不是也是补肾呢？《素问·举痛论》里说了很多引起疼痛的原因，寒邪是最主要的，所以是否可以用温药治疗、预防帕金森病呢？还有我觉得，附子不是补阳根的药，补阳根的应当是硫黄。孙思邈说用醋煮硫黄九天九夜，少少服之，可以使人长寿，预防痴呆。李时珍的书里也有用萝卜泡硫黄九天九夜的记载。

黄煌：原先有一个很好的成药——半硫丸，用来治疗老年人的便秘的，是否也可以考虑治疗帕金森病的便秘？很可惜这个成药现在已经不生产了。

连新福：在座的有许多是西学中的医生，黄老师常常说西学中的比中医学院毕业的中医要学得好，为什么？因为他们的诊断非常明确，有许多患者因为晕倒送医院，CT查出来有脑梗灶，你中药用上去患者醒了，但是实际上你如果测个血糖，他是低血糖晕倒的，即使不用中药，只要有能量补充进去他一样会醒。如果你诊断不明确，就会误以为是中药的功劳，这样的总结是不对的。

有段时间用附子很热，但是附子也会导致恶性心律失常，这不是救命，这是医疗差错。昨天有人说脑梗用泻心汤，但是我觉得脑梗治疗还是要抓本质，不一定完全是泻心汤证。还有我个人体会，连翘用到30g以上会引起头晕。我说这些是干什么呢？就是说无论如何大家都要珍惜生命，要尊重生命，而不要逞能。

缪青云：

经方能够改善很多晚期肿瘤的生活质量，比如炙甘草汤，但是对肿瘤本身好像束手无策。要知道，很多癌症病人非常希望服用中药也能够把肿瘤缩小，这让我们有时候很无奈。所以我觉得，经方治疗肿瘤，还是有其不足之处，或者说我们没有更好地认识方证。

我们还要重视民间的方药。江阴有个民间老中医，在外科治疗上有张秘方，就是对皮肤溃疡久不收口，先用月石化水洗伤口，用活地龙去泥晒干，白糖腌，用棉签蘸取汁水涂患处，也可以同时配合蒲公英、银花之类的煎剂内服。朱良春用地龙治疗颈部淋巴结核。

吴宣祥：白砂糖可以治疗宫颈糜烂、下肢静脉曲张、糖尿病引起的溃疡。

刘建伟（山东省青州市赵铺卫生所医师）：皮肤的化脓性感染、烫伤，伤口清洗后用野兔毛剪碎敷上，愈合很快。家兔的毛没有用。

李晨（经方爱好者）：日常磕伤，可用白糖。胃癌的出血，我觉得可以用黄土汤，灶心土很重要。

周捷（江苏省句容市葛村医院主治医师）：灶心土是火性很重的药，黄土汤一定要有虚寒之象时才可应用。浙江的何任治疗肿瘤，有用藤梨根、生苡仁的经验。

经方中（河北省安国市西伏落乡医院）：

大家要注意中药材的质量，现在很多中药掺假严重：

柴胡：掺山豆根，这个是有毒的，还有掺柴胡苗的；丹皮：掺碎白芍；桃仁：掺杏仁；红花：掺糖，增加重量；虻虫：掺小蜜蜂；粉防己：掺木防己，马兜铃科的，有毒；细辛：掺牛膝的须；半夏：法半夏是白矾制的，多吃会引起痴呆⋯⋯

主题之三 ⊙ 方药吟味

贾长鹰（河南省漯河市漯河弘济医院主治医师）：

我曾治过一例自发性性兴奋患者（自强不息注：这个病在美剧《实习医生格雷》中有过介绍，在国外，这是需要手术解决的），根据陆渊雷书中的启发，认为这是神经感觉的异常，用小柴胡合桂枝茯苓丸治愈。治疗卵巢囊肿、盆腔积液，我常用逍遥散加水蛭、二丑、延胡索，一般半个月能收效。

何勇（上海中医药大学博士）：

经方要有产业化发展思路。我听诸位所言，对于妇科病的治疗大多采用当归芍药散、薏苡附子败酱散，男子的慢性前列腺炎多采用真武汤或者桃核承气汤，这些方子具有多大的临床价值啊！要知道上海的民营医院有70%～80%是靠看妇科病或男科病生存的啊！

黄煌：

经方要真正推广，要使其成为主流医学，离不开三方面的努力：一是要有经方的培训机构，培训出真正能够临床实践的医生；二是要有提供优质中药饮片的机构，确保药材质量；三是要有专门管理申报注册诊所的机构，为经方医生自己开设诊所铺设道路。日本津村制药公司仅凭小柴胡汤就能发家，在小柴胡汤的故乡——中国，经方更应该发扬光大，并首先服务于中国人民。

仆本恨人　2008 – 11 – 15　02：02

我补充两点，一是杨大华先生推测古代的煎药容器有内刻度时，黄师还问了一句，有考古学的依据没有？杨先生笑答：还没有。二是刘建伟先生谈野兔毛治疗皮肤的化脓性感染、烫伤有效时，对于家兔毛是否有效时表示没有用过家兔的毛。并没有断定家兔的毛没有效用。

熊兴江　2008 – 11 – 15　22：41

精彩啊！黄老师总结的三点尤其值得我们关注努力！

甘霖落　2008 – 11 – 15　23：04

我对连主任的发言很感兴趣，我观察的帕金森患者，都是面色灰暗，夹杂水肿的患者，所以我对肝肾阴虚，阴虚生风理论感到怀疑。《内经》虽然说"诸风掉眩皆属于肝"，但是也不一定都是肝肾阴虚。肝阳虚如何？这一点值得我们探讨。

甘霖落　2008 – 11 – 15　23：07

　　野兔子毛治疗坏疽，这是很好的思路。但是这要有预防鼠疫、炭疽、破伤风、出血热的概念。野兔子毛高压消毒是必需的，如果高压后没效果，就要舍弃……再就是皮肤溃疡，使用黄连粉，黄连煎汁都很好，这是一个广谱外用抗生素。

咖啡猫猫　2008 – 11 – 17　16：12

　　看了颇有身临其境之感。自强不息真是个有心人，谢谢！

yuanfeng　2008 – 11 – 21　19：26

　　另外，除了向黄师致敬，感谢黄师提供这次学习机会外，还要谢谢师母和经方团队幕后的工作，黄师的工作很多，希望黄师多注意休息。

爱好经方　2008 – 11 – 22　07：07

　　在南京的那些日子，黄师和师母给予了很多的关心，每每想来让人感动不已！让我们真诚地说声：谢谢黄师和师母！我们永远不会忘记！

andrea　2008 – 11 – 29　18：03

　　真好啊！向黄师和诸位同仁致敬！经方是我们传统文化的一脉清流。我们能传承发展这门学问是时代赋予我们的责任，黄老师提的三点意见我们好好体会！

andrea　2008 – 11 – 29　18：07

　　何勇博士提出的经方产业化的意见很好，其基础就是中医诊疗的标准化与规范化。有天时地利人和的条件时就有可能做到。

服用葛根汤，病人不出汗，医生一头汗

甘霖药

2008 – 12 – 01　11：04

　　2008 – 11 – 28：患者，女，30 岁，郊区化工厂实验室清洗员，整天与玻璃器皿与水打交道。失眠、头痛、干哕、无汗、畏寒、烦躁，头疼部位脑后连项背，额头疼时就干哕。舌淡白，脉短充盈，也就是脉很平顺。

　　葛根汤没说脉象，可是里面有麻黄，这个方子好难下。我用过麻黄，但是不多，山东城市，冬季屋里有暖气，机关干部出门都坐车，所以麻黄很少用。一位环保干部冬季稽查排污，沿河走后出现麻黄证，终于得汗而解，似乎也理解这个峻药过。

　　我辨证为葛根汤证：沉吟良久，蜜麻黄 3g，不放心再加羌活 3g。

　　桂枝 12g，白芍 12g，甘草 3g，生姜 7 片，大枣 12g，葛根 30g，羌活 3g，蜜麻黄 3g。3 剂。

　　2008 – 11 – 30：药后来电：头胀大疼，但是无汗。问是否继续吃药？我沉默良久，翻看刘渡舟医案，恰好找到一个极似案例，嘱咐病人继续服用。

　　患者不出汗，其实我倒是急得整天出汗。患者在郊区很远，慕名找我来看病，周转公交，其心诚可见，治不好并不说，再闹点脑中风之类，就麻烦了。

　　我反复电话询问其服药详细过程，得知其人寡居，室内温度不高，没有覆盖发汗。令其服用第 2 剂药时，上床盖被，电褥子取暖，微发其汗。

　　2008 – 11 – 31：今晨我再次询问发汗情况，再不发汗，准备加葱白三根入药。患者回电，喜出望外，昨夜小汗，头疼解，胃略不适。

　　我也终于放心，嘱其余药去掉麻黄，继续服用，改日调整脾胃。

神农派　2008 – 12 – 01　12：42

　　我也碰到过这样的例子。晚上老妈感冒发烧，黄芪体质，却麻黄汤证，用了麻黄 4g，桂枝 6g，杏仁 5g，炙甘草 4g，也是有热感，有微汗（有盖被），症状缓解一些但仍明显。二小时后嘱加用扑感敏片一粒，仍盖被休息，约一小时后果出顺汗，身体不痛，小便增多，小腿肿消失。第二天晨起已基本痊愈，稀粥调养。

　　楼主本案中嘱再服第二剂药是对的，当其时必须连续进攻。

上下求索　2008－12－01　20：20

　　1楼如何考虑扑感敏在整个治疗中的作用？

xsdoctor　2008－12－02　17：22

　　有麻黄在，为何用羌活、葱白之类？

火山　2008－12－03　02：22

　　几年前，刘渡舟关门弟子张保伟对我说，刘老用麻黄，认为只要对证，二三克就有效，看刘老麻杏苡甘汤治湿喘案确如此，麻杏苡甘源方麻黄为半两，葛根汤麻黄为三两，觉得此案麻黄量偏小，按胡希恕一两3g，郝万山一两5g，陈修园一两7g，李可、胡雪帆一两15g。我有偏头痛宿疾近30年，三年前发作一次，眼球胀痛，头痛，月余不止，苦不堪言。看冯世纶书服越婢加半夏汤，麻黄开了20g，三副，喝了一副，两小时后未缓解，再喝一副，两小时后未缓解，再喝一副，一下午三副药煎九次服完，疼痛方止，共服麻黄60g，汗不多。三天后疼痛又发作，想当为慢性炎症毒素刺激所致，经方千钧重弩，若中靶的，麻黄不中与之，想及李东垣之"邪与正气不两立，一正则一负"论，及黄煌老师对补中益气汤、柴胡桂枝汤论述，服补中益气丸9g。半小时后，疼痛奇迹般消失，此后再未发作！顽疾竟获痊愈！此后不畏麻黄发汗。恐其发汗不足，至少洛阳的麻黄质量是这样的，再用麻黄发汗，按胡希恕一两3g比例，常加消炎痛12.5mg口服，助其发汗，每获良效。20天前，遇一病人刘某，女，16岁，扁桃体已切除，发热，项部稍强，因切除了扁桃体这个哨兵，感染及颈部，脖子右后侧数个淋巴结肿大压痛，诊为颈炎。输阿洛西林5天消炎，临时服消炎痛退热，仍反复发热，项强，查血沉60mm/h，家人让我想办法，我说服中药很可能一副就好。停抗生素，给葛根汤原方一副，已是下午5点，来不及煎药。用颗粒剂，6点服药时体温38℃，至8点38.6℃，加消炎痛12.5mg口服，助其发汗，汗即出，体温遂降。次日查房诸症消失，未再用药，未再反复，三天后查血沉降至40mm/h。

黄煌　2008－12－03　09：19

　　亲身试用的经验，十分宝贵！

jszyxby　2008 – 12 – 03　23：08

　　楼主太谨慎了，3g麻黄且炙过，会致中风？与其加葱白，不如用生姜红糖汤加热被窝。火山网友喜欢加消炎痛，最好把这招给撤了，万一整个急性胃黏膜病变出来呢？开个玩笑，不过实在因为用消炎痛而大煞风景啊！

王晓军　2008 – 12 – 05　14：37

　　同意楼上的观点！

highup　2008 – 12 – 05　19：44

　　麻黄用量我常用10g。近来的咳嗽，多用小青龙汤，即使六七岁的孩子，我也照用10g，刻意问他们家长服药后的出汗情况，大多说没出汗！

　　麻黄用10g，三剂药以内，不必担心过汗，很多人我用15g竟然无汗！我自己服用10g麻黄时，必须温覆才能出汗，若不揭发衣被，可保持半宿汗出，并无不适。若连续服用2～3剂，就会比较容易出汗，即稍微活动就容易汗出。

　　个人体会，脉浮，脉管充盈，宜汗，易汗；脉沉细，不易汗出，即使增多麻黄用量，也很难出汗，当用麻黄合附子同用。

　　若果是葛根汤证，汗后血压当下降，我曾用葛根汤治疗项背强的高血压，效果很好，不必担心导致中风。我曾用大青龙汤治疗岳母眩晕，卧床不起，一剂而愈。该例与同学讨论时，那些人都认为，要是脑中风怎么办？无语。

　　用麻黄未必都见汗。麻黄有利小便的作用，起初，没在意书上写的这个作用，也是在临床中观察到的。就是按说出汗多，小便会少，可是麻黄汤证，药后若汗出，同时小便也增多；不汗出的，小便增多同样可解除症状，排除了毒素。麻黄的宣肺平喘与利小便作用是密切相关的，就是开肺气，水道通利。同时不要忘了麻黄通利水道还跟破癥瘕积聚密切相关呢。

　　用麻黄的主要禁忌是仲师说的亡血、亡津液的人，如衄家、疮家、口渴等。

思玥　2008 – 12 – 07　19：23

　　与其加葱白，不如用生姜红糖汤加热被窝！

　　没错，服用麻黄汤、葛根汤以后的"温覆"应该是很重要的，尤其冬天。

日医山田正珍曾说："历代诸医皆云，麻黄发汗之药也。此未必然也。有人于此，发热恶寒，身疼，无汗，太阳证具焉，试取麻黄一品浓煎与之，终不能有汗焉，必也温覆而后汗可得而言已。决不能如彼巴豆、甘遂之下咽乃泄也。"

我自己吃葛根汤夏天出汗很快，冬天白天吃后一般不太出汗。

后来看赵洪钧老师解麻黄，方知道麻黄并不直接发汗，而是促进机体产热，一旦机体感到热量过多了，迅速产热使体温达到定点，人体转而恶热，于是散热中枢兴奋而出汗。在发热的背后，是强化免疫功能，麻黄汤就是调动人体抗病功能，促使疾病痊愈的。从这个角度就比较好理解为何要温覆了。

第一次用大青龙汤的困惑

sld639

2008－12－14　15：20

　　某女，10 岁，体胖，90 多斤，2008 年 12 月 10 日就诊。发热 5 天，在卫生所肌注地塞米松、安痛定、利巴韦林、林可霉素 4 天。口服感冒药，发热反复不退，体温 38.3℃。发热恶寒，无汗，平时很少出汗，口渴饮水，口唇干燥，舌红，脉浮数有力。处方：麻黄 15g，桂枝 10g，杏仁 10g，甘草 5g，石膏 50g，生姜 5 大片，大枣 5 枚，水煎，先服 2/3，覆被微汗。下午 2 点服药发汗，3 点电话告之 38.8℃了，要求赶紧输液。我说，刚发完汗，看看吧。4 点告知 37.7℃，我心里很得意。5 点说又升到 38.8℃了，还是打吊针吧。但只发热不恶寒了，咽痛略红，输了点阿奇霉素、激素、双黄连之类，口服尼美舒力（非甾体抗炎药），晚上 7 点多热退。

　　请教各学兄，我觉得就是个大青龙汤证，如不输液，发热能退吗？农村就这样没师傅指点，自学心里也没底，病家一见发热就着急。

atlale　　2008－12－14　15：51

　　是很像大青龙汤证。我觉得应该是一开始的时候麻黄、桂枝用得重了。

沙丘沙　　2008－12－14　20：55

　　用大青龙汤本没有错，汗后体温复升，也不必非得输液，我觉得应改小柴胡汤去半夏加花粉，原方一两按 6g 计算。

jszyxby　　2008－12－14　21：45

　　十岁的小胖女孩似乎没有应用大青龙汤的指征，杀鸡何用宰牛刀？楼上所言甚是，可考虑选用小柴胡汤、柴胡桂枝汤等柴胡剂，口渴随着病情减轻会自愈。本来感冒也是一个自限性疾病，为什么要硬压呢？应该因势利导，另嘱加强休息才对呀。

沙丘沙　　2008－12－15　12：44

　　习惯成自然，在基层都是这么用的。楼主能将所用情况公开，是难能可贵的。

经方中　2008 – 12 – 15　14：54

　　大青龙汤一剂不愈就不可再给了。药后寒去热增，咽痛，应该用小柴胡汤加石膏、连翘。我习惯用小柴胡加升降散，柴胡加大剂量。

朱文正　2008 – 12 – 16　18：55

　　此风热感冒，治宜辛凉解表，非大青龙汤证，以麻杏石甘汤为基础方更佳。

罗本逊　2008 – 12 – 21　11：36

　　舌红而且已经反复用过感冒药，估计用大青龙的机会就会比较小了，这时候柴葛解肌汤的机会会多一点。大小便的情况似乎没提到，也是一个遗憾。

潘鑫　2008 – 12 – 28　14：51

　　比较同意沙丘沙版主和 jszyxby 的看法，个人认为也可以考虑用陶华的柴葛解肌汤，对治疗小孩子发热效果不错。

阳和汤治疗一例不明原因贫血患者的思考

肖 鹏

2008 - 12 - 16 00：09

从《生理学》（8 年制人卫版）知道：

①在正常情况下，骨髓可释放少量造血干细胞进入外周血液中，但是造血干细胞的定居、增殖、分化仅局限于造血组织内。

②在骨髓移植时，所输入的含较高浓度的造血干细胞/祖细胞也只是定居于造血组织内。

③造血器官受到损伤后，造血功能的恢复只发生在基质成分重建之后。

这表明，造血细胞的自我更新和分化过程必须维持在紧邻的非造血基质细胞的基础上，即造血需要一个特殊的局部微循环来支持。

实际上，在个体发育过程中造血中心的迁移也依赖于各造血组织中造血微环境的形成。

造血微环境是指血干细胞定居、存活、增殖、分化和成熟的场所（T淋巴细胞在胸腺中成熟）。包括造血器官中的基质细胞、基质细胞分泌的细胞外基质和各种造血调节因子，以及进入造血器官的神经和血管。造血微环境在血细胞生成的全过程中起调控、诱导和支持的作用，是支持和调节血细胞生长发育的局部环境，其改变可导致机体造血功能的异常。

骨髓中的造血基质细胞包括成纤维细胞、内皮细胞、外膜细胞、单核细胞、吞噬细胞、成骨细胞和破骨细胞等。基质细胞分泌多种造血生长因子和细胞外基质，如糖蛋白（包括纤维连接蛋白、层粘连蛋白及造血连接蛋白等）和蛋白多糖（如硫酸软骨素、硫酸肝素、透明质酸及硫酸皮肤素）等。造血细胞必须粘附于基质细胞才能存活，而基质细胞的胶原、纤维连接蛋白、层粘连蛋白、造血连接蛋白及蛋白多糖等，都与造血细胞的粘附有关。因此，造血干细胞在造血微环境中才能定居、存活、增殖、分化与成熟，进而维持外周各类血细胞的相对恒定。

临床上西医遇到不明原因的贫血、粒细胞减少、血小板减少，不可能都做骨穿，很多就是对症处理，用些硫酸亚铁、叶酸、$VitB_{12}$、DNA、$VitB_4$、利血生、鲨甘醇等，效果往往不能持久，需要进一步查明原因。

学习黄老师的《中医十大类方》中的阳和汤，用此方化裁治疗一例贫血伴有粒细胞减少，血小板刚正常的患者，效果比较理想。

我的总结还是比较粗糙的，希望大家一起来对它思考

鹿角胶可以促断骨生长（成药鹿瓜多肽），可以推测对成骨细胞和破骨细胞有诱导作用。熟地黄对造血微环境基质细胞也有营养作用，麻黄扩管促进血液循环，肉桂、干姜除了改善代谢，也相应改善了造血细胞及造血基质细胞的生理功能。本方对贫血的改善离不开对造血微环境的改善作用，而后者的改善恰恰可能起到了治本的作用。

（说明，原本希望大家看了思考一下，匆忙写的时候节略和疏漏不少，为不误导读者，对帖子作了补充修正。病案纯属个例，且并没有做好翔实记录，只是对其中的大致情况和个别地方印象深刻。望读者仁者见仁，智者见智，一起多多留心，共同探讨）

atlale　2008－12－16　11：09

你完全用西医理论指导中医用药不会一直有用的。

肖鹏　2008－12－16　12：34

我不会一直用西医理论去指导中药使用，但是我对西医目前治疗上还没有好办法的情况还是有兴趣钻研一番的。玉不琢不成器，人不学不知道。学习传统的经验与学习现代医学都会让人有所收获，而且两样东西就在那里，就看你有没有兴趣去钻研了。当然，我觉得自己在本科阶段所学的西医知识远远不够，对中医学的认识和理解也远远不够。曾有西医同行笑话我们中医本科生相当于卫校里出来的半个中医加半个西医。

几年前看到消息称复旦大学基础研究中发现：在老鼠脑部植入人类的成熟脑神经细胞后，人类神经细胞居然分裂，逐渐占据了老鼠的大脑。以往认为神经细胞是永久性细胞的论断受到了挑战，接下来就开始研究为什么了，或许在不久的将来他们能超过国外。看看我们的发展有多少呢？

我希望大家多学多看多思考，王洪绪用阳和汤治疗阴疽为什么能成功？其实大家每个人一想就明白了。打个比方，受精卵要有健康的母体孕育，才可能着床、发育，肉芽组织、血定向祖细胞、卵巢卵细胞、睾丸精原细胞等的发育不也要有"母体"孕育的条件才行？

在此声明，我不是叫大家一定要用哪个方去治疗哪个病，而是希望大家要有自己的临床思维。

思玥　2008－12－16　17：19

我这两天刚好在复习杨麦青先生的《伤寒论现代临床研究》，杨先生

上世纪60年代初就在沈阳市第一医院病房探索用建中诸方辨证治疗再生障碍性贫血及白血病，疗效满意。杨先生亦推测此类方剂的作用点是骨髓造血微环境。

在这里，杨先生用了一个跟肖鹏所讲很类似的比喻：

多能干细胞分化、增殖、成熟与造血微环境有密切关系。实验证明，当骨髓造血微环境被破坏，即使输入多能干细胞也不能生长，只有微环境重建后才能见到多能干细胞的再生。此与"种子"（多能干细胞）种在荒芜了的"土地"（被损伤的造血微环境）上，不能生长的道理相同。

zure　2008 – 12 – 16　19：34

楼主和思玥讲解得都很好，让人耳目一新。还希望楼主可以贴出这个验案。

jszyxby　2008 – 12 – 16　22：33

我认为贫血原因还是要寻找的，楼主所列西药好像只是治疗白细胞减少症的，叶酸、铁剂、维生素 B_{12} 等才是造血原料啊！原发病的治疗很关键，再加上中医的辨体质用药，阳和汤的应用反映了患者的阴阳两伤、阴血消耗较重的状况。有是证用是药呀。

中和　2008 – 12 – 17　09：08

用西医的比较直观的知识或方法来解释中医，这对于中医入门大有好处，但若想登堂入室，离开中医的理论是行不通的。

种子和母体的例子说的很直观，极易被理解。站在中医的角度，就是体质与疾病发病的关系。站在辩证法的角度，就是内因与外因的关系。

但是从后两者去理解，由于比较抽象，很多人即便看过了，也没有多大的印象。所以我支持中医的初学者，应用西医的直观的知识去认识中医的某些理论也是有帮助的。但不可绝对化！

思玥　2008 – 12 – 17　10：49

中和先生，我觉得您可能把肖鹏的意思理解反了，我理解肖鹏想表达的并不是"用西医的比较直观的知识或方法来解释中医"，而是在中医思维的指导下临床取效之后，借助现代医学这一工具去寻找现象背后的东西。不知是否接近肖鹏本意。

还是借用几段杨先生的话：

"现象是属于感性方面的，是属于表面的事物外部联系的东西，理性认识就向前推进了一大步，到达了对事物本质的全面理解。"

"在中医学习中，我们的直接经验是从中医辨证，从临床科学观察中总结临床辨证规律。还有继承间接经验，即是说师承和阅读书籍。经过反复的思考作用，从经验一步步地上升到理论，在实践中进行判断，分析前人的理论是否符合于'科学的抽象'。然后钻下去，深下来，下一番苦工夫，经过改造、制作、去粗取精，去伪存真，造成概念和理论的系统。再不断地在科学实践（包括实验）中去纠正它、丰富它，一次又一次地深化，循环若干次，才能认识生命的内在规律性，即在医学实践中得到预想的结果。"

"在现代医学远没有能够证实之前，在中医理论中任何一种学说事实上都是假说。假说是发展着的自然科学的重要思维形式，没有假说，科学就不要前进了。假说对于中医学术的发展有极其重大的意义，仲景学说就是一个光辉的先例……我们相信，在科学史上任何一种假说，如果它所阐述的规律，符合于辩证法，它的真理性便必然会被而后的科学实践所证实。反过来，如果它在历史的长期实践中成为颠扑不破的指导思想，那它便包容着辩证法的核心。"

肖鹏　2008－12－17　12：55

Quote：引用第4楼 zure 于 2008－12－16　19：34 发表的：

楼主和思玥讲解得都很好，让人耳目一新。还希望楼主可以贴出这个验案。

其实我治疗这个病人是在今年九月底的时候，大致情况如下：

患者，女，五十余，工人，因乏力、消瘦、贫血貌六月余来诊。患者年初发现贫血貌伴乏力在我院及人民医院门诊及住院治疗，先后做了胸片、B超、输血全套、肝肾功能、甲状腺功能、各肿瘤指标、胃镜、尿常规、大便常规、血常规、网织红细胞等检查，血常规显示白细胞、红细胞数都低（具体数值回忆不出来），血小板值正常但在最低临界附近。排除结核、甲亢、乙肝、艾滋病、胃癌及其他肿瘤、肾病、溶血等可能。就是骨穿没做（患者拒绝做）。否认放射线、化学物、有毒气体接触，否认食物中毒史。但是食物农药蓄积不能排除。

七月初来我带教老师门诊初诊。体检：贫血貌，体型消瘦，下肢皮肤粗糙，心率90多次/分，律齐，余无特殊，血红蛋白70g/L。建议住院骨穿，患者拒绝。经予归脾汤、八珍汤合方加减三个月，血红蛋白值在70～75g/L之间波动。

九月份带教老师出差，我坐诊，考虑为命门火衰，想到右归丸太"火"，又怕出事，暂且就给她开了阳和汤原方：熟地黄 30g，炮姜 10g，肉桂 10g，炙甘草 5g，白芥子 10g，生麻黄 3g，鹿角胶 10g。烊化兑服，嘱如有不适就来住院。

　　本来开七剂的，一会病人又回来要求减少几剂，经过一场"讨价还价"，最终开了五剂。可是不幸第二次抄方时，将生麻黄抄为 10g。

　　五天后病人来复诊，才发现麻黄剂量抄错。病人自述喝了药后一段时间里心慌、乏力加重，没有出汗、尿多、失眠等症状，但觉得咽部干灼。原方熟地改 60g，并去生麻黄、白芥子，加山萸肉 30g，枸杞 10g，又连续服了两周。自行停药，月余复查血红蛋白 99g/L。

　　我与思玥的想法一致，中西医结合不是简单地用西医的理论指导中药的使用，而是将两者（整体与微观）有机结合。所以我比较倾向于先学习纯中医的经验与实践，再学习纯西医的理论与实践，两者的起点都要高。

jszyxby　2008 - 12 - 17　21：47

　　我主张双重诊断，一重治疗抑或双重治疗，当然看病情的需要。就像楼主所述案例，不明原因的全血细胞减少症，诊断方向已很明确，在血液方面，用了阳和汤方后血红蛋白有提升，那么能持久多久呢？这样的治疗有没有结束呢？答案是不确定的，随访是少不了的，那么也给了我们无限的思考空间。而且很多检查和治疗都是和医生与病人的沟通程度密切相关的。

肖鹏　2008 - 12 - 18　12：32

　　我觉得我有必要说说中西医有机结合的可能性，这里我举我带教老师（老中医）给我讲的一个人。苏州有位妇科大夫，叫孙宁铨（我们学校的老先生很多都认识他，可以网上搜索关于他的事迹），本来是西医妇科主任，1958 年西学中时期开始涉足中医药，他对《金匮要略》中薏苡附子败酱散治疗肠痈有了兴趣。他提出既然慢性阑尾炎是厌氧菌感染迁延不愈，时有复发而来，说明人体对厌氧菌有一定的抵抗，但是又不能消除病原菌；同样慢性盆腔炎的情形不也是厌氧菌感染迁延不愈，时有复发？也说明同样的问题，只是部位不同。那么，薏苡附子败酱散按理也可以治疗慢性盆腔炎迁延不愈的情况，后来他的实践确实证实了他的想法。可惜没有人对此经验再作更深入的研究。现在我看到老师也用来治疗慢性盆腔炎，只是进行了加味处理，灌肠，疗程要三月，也取得疗效。当然都是诊断明确，辨证无误的。同样还用来治疗几例痤疮，年轻人脸上小痘痘经常出来站岗，西药效果不理想，吃了薏苡附子败酱散加味的方子，小痘痘反而消除了。

思考经方

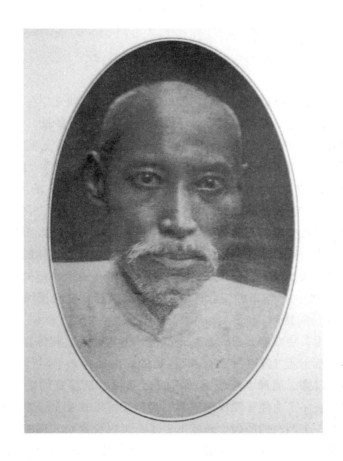

　　吾读仲景伤寒论自序，有一种异常感觉，已为欲得伤寒真理，非空绝依傍，屏去一切注释，专读白文不可，盖吾侪之思想，苟为注释所束缚，即不能有独到之心得。犹之仲景之治医，苟为当日时医所束缚，即不能横断众流，直入轩岐堂奥也。

————恽铁樵

对于"症状群"的思考

zure

2008 – 01 – 04　23：00

一、经方的症状群可以认为是经方综合征，它有独立存在的价值

症状群的概念，最早提出并系统论述的应该是张仲景。《伤寒论》、《金匮要略》的条文，有一多半都是叙述一组症状，然后说明应用什么方，如"太阳病，头痛、发热、汗出、恶风，桂枝汤主之"；"太阳病，头痛，发热，身疼，腰痛，骨节疼痛，恶风，无汗而喘者，麻黄汤主之"。可以看到，麻黄汤和桂枝汤所治疗的是一组症状群，而不是病，它并没有说治的是感冒，或者咳嗽。有人会说，仲景不是在句首写了"太阳病"吗？它们治的是太阳病。是的，但太阳病是一个类概念，不是具体的病。就像西医说的呼吸系统疾病、消化系统疾病一样，它不是一个特定的病名。而在"太阳病"后加上一连串的症状，才能限定麻黄汤或桂枝汤所治疗的特定的"症状群"的特征。

有人会说，症状群，有什么新奇的呢？西医的病，其外在表现，就是一组症状，而且是有特征性的症状。是的，比如有人平时体健，出现头痛、发烧、恶寒、流涕、喉咙痛，我们会想到这是感冒的症状。如果可能，还可以查一下血象，发现白细胞不高；还可以在咽拭子中分离出感冒病毒，于是一个西医的明确诊断就出现了，可以说这个人患的是鼻病毒引起的上呼吸道卡他性炎症。再比如一个人上腹部胀痛，常在进食后出现，伴有嗳气、返酸等，我们就会怀疑他有慢性胃炎或消化道溃疡。做一个胃镜，就可明确诊断，还能发现有无幽门螺杆菌（HP）感染，于是这一组症状群，经过胃镜检测，指向一个明确的西医诊断，即慢性胃窦炎（伴 HP感染），所有的症状均可由这个诊断来解释。接下来要做的，就是抑酸、杀菌，等等。可以发现，西医的完整病名一般包括病因、病程（急性或慢性）、病变部位、病理性质，典型的如亚急性（病程）细菌性（致病因子）心内膜（病变部位）炎（病理性质）。还有一些病因不太明确的，或很复杂的病，则以某某综合征（syndrome）名之，如白塞病（贝赫切特综合征，眼－口－生殖器三联综合征），就是口、生殖器的溃疡和眼葡萄膜炎。初看起来，似乎是三个不相关的病，可是如果一个医生在他的行医过程中见过多例这三种症状同时出现的病人，而且他有足够的敏感，就会意识到这三个症状可能是有关联的，不然为什么会在不同的病人身上重复出

现？重复出现的背后有没有造成这三个症状的更基础的病因？这个更基础的病因是否可归结为某种已知的病造成的，或者说，它们仅仅是某种已知的病的一些症状？如果最后一个问题的回答是否定的，又能逐渐搞清这种症状群的新的病因（不论是遗传的、病原体的、或是机体内在功能失调造成的），那它就更有资格成为一种独立的病，与其他的病并列。我想，如果看一下西医学史，就会发现很多新病种的发现都是从一些新的症状群的出现开始的，而这些症状群的出现不能用已知的疾病来解释。由此可见，西医有症状群，而且是与特定的病、综合征紧密地联系在一起的。

再来看症状群在中医里的表现。我们学经方的人都知道，经方治疗的是"方证"。证是什么？从以上麻黄汤、桂枝汤条文看，证就是一组特定的症状群，当它们出现时，用某张方是必效的。那么，我们可否仿效西医的思路，把这些方证（症状群）上升为一种新的疾病呢？可不可以叫"麻黄汤型感冒"、"桂枝汤型感冒"，作为感冒这种常见病的进一步细分？西医会说，不行，因为不论是"麻黄汤型感冒"、"桂枝汤型感冒"，它的病因是一样的，都是感冒病毒；病变部位也是一样的，都在上呼吸道；病理性质也是一样的，都是卡他性炎症。病因、病变部位、病理性质都是一样的，怎么能说是一种独立的疾病呢？根本没有这种分类的必要。作为一个维护中医的人，我可以辩解说，虽然如此，可是这两型感冒的症状群是不一样的，甚至是截然相反的。如麻黄汤型无汗、脉紧有力，桂枝汤型有汗、脉弱无力；麻黄汤型身疼明显、恶寒重，桂枝汤型身疼轻、恶寒轻。更重要的是，这两类症状群不是单个出现的，而是相当经常地在感冒的人群中出现，具有重现性。那么按照西医的思维方式，它们也可以叫做某种病，或者综合征了吧？至于造成这两种不同症状群的原因，可以再慢慢研究嘛。

不仅如此，中医的"特定的症状群"常常是可以跨越西医的单个病的，异病同治就是这个道理。试举小柴胡汤和大柴胡汤为例：小柴胡汤可治感冒、支气管炎、胆道疾病、肝炎、类风湿……但用小柴胡汤还是要看有没有它的典型症状群，如往来寒热、胸胁苦满、默默不欲饮食、心烦喜呕这四大主症，以及一些特定的症状群，比如"呕而发热"，"诸黄，腹痛而呕者"等等。大柴胡汤则可治以上腹满痛为特征的许多疾病，如胃炎、胆囊炎、胆石症、胰腺炎、哮喘，甚至三叉神经痛、高血压等，而应用大柴胡汤的重要指征就是《金匮要略》说的"按之心下满痛"。在这里，我们发现，特定的症状群与疾病发生了分离，它们既可在此病出现，也可在彼病出现，且可以在不同人身上、不同病中重复地出现。这难道不又是一种综合征吗？所以，黄煌教授才在讲座中提出"小柴胡汤综合征"与"大柴胡汤综合征"的概念。

综合征是什么？查"医学主题词表"，在 syndrome 条目下，其解释为："A symptom complex of unknown etiology, that is characteristic of a particular abnormality." 我试着翻译如下："一组未知病因的综合症状，它是一种特定异常的特征。"而它是"疾病（disease）"的下位类，疾病的定义翻译如下（英文略）："一个确定的病理过程，有一组特征性的体征和症状。它可以影响整个身体或它的任何部分，而它的病因、病理和预后是已知或未知的。"可以看到，两者都提到了"一组特征性的症状"。那么根据定义，我们可以认为西医的综合征是一组未知病因的综合症状，它也属西医"病"的范畴，只是病因未明或暂时未明而已。《美国传统辞典（双解）》对综合征则定义为："症候群，综合症状：一组总体上反映或描述某种疾病、精神失常或其他的不正常状况的症状。"可以看到，这两个定义都明确指出综合征就是一组特定的症状。由此，我们可以在综合征（症状群）的意义上，把症状群分为中医综合征（准确地说应称为经方综合征）和西医综合征（包括西医的病名）。西医的综合征如果病因、病理变化、病位都搞清楚了，就可视为一种独立的疾病。而中医的综合征（如小柴胡汤和大柴胡汤综合征），它也以反复出现的相似的症状群为特点，但它没有明确的病因，没有固定的病位和病理变化，简言之，它缺少一种或几种可以全面解释它的所有症状的病因。这可能就是西医不承认它们的原因。

那么，经过持续的努力，是否有可能找出这些经方综合征的明确病因（不一定是一元化的病因），从而使它们成为西医可以接受的病名呢？一种可能是找到明确病因了，那它当然可以被西医体系接受，而且将极大地变革现在西医的病名体系，使临床医生有焕然一新的感觉；一种可能是找不到明确病因，但，这并不妨碍它作为一种中医综合征的客观性和有效性。客观性前面已述，有效性，即凡见此种综合征者，用小柴胡汤或大柴胡汤一定有效。对于临床医生来说，还有什么比疗效更需要关心的呢？

因此，中医综合征（经方综合征），不仅有实践上的价值，而且有相当大的理论价值，它弥补了现有西医病名体系的空白。我们也可以看出，中医的"综合征"与用药的联系更为紧密。这个问题下文还会专门谈到。

二、中医、西医诊断的指向不同，对不同症状的关注度就不同，从而形成了不同的症状群

以上腹痛为例。来了一名主诉上腹痛的病人，如果是一名纯粹的西医，他会关注病人的哪些症状呢？显然，首先要问病史，何时开始痛，是有缓解还是持续痛，有没有进行性加重；痛的部位，开始在哪里，现在又在哪里；有没有向别处放射；做体检时，看看哪里压痛最明显，有无反跳

痛，腹部的柔软程度，等等；以及神志情况和生命体征是否平稳。在一个不懂医学的人看来，这可能平淡无奇。但是，懂一点医学知识的人就知道，医生问这些都是有针对性的，他是在明确诊断和做鉴别诊断。比如疼痛如果剧烈，但有缓解期，可能是绞痛，如胆绞痛，或肠痉挛；如果腹痛无缓解期，则炎症的可能性大；腹部柔软，无反跳痛，可暂时排除腹膜炎；右上腹痛并向右肩放射，可能是胆囊炎；一般压痛最明显的部位就是病变的部位，等等。这里我们看到，医生对症状的关注度，与他的诊断目的有很大的关系。如果诊断目的是要确立一个西医的病名，那首先要搜集病人身上表现出的这个病的典型症状，同时通过对搜集到的症状进行分析，而排除或不排除其他病的可能。必要时还要借助腹部 X 线检查、B 超、CT 等明确诊断。而他对病人胖瘦，有无汗出以及舌、脉的情况（如果不是生命体征开始改变的话）等与诊断和鉴别诊断无关的症状就不会太关心。

再来看中医。前面我们谈到，经方医生诊断的目的是确立某个方证。那么他同样要搜集病人身上表现出的这个方证（中医综合征）的典型症状，同时排除其他的方证的可能。所以，中医同样需要鉴别诊断，《伤寒论》中有许多这样的例子。如对大柴胡汤证和大陷胸汤证的鉴别；对小柴胡汤证和半夏泻心汤证的鉴别，等等。还是回到上腹痛病人的例子上来，如果是一名纯粹的中医，或经方家，他会关注哪些症状呢？他可能首先会注意病人的体质，是瘦还是胖；其次按一下心下部，看抵抗感明不明显；可能还要问一下大便、汗出等情况，以与大陷胸汤证、半夏泻心汤证相鉴别。如果大柴胡汤的症状已具备了，形成了一个典型的症状群，并可以排除其他方证的可能，那么不管是胃炎、胰腺炎、还是胆囊炎，他都会认为这是大柴胡汤综合征，从而开出大柴胡汤治疗。

从以上的比较可以看出，中医和西医关注的症状群是不同的，之所以不同，是因为他们的目的不同。西医是辨病名，中医是辨方证。一个病可表现为多种方证，反之，多个病可能仅表现为一种方证。但是他们都是对着同一个人，提取出了不同的典型信息。我们不能说哪个是对的，哪个是错的，两者都是对的，都是客观的。而由于关注点不同，中医可以在很大程度上弥补西医认识上的盲区。还是举上腹痛的例子，对于一个未出现典型病的症状的上腹痛病人，西医可能会花费很大的时间和精力来明确诊断，因为西医诊断不同，治疗则不同；而如果他有"中医综合征"的思路，他可能会很快辨出这是一个大柴胡汤综合征，从而在西医诊断未明确的情况下，使用大柴胡汤。这样，病人的症状会缓解，而且不是单纯的用止痛剂的那种虚假缓解，而是在主观上症状减轻，微观上病理状态改善，这时，西医还可以比较从容地再明确西医的诊断。我相信，这种做法，对病人和医生都有好处。正如中医需要西医的病名一样，西医也需要了解中医的综合征。

三、中医综合征与西医综合征的根本区别：中医综合征以方药为中心，西医综合征以病因为中心

前面说过，西医的综合征或病名虽然最初来源于归纳一组典型症状，然而，最终西医要做的是明确这组典型症状产生的原因，它的病理变化，找出一个一元的或多元的，能以西医知识体系解释这一组典型症状的病因。也可以说，寻找典型症状不是最终目的，最终目的是寻找到病因。病位和病理变化其实也可包括在病因的范畴，因为只有有了病因，才有相应的病位的病理变化。至此，临床意义上寻找病因的工作已经完成。在这里，典型症状（症状群）只是通往病因的路上的一些指示牌而已。正因如此，西医才常要借助 B 超、X 线、CT、核磁共振等辅助仪器来进一步完成病因诊断，这些辅助仪器的诊断结果常常被称为"金标准"，这也可以看出，在诊断某病的证据可信度方面，典型症状是不如这些"金标准"的。

而中医对典型症状群的寻找则不同，可以说，寻找到典型症状群本身就是经方医生的目的。因为经方的典型症状群缺少一种病因层面的解释，因此也就没有必要去寻找这些典型症状背后的病因。当然，可以说其背后还是有造成它们的原因的，如不同的体质，及西医意义上的病。然而，由于可以"异病同治"，所以，知道这些症状群背后的疾病和体质，只有参考的意义，而并非决定性的意义。因为，决定经方医生开什么药的，并不单纯是病和体质，而是某种中医"典型症状群"，或曰中医综合征（经方综合征）。当然，在症状群不明显时，体质和病的明确还是很有必要的，然而，它们的作用仍然只是"指路牌"：它们指向的仍然是某种"经方综合征"，一旦确立这种"经方综合征"的诊断，经方医生诊断的终极目的就达到了，因为这时就可以放胆使用某方，而且是必效，且安全的。

至此可以看到，中医综合征（准确地说是经方综合征）的确立与用药有非常密切的关系。有人可能会说，经方综合征、中医症状群的概念是多余的，它其实就是方证、药证。确实可以这样理解。然而，字面的不同，也意味着它的外延有所不同，它们会由此被归入不同的类。如果以"方证"定义这一现象，那人们就会拿它与其他中医的"病理证"类比，如心肾不交证、肺气亏虚证等等。而究其实，经方的"方证"其实更类同于"症状集合"或"症候集合"的概念，也即类似于西医的综合征。由于中医和西医搜集的病史、症状、体征在本质上并无不同，只是关注的方向不同，因此完全可以把这些"中医综合征"或"方证"纳入到西医的诊断思

维体系中去。当然，这种同质性也意味着中医也可以借用西医的诊断思维体系，这样我们在诊断某个"中医综合征"时，知道其背后是何种病，这一诊断就有了更为坚实的基础。

那么，有没有可能把这两类综合征统一成一类呢？或者说能不能把中医综合征纳入到西医已有的病名体系中去呢？我的看法是暂时还不适合，因为这两类综合征产生的途径是不同的。西医综合征其病因一般已比较明确，治疗用药则未必有或疗效不佳，就是说先有病，后有药；中医综合征则是先有某个有效的经方，然后，通过长时间的艰苦探索，才逐渐明确了此方的主治范围，以至于形成了以此方主治范围为基础的某个综合征（关于这一过程，可参阅 graydragon 的"也谈经方与时方"）。这种以药效为中心的认识疾病的思维模式，西医是否也可以效仿一下呢？

我觉得，这种以某方的主治为中心形成的综合征病名，由于其形成方式迥异于现有的西医疾病和综合征，它的本质可能也不同于西医的综合征，对它的深入研究，有可能引起西医病名体系的大变革。比如说，代谢综合征（metabolic syndrome，MS）是近年来国内外医学界关注的热点，其主要特征为多重代谢危险因素聚集，主要的病理生理机制涉及腹型肥胖和胰岛素抵抗（IR）等，主要临床后果为动脉粥样硬化性心血管病（AS-CVD）和 2 型糖尿病。早在上世纪 20 年代瑞士学者 Kylin 就首先将高血压、肥胖和痛风这一组疾病称为 X 综合征。现在则认为，MS 描绘了一组与增加发生 ASCVD 及 2 型糖尿病危险有关的临床特征；MS 并非是由单一因素所致的，界限明确的疾病单元，其包含的成分在不同个体间可以有很大差异，在不同种族和民族之间则这种差异更大〔中华医学杂志，2006，86（30）：2089－2090〕。我们看到，对代谢综合征的这种解释，已经很接近中医的体质学说（某种体质具有发作某病的倾向性，这里的腹型肥胖也可视为一种体质）和方证学说（经方综合征可涵盖许多不同的疾病）。这说明西医的病名现在有综合的趋势。西医经过几百年的近代发展，新的病名层出不穷，鉴别诊断被放在第一重要的位置，为了明确诊断，医生们不惜耗费大量的时间和金钱。中医综合征的概念能否在西医病名的整合方面做出一些贡献呢？如果可以，当是医生的一件幸事，因为他们不必被复杂的鉴别诊断搞得焦头烂额了。

以上是本人的一些粗浅想法，欢迎各位老师、同道指正。

黄煌　2008－01－06　18：57

　　本论坛不仅需要经方应用经验的交流，也需要经方理论的探讨。本文很有深度，值得细读！

zure   2008 - 01 - 06   22：35

　　谢谢黄老师和各位鼓励。这篇文章的写作参考了赵老师的《中西医结合二十讲》，有些观点跟赵老师是相似的，只是我又按自己的理解发挥了一下。希望也能听听大家的看法。

graydragon   2008 - 01 - 07   20：03

　　经方方证的症候群可看作 Windows 操作系统，都是可视化操作的。西医学的研究范畴，不妨看作是此操作系统的内核、底层代码，如汇编语言机器代码。

zure   2008 - 01 - 13   00：57

　　graydragon 先生的比喻很有意思。我顺势想到，医生看病，有时是不需要知道底层代码的，我们可以在可视化的界面上，发展出一套相对容易操作的看病系统。

　　鲁宏宽先生的问题我也曾思考过，中医确实有很多诊断思路，象"肾阴虚""肝胆湿热"这种"脏腑名＋病机"的症状群确实也有其特征，但它比之经方症状群有以下缺点：①用药的不确定性，无法以药证、方证的方式去反推它的症状群范围（至少是不够精确）。②这种症状群的很多症状是根据中医病机推导出来的，有思辨的性质，而不是来源于临床所见的总结，其是否能作为一种独立的中医综合征而存在，值得怀疑。

两位黄先生与我的 2007

杨奇云

2008 - 04 - 27 00：18

2007 年于我而言是非常特殊的一年，这里当然只谈学习方面，而这种特殊，与我在这一年接触到的几本书有很大的关系，兹结合两位黄先生的著作，谈几点自己在中医学上思维的转变。先来看几段文字，我节选了几句黄煌先生、黄龙祥先生书中意思比较接近的言语，简单的做一对比，以体现二人在学术思想上的特点。

经方研究首先要弄清"是什么"的问题，至于"为什么"的问题，必须在弄清"是什么"这些事实的基础上才能弄明白。

——黄煌《经方的魅力》

也就是说，我们探索"为什么"之前，一定要首先搞清楚"是什么"。

——黄龙祥《中国针灸学术史大纲》

我一直主张，"不求其全，但求其真"，即不想创造一种能够解释所有临床现象的学说，而愿意提供一些实实在在的临床经验和事实。

——黄煌《经方的魅力》

中医学说价值的高低主要取决于该学说中"规律"部分的实践含量，而不在于对"规律"的解释，因为真正指导中医实践的是经验规律本身。

——黄龙祥《中国针灸学术史大纲》

经方研究的原则，必须强调科学精神，即实证的研究，不研究看不见的东西，方证就是可以把握的东西。不去研究空洞玄虚的理论和无法在临床验证的假说。

——黄煌《经方的魅力》

采用实验方法试图去证实中医学说中的"解释"（或"假说"）部分，实际是丢掉了珍珠而抓住了"鱼目"。以古人的"理论解释"为起点，以证实古人的假说为终点，这样做的结果不仅使得中医的理论永远无法发展，实现不了"中医理论现代化"的目标，反而会强化人们"中医不科学"的印象。

——黄龙祥《中国针灸学术史大纲》

金元之后，医学进入杂学化时期，各种学说空论一气。到明代，医学进入理学化时期，满纸阴阳水火太极八卦，太空泛！到清代，则进入医学的文学化时期，医家皆讲文字押韵对仗，连医案也写成骈体文了，医学离

主题之四 ⊙ 思考经方

自然科学的路越发远了。

——黄煌《经方的魅力》

古代中医学说中带有其所处时代的文化哲学的包装，如果不揭开这层层包装纸，我们就不能看到中医理论的本来面目。使得中医学无法进入实验室进行科学的实验研究。

——黄龙祥《中国针灸学术史大纲》

古往今来，中医的各家学说，都是对临床经验和事实的个体解释，想不通过临床实践，而通过理论的空想，就能完全掌握中医临床技术，那是空想。

——黄煌《经方的魅力》

关于十二经脉的循行路线及其与内脏的关系，在古代有多种不同的记载，今天我们看到的只是其中的一种。传世的"经络学说"是古代某一时期、某一地域、某一学派对所总结的人体特定部位之间特定联系的一种解释。

——黄龙祥《中国针灸学术史大纲》

哲学理论是无法在实验室找到实质的，即使找到了所谓实质，对中医临床也不会产生多大的影响。

——黄煌《经方的魅力》

中医理论在其形成和演变过程中，其所处时代所特有的的文化哲学思想或多或少的会渗透其中，将这些虚虚实实，真真假假的混合体不加剖析地置于实验室，无论应用多么尖端的技术，不论研究多少年，也不可能获得明确的研究结果。

——黄龙祥《中国针灸学术史大纲》

设想有那么一天，中医不讲六经气化了，不讲五脏五行了，只要那时的中医还在利用中药防病治病，那也不足为怪，也许那就是 21 世纪的中医。

——黄煌《经方的魅力》

……不论古人用什么样的概念（"脉"也好，"经"也好，"络"也好）来解释这种联系，都不重要。而且古人给出的这些解释，以现代的科学水平衡量，正确也好，错误也好，也不重要，重要的是古人发现的诊疗规律本身。数千年前的中医学说对于今天，正如今天的医学假说对于千百年后的未来一样，随着生命科学日新月异的发展，今天的某些学说肯定会被修正或取代……然而古代医家发现的现象和规律，不会随着时间的推移而失去价值，我们应该将全部注意力集中在经络学说所揭示的人体特定部位间特定联系的规律上，而不应该被其中的"解释"部分——十二条脉牵着鼻子走。

——黄龙祥《中国针灸学术史大纲》

求实是经方医学的灵魂，多少年来，辨证论治，常常被理解为对病机的思辨，临床上直观的东西少了，而思辨的玄学的东西多，许多本应该成为规范的东西变得不可捉摸，中医学必须回归经方医学的实证精神。

当前，中医庸俗化的趋向比较突出，青年中医往往在一些不切实际的理论中纠缠不清，辨证论治成了一种踏虚蹈空式的游戏。

无论何种辨证，最终都要落实到方药上去，离开具体的方药，辨证往往空泛而笼统。

——黄煌《经方的魅力》

经络学说中带有很大主观推测成分的"解释"部分是以一种貌似客观性描述的形式出现，它遮蔽了含有较多实践成分的"规律"部分。

古代经络学说即古人对人体特定部位之间特定联系的一种解释，它的精髓在于其中的观察对象本身——人体上下内外联系的规律，而不在于其直观、类推式的理论说明——十二经络循行线。

——黄龙祥《中国针灸学术史大纲》

许多人认为中医的用药是严格地按照理、法、方、药的程序进行的，但实际却恰恰相反。

长期以来，中医界以"医者意也"为搪塞，沉湎于笼统模糊的空言虚论之中，应当指出，实事求是的医学态度，是中医学研究的灵魂。

不要把大量的时间解释"为什么"，而要让同学们明白"是什么"以及"怎么干"，尤其不宜提倡用古代的学说去解释"为什么"。

——黄煌《经方的魅力》

其实整个的中医基础理论的研究中都存在着如何准确把握研究对象的问题。问题的症结在于对于古代中医学说的不同成分还缺乏科学的分析。

……用主观设计的理论框架套量客观实际，这样做的结果是减弱例如经络学说对临床实践的指导作用。

……并不缺乏客观事实，但为了维护理论体系形式的完美，往往采取"削足适履"的做法，对客观真实进行裁剪，以自圆其说。

——黄龙祥《中国针灸学术史大纲》

由于传统文化较强的文化性，各个时代的儒学文化、宗教信仰、伦理道德以及地方民俗等，无不给中医学带来明显的烙印，如何去粗存精、去伪存真，是摆在每个中医科研工作者面前的一项十分重要而又难度相当大的任务。

……重要的是先弄清"是什么"，然后再探索"为什么"。这也是科学研究的基本程序，中医学之所以发展不快，从学术上找原因，那就是中医本身的许多临床经验和事实尚未整理出来，很多技术规范十分模糊，作为科学研究的第一步尚未完成，如果急于寻找解释，那就容易导致学术陷于空泛。

——黄煌《经方的魅力》

要对中医经络学说进行实验研究，第一项工作就是将隐蔽在学说中的"规律"部分、准确完全的剥离出来，并对古人归纳的这些规律所依据的"事实"进行严格的检验，以明确其实践含量，中国的经络学说的现代实验研究就是在缺乏这一基础的特殊背景下仓促上马的，从一开始就走入了误区：即将经络学说中的"解释"的部分作为实验研究的对象而不自知。

——黄龙祥《中国针灸学术史大纲》

1. 有关事实和理论

家庭的影响，我选择了中医院校。大学的前两年，我是个非常刻苦的学生，中医基础课程的教材每页都写的密密麻麻。那时真是一字一字地读书，认认真真的思考，中基、中诊、中药、方剂都是几十遍地看（这个数字没有夸张），晚上熄灯之后还在用电筒看书，那时不是想考试考的好，而是真的喜欢，不仅是看，而是认认真真地去想，刨根问底地去想。所以，一直到现在我都奇怪那两年为什么有那么大的热情去学中医。大三时开始上中内，我却怎么也提不起兴趣，教材怎么看怎么无聊，于是只挑自己喜欢的课去上。同一学期开课的《内经》是四大经典之首，我怎敢怠慢，讲课的张登本老师是全国知名《内经》专家，课讲得极好，我上课还专门录音。有一天在伤寒教材上看到一个真武汤的病案，治疗眩晕兼肌肉颤动（帕金森病），我立刻联想到经文"阳气者，精则养神，柔则养筋"，片刻之间，感觉对这病的理解、对经文的理解都深了一个层次，心说："经典就是经典，果然高深！"学期结束，我的论文《论"阳气者，精则养神，柔则养筋"》得了全年级最高分。后来，慢慢地开始疑惑，难道我真的要知道"阳气者，精则养神，柔则养筋"才会看这种"阳虚动风"吗？非要知道这句话才会用真武汤吗？如果我只知道真武汤的方证，只知道用附子、用茯苓、用白术的指征而不知道《内经》的这句话，我是不是就真的处理不了这种疾病？反过来，如果我知道并熟悉这句经文，是不是我就真的能识得此证？是不是就真的能开的出真武汤？经文的确很好地解释了这个病案中的症状甚至是用药，但是我脑海中没有这句经文，没有"阳气——濡养筋脉——阳气不足、水湿泛滥——筋惕肉瞤"的认识，我只知道这种体质、这种症状、这种脉象，甚至这种疾病对应的就是真武汤证、附子证、茯苓白术证，我能不能很好地处理这种病呢？我步入中医的时间只有短短几年的时间，不敢对先贤的经典妄加非议。《内经》也确实凝结了先人的智慧和心血，她对针灸的实践，人体生理、病理，养生甚至是人生，人与自然的独特视角，都有值得现代医学和科学研究借鉴的地方，但是对于一个真正要打拼在临床上的中医来说，我们怎么对待前人留给我们的医学知识呢？重事实还是重理论？重规律还是重对规律的阐释？什么样的理论能真正指导中医的实践？重其所然还是重其所以然？所以然中，又有哪些是属于规律，哪些属于尝试性解释？现行的中医理论，的确在最大限度上解释了临床事实，但也在最大限度上掩盖了遣方用药的真正规律和技巧，使真正能指导实践的理论隐而不彰，脏腑阴阳五行的确能几乎通解所有的临床实践，而且只要需要，它可以无限的深入循环。比如大二学方剂的时候，我非常不满意教材的方解，觉得它说的不够圆满，于是自己动手写方论，参考各家方论，参考"药对"学，写此方为什么一定用此药，往往写到"某经之邪，非此不能除也；某药配某药，上能通某窍，下可补某脏，左能入某经，右能达某络"的地步方肯罢手。一篇方论，往往有数个医家的言论经我整合而成，看过的同学都说我写的比教材好得多，看起来似乎无懈可击。现在想来，这些方论不过是自欺欺人罢了，不过是我对这些既定事实的个体解释，是先有了方剂的功效和方证，然后我再根据自己的需要赋予某些药物某些特性，以期达到一个圆满的解释，但反过来根据方论推出一个结构严谨的方剂，却是万万不能。这种理论能解释实践却不能指导实践的困惑虽然也隐隐在心里出现，但那时学习的重点仍放在传统理论上，放在"所以然"上。直到 2006 年底，接触到《中医十大类方》，思路上才有一点变化。2007 年初，我在图书馆见到了《经方的魅力》，从那时起，开始重点关心方证，重点关心事实和规律。

2. 各家学说

我正式接触《中医各家学说》，是研究生复试阶段，读这本书最大的收获就是发现在中医界存在这样的现象，即医家用自己的语言来阐释临床实践。前人的语言，只是为了描述他们眼中的实践，无论是"肝肾不足"，还是"胃火炽盛"，它们都只是医家的个体语言，是为了描述医家眼中所见到的医疗实践。但是在流传的过程中（尤其是以书面的形式），这种语言留了下来，但是它所对应的临床实际却模糊了。这里穿插一个小例子，我父亲在平时开处方时，常在诊断一栏中写上"肾气下陷"。按照教材上的标准，这不是一个规范的诊断，这只是他个人的语言。反过来说，因为有了这条"肾气下陷"，在父亲的用方、用药经验中，有些方药就是能够"升举肾气"的。而我学习的时候，也从来没有想过从"肾主封藏、肾为气之根"等角度去分析他所说的"肾气下陷"到底是哪些理论推断而来的，到底和心火、肝阳、脾土有什么关系。我只是关注每当他做出这一诊断时，是看到了怎样的人、怎样的面色、怎样的体态、怎样的脉、怎样的症状，甚至是怎样的化验结果。做出诊断后，用什么药，用多少。这才是一条经验中真正核心和有价值的方面，至于怎么去阐释它，与父亲自身的所学、所想，以及他的表述习惯有关。如果父亲要写一本反映他学术经验的书，那么我想他一定会想办法让他的这条"肾气下陷"在理论上也能说的圆满。但这其实只是一种说法而已，不能反映出他的用药经验，只是在中医的理论方面，又多了一条个人见解。我的父亲只是一名普通的中医，他的名气无法与金元四大家、张景岳、叶天士相提并论，但我想这个小例子能从一个层面上说明中医各家理论、学说是如何诞生的。也提示我们怎样对待前人的经验，那就是重点关注方药的用法而不是医家的说法。补中益气汤是一张传世名方，历代皆有善用此方的医家，然千百年来深谙"阴火论"者，又有几人？

3. 关于"医者意也"

关于"医者意也"、"医者易也"、"医者艺也（艺术）"，是黄煌先生一直非常反对的观点，认为这些提法都使得中医神秘化，严重阻碍中医的推广和传承。我很赞同黄老师的这一看法，但回头看看"医者意也"这句话，会觉得它的存在是非常有道理的。黄煌先生学术思想中最闪亮的地方，是他始终努力将中医学中原本十分模糊和难以说清的技巧尽量用文字表述出来，尽管抽象的文字描述与直观的景象之间始终有差距，但这是一种非常了不起的尝试。这种尝试，使得中医的"意"渐渐可以付诸笔端，渐渐可以成规矩，可以效仿，容易传承。比如黄煌先生的"方人"、"药人"等体质学说，就是这种尝试的典范。黄老师常说过去的某些老中医有保守的思想，对于真正核心的用药用方技巧密而不传，的确有这样的现象。但很多时候，不是他们不想讲，而是没办法讲，讲不出。就像黄煌先生对半夏体质的把握，这是综合了望、闻、问、切的各方面的因素，而最终努力以文字的形式呈现。但无论是面部曲线柔和、主诉较多、心理敏感，还是其他的半夏体质的特征，不光是因为黄煌先生注意总结，更因为他一直努力将这些难以表述的视觉、触觉用文字表达出来。有一次，一个师妹硬要我说出"温胆汤体质"到底是什么样子的人，给她逼急了，我就说："除了恶心、呕吐、口苦、口黏、心慌、易惊外，你就想，某女子，年轻时是个大眼美女，白皙靓丽，后嫁入豪门，相夫教子，中年之后，略略发福，珠光宝气，肤如凝脂，但常常睡眠不好，莫名地担心一些事情，更年期也比一般人来的明显，但又不像黄芩体质的人那样容易发火，能想象的出吗？"趁她愣神，我赶忙脱身。（这段话只是当时随口一说，多少带点玩笑的成分，未必正确，黄波就不同意我的话）。我向她描述的形象，就是我脑海中"温胆汤体质"的形象。放在从前，我只会说"心虚胆怯型"，即使看的病人多了，也只是我心里明白，讲不出来。2007年之后，看了黄老师的书后，也学着他的样，尽量把心中的这些"意"付诸笔端，让它可以落实，可以向人讲述，可以让主观的感觉变成客观的征象。虽然以我现在的"望诊"水平，我理解的"温胆汤体质"未必正确，但我认为，这种总结和表述自己临床经验的方式，是没有错的。但在敬佩黄煌先生这种"求实"、"落实"学术思想的同时，我们也必须承认，无论文字、文笔怎样细腻深刻，它始终与实际的视觉、触觉等各种直观的感觉有差异。种种在实践中诞生的技术，是不可能完全通过文字表述出来，望诊如此，切诊如此，某种程度上，这也说明了在中医师成长过程中跟师和临证的不可或缺性（尽管历史上也有自学成才的中医）。尽管的确看得见、也确实摸得着，但要想讲的清，很困难。我看了黄老师的书但仍然来南京学习的原因就是缘于文字和实践的差距，我想亲眼看看什么叫面色发青或发白，什么叫面部曲线柔和，什么叫体格壮实，要听听什么叫主诉甚多，要摸摸什么叫灯笼腹。中医辨证的技术之中，有许多是视觉、触觉等感觉性的东西，很难表述，我想，这就是中医的"意"吧！黄煌先生提倡"求实"，我想这个"实"字，有两层含义，一是要追究真正有效的东西，尊重临床事实；二是辨"实"。先生常谓："辨证论治，是辨认，不是思辨。"辨证论证的过程是一个寻求用药、用方证据的过程。尽管中医的诊疗中有许多无法用文字确切表现出来的类似于感觉的东西（如望诊、切诊时的视觉触觉），但不管怎样，都有确切的事实作为基础，都要在望、闻、问、切中根据所能得到的实在的信息去处方用药，而不是在医者的脑海中经过经历所谓的"理、法、方、药"的逻辑推理与分析。最近看过的一本医书中，卷首语里有这样一句话："一旦通晓医理，就能以一当十，一通百通。"如果这里的"医理"指的是纯粹的医学理论的话，那我就非常不同意。老百姓都晓得看中医要看名中医，要看老中医，但是老中医到底高在哪里呢？并不是高在对心火、肾水等理论的无限推化和演绎，几十年的临证，真正沉淀在他们心中的，是对寒热表里的准确判断，是对方证、药证的准确识别，是对患者心理的洞悉，是对望、闻、问、切技术千百次锤炼后升华出的一种感觉，是技术上的熟能生巧，是望人、切脉上的一会即觉。而决不是读万卷书后"得悟大道，豁然开朗"，之后便能用方如神，药无虚发。思路的开阔、他人经验的借鉴，固然可以从书本中获得，但中医是一门技术，就像弹琴和打拳一样，练到精纯之时，举手投足之间的韵味和节奏的确有艺术的味道，但这些都是由基本的、实在的实践技术锻炼而来，决不是仅仅靠深思就能达到的。

4. 关于门派与师承

中国的许多传统文化、技术，都有不同的流派，中医也有。同一个病，不同的医生开出的方子却不同，但有时都有疗效。这就像是武术的门派之分一样，同样是对方一拳打来，太极门可能划一个云手，用化劲的办法；少林拳可能是用格挡；咏春派呢，也许理也不理，一记日字冲拳，后发先至，谁对谁不对呢？谁都对，只要能解决问题，都是对的，孰高孰低，全看个人的修为，拳法无高低，功力有深浅。说到这里，一定会有人批评我：既然讲方证，讲求实，讲规范，讲中医与玄学绝交，为何还有如此唯心的观点？为何强调门派？为何强调个人的修为？其实我想这些与求实并不矛盾，在我看来，中医门派的存在大致上是由三点原因决定的：①人体科学的复杂性；②解决矛盾途径的多样性；③个人思维的差异性。前两点是客观原因，第三点是主观因素。如果把疾病比喻成一座小山，把治愈疾病比喻成上山的路，那么有些时候上山的小路也许不止一条，有门派和师承的不同，治病的思路也就不同，只要是行之有效的，就应当是我们予以承认的。然而强调这些，不意味着中医无法规范，目前的规范工作，只是一个侧面的规范，无论是谁的经验，无论是哪派的经验，它都只是发现了用药（方）的一部分规律或者说某一规律的其中一方面。所以，不但要承认中医的门派，而且应当鼓励门派发扬个性，提倡争鸣，使方药运用的规律越来越全面。但笔者在前面已经提到，"事实和规律才是中医的核心"，因此，在门派和师承的问题上，着重关注的应当是其间的规律和事实本身，而不是覆盖在上面的理论阐释，比如最近"烧"的很火的火神派，我们要着重关心在其有效的病例中，病人出现哪些具体的症状、体征（或是疾病）时用大剂的桂附有效，用桂用附的经验具体落实到病人身上，到底哪种人出现哪种脉可用，哪种病见到什么症可用，哪种舌加上哪种腹证可用，但见肢冷畏寒便曰阳虚，不但在理论上混淆视听，更使得火神派中宝贵的、真正经得起实践检验和重复的医疗经验"火种"日趋晦暗和神秘。只有把理论的东西落实下来，核心的东西才能越来越清晰，才不会因为门派的理论不同而始终使其各自的实践部分得不到最大限度的发扬。也就是说，百家争鸣，要"鸣"在实践的层次上。为什么我们常会听到某某医生擅用某方，擅用某药呢？在主观上，固然是因为思维方式不同（或者说知识储备），但在客观上，他们的用药也能起到和其他医家相同或近似的疗效，是因为他掌握和发现的是另一部分规律，是因为同一问题有用不同方法解决的可能性。诚然，某些病的治法是非常局限的，甚至只严格的对应某一张方剂，但并非所有的病都如此，这就是门派存在的理由和意义

（与武术类似）。各个门派理论的不同，使得各自的实践也显得相互格格不入，令学者莫衷一是，抛开这些所谓正统的理论，回归到最基本、最实在的实践层次上，关注经验和事实本身，是使得中医学的精华得以传承的重要态度。

5. 与老师的谈话

2007 年从陕西毕业前夕，在餐厅遇到一位关系很好的老师，长久不见，相谈甚欢。我向他简单谈了一下我的想法，他对我说："你刚才所说的，我基本同意，但这是对于一个临床医生来讲的。如果你将来想在中医上有大的成就，没有《内经》的理论是不行的。比如说，我曾经用参苓白术散治疗了一个小儿喘证，我就是根据'培土生金'的理论选方的，难道'培土生金'这个理论就没有指导意义了？"我说："其一，我相信参苓白术散的确是可以用于小儿喘证，尤其是善后调性，我也看过很多这样的报道。我也相信您在用这个方的时候的确是想着'培土生金'。但是，为什么单单这个小孩用'培土'法？其他的小孩用其他的方子的时候，这个'培土'的理论就不成立了？您可能要说，证不同，选方当然不一样。那么用这个方子最根本的依据，是这个小孩身上实实在在的用参苓白术散的征象呢？还是因为'培土生金'？参苓白术散是一张补脾的方子，喘证是肺病，所以当参苓白术散治喘病时，就'培土生金'了？我要是硬说它不是补脾的，但我就是知道它使用时针对的征象，我说的就是错的吗？中医的很多解释性的理论，只是针对已有的事实和经验做出解释，并不是用方用药的真正依据。如果这个方中有其他的一些补肾的药物（比如说杜仲），用此方者便可谓：肾为先天之本，金水相生，肺肾同补。由此一来，似乎'肺肾同补'成了用此方此药的理论根据，这样，真正用方用药的客观规律就被隐蔽掉了。其二，我说的空洞的理论，其实并不是主要针对类似'培土生金'这样的理论而言，毕竟这样的理论对实践还是有一定的指导意义的。例如在认识方证不很全面的时候，它也能为我们的用方用药提供思路的平台。我所指的空洞，是指那些建立在一定的实践基础之上，然后又脱离实践，不断衍化，进而模糊实际的理论，以及那些专为解释而解释，对实践起不到任何指导意义的理论。我在临床上遇到过一个患者，感冒之后，遗留头疼一症，始终难愈，后来我查了很多书，用川芎茶调散治好了这个病人的头痛。如果能进一步注意总结归纳什么样的人在什么样的情况下更容易出现这种疾病，就能使川芎茶调散用起来更容易、更方便，也使得此方的有效率大大提高。如果一味的追究所谓的机理，谓肝为厥阴风木之脏，其性主升，同气相求，外风引动内风，挟痰上攻头目，故作头痛，最终对于临床没有太大的意义，远不如直接从体质、体征甚至生活喜

主题之四 ⊙ 思考经方

163

恶等方面总结来的具体和实在。这些传统的解释理论，夹杂了太多文化和哲学的痕迹，只是一种个体的见解和认识，属于'解释'的部分，不属于'规律'、'事实'部分。"老师问道："照你这么说来，课本上的理论就完全没有必要学习了？"我回答："当然需要学习，气血阴阳表里虚实寒热，这些是构建中医理论的基本框架，是中医独特的语言，没有这些基本的语言，难以对中医认识的生理、病理进行概念上的分类。不了解这些，就无法明白中医，了解这些，才能了解中医看待人的方式。甚至我现在思路的转变，也是在系统了解了教材知识的基础之上的结果。但是还要看到，这些是不能解释中医丰富的临床现象的，而且，中医真正有生命力的，是客观的临床事实。至于说明事实的语言工具，在任何历史时期都体现了'与时俱进'的特色，有时代的痕迹。汉与唐不同，明与清又有差别，将来变成什么样子都无所谓，事实和规律保留下来就可以了。"他又问："那中医理论中'肾阴亏损'、'心火旺盛'这样的病机概念就没有任何用处了吗？"我回答："作为一套系统的理论，它有长处，便于学习，便于掌握，但是它的弊端也很大。第一，太理想化、模式化，以一个模式概括复杂的临床表现，这就像武术里的一个笑话：'你怎么打输了？''不怪我，他不按套路打！'刚学医的人都有过这样的感叹：'病怎么不按书上的得呢？'第二，改变了辨证的重点，让人觉得，用方用药是在阴阳、脏腑、五行的理论指导下去用的，忽略使用方药的客观、实在的指征和证据。还是那句话，其实怎么解释都无所谓，不同的时代有不同的解释，真正能指导实践的，是事实和规律本身，不是解释。第三，理论上的无限往复和衍化，使中医中有意义的概念变得越来越模糊，越来越脱离个体、脱离体质而纯粹演绎理论。说得头头是道，一张方开出来更是八面威风，气血阴阳都补，痰瘀饮癥皆化，实际的疗效却不理想。另外，以偏概全，过分从理论去理解症状，见到怕冷就是阳虚，看到眩晕就讲血虚、讲肝风。离开了具体的人，理论没有意义，有时甚至是错的。"老师说："那你掌握的只是一条条的经验，根本不是系统的知识！"我反驳："那大量可以重复的经验所反映出的用药的技巧，难道就不是规律吗？非要把这个技巧、规律用阴阳五行解释出来才叫理论吗？解释之后的东西，不是还得落实下去吗？直接说出来不行吗？"他依然摇头："这样下去，终究是无水之源，无本之木，最多只是个匠人，算不上大家。如果没有系统的理论，只按你说的，学习经验和事实，中医怎么发展？历史上的那些名医，如果没有深厚的理论功底，怎么自成一派？发明那么多的方剂？"由于时间和自己水平的原因，最后的这几个问题我没有再和他谈下去，对于中医名家应该是个什么样子，我不能确实的想象。但是在我心里，做一个能很好地用方、很好的用针的医匠，已是我这辈子在中医学上最大的追求了！（这段文字，根据谈话内容整理而成。）

关于理论与实践的探讨，只此一篇，因为对于临床医生而言，思维的转换，只是第一步，更重要的是那些具体的、细节的方药、针灸的技巧与经验。杨大华先生说的好："千理万论皆过目，一方一药最关心。"我再加两句："此经彼络多臆测，唯求实效可传真。"

2007 年，我看到了《经方的魅力》和《中国针灸学术史大纲》，这两本书彻底改变了我对中医理论（主要是指包括方药理论和经络学说）的认识。在这两本书中，我看到的是求实和严谨的思维品质。自此，我眼中的中医学不再神秘，眼中的经络不再玄妙。对于中医的实践，对于方药和针灸的作用的具体机理，依然难以有个圆满的解释，但"解释"已经不再妨碍我理解、学习中医。作为一个临床的医生，面对掺杂了太多文化、哲学内容的中医学，更需要一种严谨、求实的科学态度。两位黄先生并不相识，而且研究的方向也不一样，一是针灸史，一是经方。然而他们的学术观点非常相似，原因很简单，缘于他们对中医发展历史的认识，缘于他们对时下流行、所谓中医正统理论的来源及形成过程的探求！

学习中医，关注事实和规律本身，关注实实在在的技术。学习中医，大道至简，因为中医真正重要的理论最终落实到实践的层次上时，它都是简单而直接的。

在我正式学医的五年后，读到两位黄先生的书并能到南京来学习，是我的中医之路上一个重要而幸运的转折点，感谢黄煌先生的教导，让我来南京的目的得以实现；与此同时，发生在生活中的一些事也让我的性格有了一些改变，这两种改变恰好发生在同一年，衷心感谢痛苦而难忘的 2007 年，在我成长的道路上，这是非常特殊的一年。

杨奇云　2008－04－27　00：19

后记 1：大家对《经方的魅力》一定不陌生，许多人也买了此书，对另一本书可能有些陌生。不管各位是不是了解针灸，在此，我向各位珍重推荐黄龙祥先生的《中国针灸学术史大纲》。是书对历代针灸医籍版本、错误、真伪考证之严谨、全面，对经络起源探讨之细腻，对当代针灸研究乃至整个中医现代研究中的方向性错误的指出，在同类书中，我大胆说一声：鲜有出其右者！读此书，带给我的不止是对于作者辛勤考证工作的敬意，对他研究针灸史方法的钦佩，更带给我对中医核心内容的思考。对针灸史上许多问题的探讨，可担得"振聋发聩"四字。这本书中，没有具体的针术，但能让你对针灸经络有一个全新的认识，一如《经方的魅力》对方药理论的探讨和认识。

后记2：考虑再三，还是决定加上这第2篇后记。今晚又看了一遍《问中医几度秋凉》，眼角还是湿润。我想我和许多学中医的人一样，选择了一项自己不会后悔的职业，中医不仅仅是我们所学习的一门知识、技术，很大程度上，她更改变了我的性格，甚至人生。这篇小文章将成之际，适逢一位师兄前来做客。师兄文笔、学问俱佳，人称"才子"，看过之后，说："文章很好，就是太啰唆，你就是想说'中医中技术的主导性，希望学习的人更多的关注规律、经验本身，而不要太过于注重用传统的理论去阐释和分解规律'，对吗？"我笑道："不愧才子，果然一针见血！"不错，我就是想说：中医的实践也许的确体现了中国人对待宇宙万物独特的视角和人文情怀，但就像武术也有文化一样，武术的技术性才是武术文化的核心和载体。很难想象如果武术失去技术性，还能承载武术文化；如果中医没有技术性，没有实践的基础，所有的中医文化也就无从谈起，内部和核心腐朽了，外表不会华丽太久。前两天我看到一位名医在网上的一句话（这是位真正有本事的中医，我非常钦佩他的看病的本领）："表面上看是'医术'，而深层次去理解却是'医道'，一种自然之道。"我觉得说反了，"术"才是真正能让"道"依存的东西。

思玥 2008－04－27 11：39

心路历程，言出肺腑……

关于中医，我曾经看过两种比喻，对比一下觉得很有意思：

一个说中医就像一颗大珍珠，最初是一粒沙子，随着时间的增长，在它的外面不断被一层层的珍珠质所包被，最后形成一颗晶莹圆润的大珍珠；

还有一个比喻是黄老师讲的，中医就像是一只绿毛龟，真东西就那么一点点，附着物倒是不少。

珍珠还是绿毛龟的选择，决定着我们珍视什么，扬弃什么。

邢斌 2008－04－27 11：41

两位黄先生虽是不同的专业，可是有相似的观点，经楼主认真读书，为我们揭示，难得。

楼主自身的经历，过若干年再看，说不定就是一篇"名老中医之路"。

黄煌老师用自己巨大的学术魅力和人格魅力，团结了那么多有想法的年轻人，真好真好！

黄波　2008－04－27　12：33

入学之前，杨奇云便有一身针灸绝活。昨一门诊患者告之，其多年便秘，奇云一针即效。为了技术学习，他还专程到了安徽农村去学习放血技艺。

杨是为了跟随黄师学习经方才选择南中医的，因某种原因而到了文献专业。然而他对经方的学习一刻也没有放松过。

很欣赏和敬佩那些中医科班出身，到了研究生阶段仍能坚守中医学的人。他们一路上全心投入，经过教科书及浩瀚的古籍理论的学习，一开始满怀热情，临床实习后渐渐发现用非所学，开始困惑和彷徨，然而经过反思与重新抉择，他们去伪存真，善于择善而从，最终走上经方实证之路，走得从容坚定。他们对中医学的感受是复杂的，但对中医学也是体悟很深，爱得深沉的，杨奇云便是典型代表。比起他们来，我的中医经方之路要顺利得多，简单得多，这些文字我是绝对写不出来的，这其中的感受我也是体会不到的。

zure　2008－04－27　16：02

好文章。以前我也是很笃信经络理论的，认为之所以我们没有感受到经络，是因为没有做"内证试验"，没有进入"气功态"。但自从看了赵洪钧先生的观点"经络的古意就是血管，就是循环系统"后，对针灸的疗效产生了怀疑，取穴时也不再要求针得很准了，因为觉得"可能都差不多"。自从看了黄煌教授的书后，我就想，在针灸方面，可能也要有一个去粗存精，去伪存真的大变革，只是不知针灸界有无如此清醒的人士？感谢楼主推荐了《中国针灸学术史大纲》，有时间一定要读一读。

咖啡猫猫　2008－04－27　17：14

我也深有同感！经方医学体系是建立在实践基础上的，据病、据症状、据体质投药，寻找线索，有法可依。其思路是简明、清晰而实在的。而后世医学体系全在理论上下工夫，不是强加附会，便是自圆其说。看似病理病机、症状舌脉俱全，而用起来难以对号入座，理法方药常常是模棱两可。反观日本汉方医学，他们摒弃空泛的理论，一切从实际出发，重视实践，大大扩展了经方的应用范围，值得我们借鉴！

经方中　2008－04－27　17：39

几年来应用董氏奇穴治病，颇有立竿见影之效。手法也比较简单，易于操作，缺点是穴位不易辨认。

传统针法手法不易掌握，如烧山火、透天凉、青龙摆尾、苍龟探穴、等等。

登陆真难 2008 - 04 - 27 18：19

传统的中医理论实质是什么？试析之：

1. 是古人从哲学层面对医学的认识；

2. 是装点门面的学术服饰；

3. 是江湖派的吓唬人的学术兵器；

4. 是类似禅学的意象派的体悟；

5. 是说不清楚时的强为之解说；

6. 是为了树立个人学术地位的垫脚石；

7. 是弟子们百问之下的塞口布；

8. 是一个意思的另外一种表述。

总之，传统中医理论的内涵和背景很复杂，值得深入探讨！

nicesong 2008 - 04 - 27 20：28

经方中提到的董氏奇穴是近几年很流行的一派，源自台湾董景昌先生，后经弟子杨维杰广为传播，手法要求的确不高，但无人教授的话，取穴、进针方向等因素不容易把握。传统针法中的烧山火、透天凉是确实存在的，是某些病取得疗效的关键所在，但不神秘，是一些细腻的手法，属于技术性很强的东西，但与是否练过气功没有必然联系。

李小荣 2008 - 04 - 27 23：13

感动！警醒！激励！

岐风 2008 - 04 - 28 00：16

刚来到论坛几天，就看到了这样的文章，很难想象此文出自一个学医只有五年多的人之手。相比之下，很是惭愧，在临床上摸索打拼，的确迷惑不少，看了楼主的文章，非常有启发，也非常有感触。临床的病证，的确很复杂，很不容易辨。这篇文章修改一下，然后发表，如果让广大学中医的人看一下（尤其是上过临床的人），相信一定会引起轩然大波，赞叹和批评的人一定都很多。文中的观点，我并不是全部的同意，但是我要说：这是一篇很有深度的文章，如果没有对中医长期的思考，写不出来！

我由衷赞一声：好帖！

最后，有个问题向杨奇云先生及诸位问一下：你们真的认为，学习传统理论，对中医学的实践不重要吗？

空穴来风　2008－04－28　00：20

看到大家对中医都有如此深刻的体会和想法，我感觉自己太肤浅了，心情很沉重！虽然中医究竟是什么？究竟怎么学？学什么？等等一系列的问题在我心头一直是阴霾不散，看到大家的言语，我似乎看到乌云里露出了一缕阳光，有所禅悟。虽然我曾经迷茫过，但自从我接触到黄师的经方医学，我仿佛看到黎明前的曙光。

aykm　2008－04－28　04：11

英雄所见略同！个人认为中医理论的精华在于辨寒热，楼主所举参苓白术散的例子我觉得并不是什么培土生金，而是寒热辨对了。

再说与其培土生金，不如补肺更直截了当。参苓白术散也不是只能补脾，该方可取效也有可能是补肺的缘故。如诸位网友所言，传统理论有很大的模糊性，不但无助于临床，反而限制了思路。用"培土生金"这样的理论来放马后炮可以，用以指导临床就值得商榷。

说的直接一点，很多名医因为有疗效当护身符所以能天马行空地谈这些理论。可是他们自觉疗效并非"方药"，而是"理法"，如楼主所言。

王清任批评过医家们：不敢议前人之非。很多人都把《内经》和理法视为权威，敢于怀疑的人，例如两位黄先生只是属少数。现在我们市面上接触到的不论是教材还是中医书籍大多是以经解经的那一套。

顺便推荐一书给大家：《中国医学源流论》，谢观著。节录几段给大家看看：

《素问》非古代医家之金科玉律也。仲景《伤寒》自言撰用《素问》，而书中曾未引及《素问》一语，可知证脉方药，医家自有真传。如《素问》之注重学理者，不过借资参证耳。自宋以后，言《素问》者始渐多。明以后，乃更奉为天经地义，而又益之以《灵枢》。

……且中国医家，好谈《灵》、《素》，喜言运气，遂病其空言无施。日本汉医则多远宗《伤寒》、《金匮》，近师《千金》、《外台》，尽心于研究症状，致力于钩稽药性，其切于实用，殊非中国医家所及。

唐以前之医家，所重者术而已，虽亦言理，理实非其所重也。宋以后之医家，乃以术为不可恃，而必推求其理，此自宋以后医家之长。然其所谓理者，则五运六气之空理而已，非能于事物之理有所真知灼见也。

爱好经方　2008－04－28　06：18

　　病人评价一个医生的技术水平如何，看的不是他滔滔不绝的理论，而是实实在在的疗效。所以学医者，尤其搞临床者不要纠缠在那些云里雾里的理论上，还是应该注意方药的运用，着重于解决实际问题的能力！

皓　2008－04－28　23：04

　　我的感觉是，楼主所说的更符合经方的特点，而后世时方，还是需要传统理论支持的，毕竟，后世的很多方都是在传统理论的指导下才发明出来的。

杨奇云　2008－04－29　07：59

　　回答岐风先生的问题并顺便写出修改原文时删除的一段文字。首先，"传统理论"是个模糊的概念，各个时代中医的理论面貌是不同的。汉唐时的中医书籍与明清时的中医书籍在表达形式上有非常大的差别，现代学中医的人之所以老是说"传统理论"这个词，主要是受教材的影响，其实，教材内容的主体部分，不过是明清各家学说的拼凑和嫁接。而且，在长期的发展过程中，传统文化和哲学对中医的思维也有很多正面的影响，想将二者完全分开，也不太符合中医本身的特点。我写此文的目的，并不是向《内经》发难，只是想让大家对中医理论中的不同成分有一种比较理性的认识，经方团队意不在反传统，我们只是坚持认为：实践是中医的先导，事实和规律本身是中医的核心。我们依旧常读古书，依旧研究和借鉴医家经验，依旧根据脉浮、口渴、小便不利来用五苓散。我们只是将主要的注意力放在那些不会随着时间推移而改变的事情上——事实和规律本身。尽管我们一再说在中医的技术中，视觉、触觉等感官性的东西占有很重要的地位，甚至常常是医生处方用药的根本所在，尽管目前经方团队从体质、疾病谱、症状甚至是遗传等方面去总结方药经验的做法未必是一种完善和成熟的总结思路，但我们始终致力于用尽量直白、直接的文字去表达和记录中医。经方团队所做的一切，都源于一个坚定的信念，那就是我们始终相信：实实在在的规律应当通过实实在在的指征去表述。

岐风　2008－04－29　11：55

　　你的意思我已经明白了，那我再加问一句：既然你们说可以规范和说明白，那么继续呢？怎样量化？

杨奇云 2008－04－29 15：25

　　后记3。这篇文章构思于寒假，本来写得很长，想系统地比较两位黄先生的学术思想，但在具体研究方向上，两位老师毕竟不太一样，所以感觉写得不太好。再加上后来发现我想说的许多话已经有网友说过（尤以温小文网友的文章中为多），修改之后，已经和最初的面貌有了很大的不同。本来我是想把它作为自己对2007年的一个回顾，但没想到会有许多的回帖。现阶段的中医，已到了一个风口浪尖，无论在医疗方面、社会影响方面还是商业竞争方面，中国中医都已经不是在世界的前列了。当前中医界许多人大呼"传统"，其实，由于对中医史学认识的不够，当代中医的主体，并不是真正意义上的传统中医，与大讲明清理论的人相比，经方医学团队更像汉唐中医的"遗老遗少"，因为求实的风格和汉唐医学是一致的。前一段时间收到张薛光师兄的短信，让我说一句话，可能作为后一期《黄煌经方沙龙》的封底，我想了想，就直接地说："经方中，有中医本来的面貌。"我觉得，这里的经方研究，形式上的确有创新，但就态度而言，实在传统得不得了（如果大家了解汉唐时的中医学）。

　　关于岐风先生的"说明白之后，如何继续量化？"的问题，实在是严重超出了我的知识水平，这一点上，我连发空论的知识储备都没有，所以据实相告：这个问题，我实在回答不出来。

思玥 2008－04－29 23：14

　　我来试着回答一下吧，还是用我曾经看过的一个比喻，一个关于中国科学和西方科学发展史对比的比喻：

　　在从来不定义精确语言的中国，技术难以得到精确的传承，不得已而为之的补救办法是神秘兮兮的顿悟——中国人却把这不得已的无奈方法当做最高法门。而且"师傅带进门，修行靠自身"，能否获得顿悟，完全听天由命。中国的技术进步，依靠的是后来者对先行者的绝对高度。后来者要超越先行者，不得不从先行者的起跑线重新起跑，不得不站在原始的文化地平线上与先人比绝对身高。在中国，一个绝对的技术巨人能够阻止该领域今后的一切进步。而在一线单传、天灾人祸的重重夹击下，退化和湮灭就无法避免。看看金庸小说中的"降龙十八掌"最后只剩下支离破碎、徒具形似的三五掌，就能明白数千年的历史长河中，一次次的战乱，在葬送无数身怀绝技的杰出匠人的同时，有多少宝贵的技术成为失传的广陵绝唱。长达数千年的技术失传，是一个最具中国特色的悲惨故事。

　　由于原理分明并且笔之于书，西方科学的进步，依靠的是后来者对先行者的相对高度。后来者要超越先行者，只需从先行者停止的地方接着跑，侏儒可以站在巨人的肩膀上（借用牛顿的极为确切的比喻）比巨人更高。在欧洲，任何天赋超绝的科学巨人都无法阻止科学的再进步。也就是说，中国人的进步，靠的是个别短跑天才的破纪录；欧洲人的进步，靠的是全体长跑选手的接力跑。因此，中国技术虽然靠着早期天才而长期领先，但没有累进，终于落后；欧洲科学虽然曾经落后，但由于累进式的飞跃，终于在近代后来居上。而且说来可悲，即便欧洲人才智平平（何况未必），只要运用站在中国巨人肩膀上的方法，就迟早能够超越事倍功半地苦苦参悟口传下来的模糊诀窍的中国智者。

从这个意义上来说，在很多东西还没有说清楚的时候，我们致力于用尽可能清晰的语言去表达、去规范。也许，只有在客观表达和规范的前提下，才能进一步认识其中的共同性、相似性，也就是深层的原理和规律。这些原理和规律，就是量化的基础。只有表达清楚了，学术才有可能传承，我们才有可能站在巨人的肩膀上，越来越高，我们才能把接力棒一棒一棒地传递下去，我们才能成长为科学的巨人，而不是在故纸堆里皓首穷经，昏花了双眼，佝偻了身躯……

岐风　2008 - 04 - 30　19：05

今天不太忙，盯着杨奇云和思玥的贴想了一上午，回忆了很多自己以前治过的病人，试着用你们的"办法"，把里面的"传统理论"都删掉，全部用具体的指征来表示，好像有些可以，有些还是不行，这里可能涉及方法的问题，就不说了。请教思玥，看了你的贴，感到谈的比较宏观，想问问你，即使真的可以如你们讲的那样，把用方选药的理由都用"具体"的东西来表示，可是你们自己也承认，中医里有许多感觉性的东西，这些，能量化吗？

思玥　2008 - 04 - 30　23：01

呵，因为这里谈的是思维方向上的问题，问题的性质决定了比较宏观。不过还好，所有具体的问题，都有宏观的问题管着呢。

我想说一句黄老师对我影响最大的一句话：学问未必是看得见摸得着的，但真学问，一定要从看得见摸得着的地方开始！

杨奇云　2008 - 04 - 30　23：44

岐风先生所说的"量化"，虽然目前看还不具备足够的条件和环境，但可以简单构想一下，其实"量化"并不是一定要目光锁定在生化指标或是具体的数值上。例如现代医学中的心理学和精神病学，探讨的主要是人的意识层面的问题。对于人的意识，很难将它与生化检验等用于器质性病变检查的工具完全的挂钩，但现代心理学和精神病学依然在飞速的发展，至于中医中"感觉性"的技术，我想可以借鉴这种思路去"量化"，即制定一系列的评判和检验标准，将它们划分成不同的层次和等级，比如说（仅仅是设想）：在药物质量已经得到规范的前提条件下，通过不同的标准来确定药物的剂量。例如半夏体质，如果先能规范出半夏体质的指征，进而在此基础上制定评分标准，符合某几条，判为几分，然后会有相应的半夏剂量（此时，半夏的质量必须是规范的，能保证多少克含有多少有效成分）。当然，我举的这个例子已经很生硬，只是想说明这样一种思路，即先总结，接着再规范，进而制定标准。

关于中医的规范和量化，尤其是量化，现阶段还很难，因为前期的准备工作尚未做好，不可能一下子就能规范和量化，但是我从其他学科的发展，似乎已经隐约看到一些光亮。岐风先生可以看看《黄煌经方沙龙》第一期中庄严先生写的《关于半夏体质》，今天的这一小段文字，正是受了那篇文章以及一些心理学知识的启发，讲得不好，但求辞能达意即可。

杨奇云　2008－05－01　00：04

补充几句：黄老师有个经验，用温胆汤治疗精神性疾病，比如创伤后应激障碍（PTSD）。现代医学对于 PTSD 已经有了深入的探讨，但治疗还是以心理治疗为主。我从前始终有一种感觉：温胆汤治疗这种病的效果这样好，真可惜现在的心理学专家不懂中医，如果能和比较权威的精神病研究机构合作，使用温胆汤治疗 PTSD，那么恐怕这种病的官方治疗方案要改写了。现在反过来想，既然温胆汤对 PTSD 有这样高的特异性，而现代医学来对 PTSD 的认识又如此深入和具体，那能否借助现代医学对 PTSD 的研究来规范半夏体质，或者说规范温胆汤体质，或者再小些，规范温胆汤在 PTSD 的应用。这样，既保留了中医方药的传统用法，又使得中医的"心虚胆怯"证得到落实和规范，不再是玄虚的东西，尽管可能只是在一个疾病中的小范围的规范。

漫天退想，扯得远了。

岐风　2008－05－01　23：02

五一外出，回来的第一件事就是打开电脑，看了思玥和杨奇云的回帖，又是一阵的思索。我没有心理学的知识，"半夏体质"的文章的也没有找到，但是温胆汤的例子我看懂了，我依旧觉得中医当中许多模糊性的技术是很难量化的，但你们所说的，好像也言之有理。短短几天，你们带给我太多的思索，说实在话，这种变化来得有点让我接受不了。我也没想到，能忽然间看到中医全新的一种形式，学术上可以有不同观点，这很正常，我并不全部赞同你们的意见，觉得这种做法有些激进，但你们让我开了眼界。先工作再上学，来南中医快两年了，到现在才知道有这样一个论坛，有这样一批人，我充满敬意的对你们说一声：也许你们是中医界的异教徒，也许，你们是中医的革命者。

杨奇云　2008 – 05 – 02　12：56

　　前人留给我们的知识实在太厚重也太庞杂了。对大多数学习中医的人来说，多年苦苦所追求的，就是做一个好的医生，人的精力和时间总是有限的，我们也是在能做一个合格的临床医生的前提下再去谈其他的。如果要真的实现全面的进步，需要文献学、中医临床、现代医学等各个学科的共同关注。基础工作的薄弱，决定了今天的谈话无法深入和具体。中医的生命是疗效，先保证中医的疗效，才有进一步去发展壮大的环境。但现实已经到了不得不让我们重新思考的地步，看看周围的世界，看看自然科学的发展，如果十年、二十年后的大部分中医学子仍然必须从中国古代的哲学和文化去学习中医，严谨求实的思想仍然不能成为中医的主导，中医的主体依然在文化的包裹下，不能体现出中医作为一门医学的自然科学属性，依然只能六十入门，七十成才，那不仅是传统中医的悲哀，更是前人工作的失职。中医作为一门研究人体生理病理的学科，本应该属于自然科学，她已然封闭得太久了。如果说保证疗效是中医能在社会中生存的前提，那么，能否"轻装上阵"则是中医能否继续进步的重要因素。今天的"空论"，如果能带来观念上的改变，哪怕仅仅是引起人们的反思，也是有意义的。可能在探索的过程中，真的会像有些人所说的那样，丢失了一些传统的东西，这些都有待在具体的工作中去探讨、摸索。失败未必是坏事，但绝对不能失去迈出步伐的勇气。

死生之域　2008 – 05 – 02　13：49

　　除了黄龙祥先生《中国针灸学术史大纲》以外，建议可以再看看赵京生先生《针灸经典理论阐释》，两位先生可谓目前针灸理论研究、史学研究方面的权威了。黄先生侧重于针灸史学、文献研究，去年曾作为访问学者在英国剑桥大学李约瑟研究所进行研究；赵先生侧重于针灸经典理论研究，代表作为教育部首批研究生教育推荐用书，在中医院校中系第一人。此外，对于中医经典理论研究造诣较深的还有一些非中医圈内人士，如中国科学院自然科学史研究所廖育群先生，以及日本的一些学者。

死生之域 2008－05－02 13：53

　　黄龙祥先生曾多次在公开场合中提出，中医界目前最缺乏的不是临床人才，而是理论专家。此语对我们或许有所启迪，值得深思。

highup 2008－05－04 00：20

　　震动！这是我在网上见到的最好的氛围，最好的态度，最有深度的思想。中医的希望必将从这里升起。

gugu 2008－05－04 21：18

　　学中医需要科学思维，需要实事求是的态度，杨奇云中医理论功底好，中医技术也很不错，尤其是他的刺血疗法，在南中医简直是妇孺皆知。最让我佩服的是他头脑灵活，教科书他学得好，考研能拿高分考全校前几名，但绝不像一般人，被书上的东西牵着鼻子走，他有主见，知道哪些是精华，哪些是技术，所以跟随黄煌老师学习上手很快。

杨奇云 2008－05－05 01：07

　　gugu 谬赞，连"妇孺皆知"都用上了，担不起啊！汗颜。

王叔和、张仲景脉诊观之比较

graydragon

2008 – 05 – 10　09：37

　　王叔和在中医学史上的重要性，始因与重要的经方著作《伤寒杂病论》联系在一起。王叔和在编次《伤寒论》之外，自己还写了一部《脉经》，是我国现存最早的脉学专著。因为就《伤寒论》而言，王叔和曾做过整理编次工作，鉴于王叔和掌握大量的脉学知识，他是否会在编辑《伤寒杂病论》残卷时，对其中条文进行一些修改，例如杂入一些他认为必不可少的脉诊内容呢？而且在《伤寒杂病论·序》中也提到张仲景"并平脉辨证"，那么，张仲景的脉诊观会是什么？张仲景对脉诊的认识和王叔和是一致的吗？笔者认为这个问题涉及到临证思维的根本性，是一个重要的需要探讨的问题。但今天所读到的《伤寒论》或者《金匮要略》都不是张仲景原著，所以从文本上认识张仲景的脉诊观有现实困难。笔者认为，既然王叔和著有《脉经》，不妨先定位王叔和的脉诊观，或许以之为参照能在《伤寒论》、《金匮要略》中发现点什么。

　　《脉经》，10卷，汇集晋代以前脉学，选取《黄帝内经》、《难经》、华佗、张仲景等有关论述以及王叔和自己的临证经验，分门别类论述了阴阳表里、三部九候、人迎、气口、神门、二十四脉、十二经、奇经八脉，以及伤寒、热病、杂病、妇儿病证的脉证治疗。王叔和著书定位于"经"这样一个高度，书名《脉经》，是希冀成为开创一代脉学的著作。到西晋王叔和时期，中医脉诊的历史已经相当悠久，古有《素问》《九卷》的文献记录，之后有《难经》，史书《史记·扁鹊仓公列传》淳于意"诊籍"记载有大量脉诊内容，张仲景《伤寒杂病论》的方证条文中也间有脉诊文字。王叔和意图编撰脉学专著，他需要具备几个条件：①重视脉诊，而且是独重脉诊。②丰富的文献资料。③长期的脉诊临床观察，经验积累。

　　笔者认为这几个条件，王叔和都具备。首先作为太医令，必然受过相关医学教育，并能看到丰富的皇家医学藏书，而且王叔和整理《伤寒杂病论》残卷，可能亦得力于位居太医令的特殊优势。其次，作为太医令，为皇家人群看病，脉诊必不可少，特殊场合可能是唯一用来诊断疾病的方法。例如张仲景惯用的"腹诊"法，王叔和恐怕没有多少机会能在皇家人群身上亲身实地进行"腹诊"操作。这样，脉诊的重要性不言而喻。而且从淳于意"诊籍"来看，诊脉断病似乎也是他的临证思维，其病人群亦为官宦。再次，太医工作的高风险性，使王叔和不敢马虎从事，必然要求其在脉诊的精微程度上达到一种高超水准。有了这样几个基本条件，王叔和著作《脉经》是理所当然而能为之。

此外，笔者通过比对淳于意"诊籍"与王叔和《脉经》文本，发现两人在学术上颇有渊源，也间接论证了王叔和撰著《脉经》文献征引的可靠性。列举4条如下：

淳于意"诊籍"：脉法曰："脉长而弦，不得代四时者，其病主在于肝。"

王叔和《脉经·迟病短长杂病法》："脉长而弦，病在肝。"

淳于意"诊籍"：脉法曰："脉来数疾去难而不一者，病主在心。"

王叔和《脉经·辨脏腑病脉阴阳大法》："脉来疾去迟，心脉也。"

淳于意"诊籍"：脉法曰："热病阴阳交者死。"

王叔和《脉经·热病阴阳交并少阴厥逆阴阳竭尽生死证》："热病，阴阳交者，死。"

淳于意"诊籍"：脉法曰："沉之而大坚，浮之而大紧者，病主在肾。"

王叔和《脉经·肾足少阴经病证》："肾脉沉之大而坚，浮之大而紧。"

在淳于意"诊籍"中记载医案25则，详细记录脉诊脉法者22则（88%），其中大量"臣意诊其脉"即断某病并以脉法释病的内容，足见其临证脉诊之重要性，与王叔和皆可谓"独重脉诊"。

于是，有一个问题就产生了。临证思维中，"脉诊"该居于怎样一种位置？是如同王叔和这样独重脉诊的诊病思维，还是仅仅作为临证思维中的一种信息参考？

西汉司马迁在《扁鹊仓公列传》已言："以此视病，尽见五脏症结，特以诊脉为名耳。"可见他对脉诊是持客观态度，揭示出医家诊脉有时不过掩人耳目而已。当然司马迁是史学家，非医学家，但以太史公的身份在所处时代进行"脉诊"评论还是有可信度的，比如他不懂脉诊，他可以去咨询西汉的宫廷医生、民间医生，可以亲身实地考察。当然太史公写作这段文字的时候，是否进行了亲身实地的调查研究笔者不得而知，但对于这种诊籍中但言脉，而省略了大量临床诊病所必需的症状、体征及临证思维等信息，而临床疗效又是卓著的情况，笔者以为是一种技不外传的心理。从后世的医学著作来看，此种情况并不鲜见。但问题在于，此种著作流传于后世，不免给学医之人造成一种临证上的错觉，以为诊脉即可断病，如西晋王叔和即后世学医之人。关于诊脉能否断病的问题非本文阐述内容，笔者不在这里探讨。

于是，又有一个问题提出来：张仲景临证也是独重脉诊吗？张仲景是如何诊脉？今天摆在我们面前的《伤寒论》、《金匮要略》文本中即有诊"寸口"、"趺阳"、"少阴"脉的条文，也有诊"寸、关、尺"脉的条文，似乎已经提供给我们明确答案，但笔者认为这些不足为据。

首先，三部诊法是针灸医生的诊脉方法，是从经络学说针灸治病中发展出来，并非借助本草治病医生的诊脉方法，所以，张仲景即便是诊脉，不会采取三部诊法。三部诊法的前身是古老的"三部九候"遍诊法，见《素问·三部九候论》：

"人有三部，部有三候，以决死生，以处百病，以调虚实，而除邪疾。"

"必审问其所始病，与今之所方病，而后各切循其脉，视其经络浮沉，以上下逆从循之。"

"经病者，治其经；孙络病者，治其孙络血；血病身有痛者，治其经络。其病者在奇邪，奇邪之脉，则缪刺之。留瘦不移，节而刺之。"

可见，上古时期的针灸医生通过"三部九候"遍诊法诊察病情，根据"实则泻之，虚则补之"原则进行针刺经络达到治病目的，可以说，如果针灸医生不实施"三部九候"遍诊操作无法进行针刺治疗。但对于借助本草治病的神农疾医来说，"三部九候"遍诊法纯属多余，本草治病如《汉书·艺文志》所言："经方者，本草石之寒温，量疾病之浅深，假药味之滋，因气感之宜，辨五苦六辛，致水火之齐，以通闭解结，反之于平。"所以与"三部九候"遍诊法扯不上关系，也就不会与三部诊法有关联。而且本草与针灸治疗是在两个相对独立的体系中发展而来，两者在诊法上不可能混同，如同经方流派独特的腹诊法，也不可能为针灸治病所采用。

这样，本草治疗的诊脉法就定位在"寸口"诊法上，《难经》于此有论述：

"寸口者，脉之大会，手太阴之脉动也。人一呼脉行三寸，一吸脉行三寸，呼吸定息，脉行六寸。人一日一夜，凡一万三千五百息，脉行五十度，周于身。漏水下百刻，荣卫行阳二十五度，行阴亦二十五度，为一周也，故五十度复会于手太阴。寸口者，五脏六腑之所终始，故法取于寸口也。"

而对于"寸口"诊法，最终又发展出诊"寸、关、尺"。为什么"寸口"诊脉会发展成诊"寸、关、尺"？而且是"寸、关、尺"三部，不是二部，也不是四部？笔者以为，是为了与脏腑相配对，至少在数目上它们是配对的，如同舌诊、面部色诊中的脏腑配位划分。"寸、关、尺"诊法是脏腑学说思想指导下脉学的必然发展结果，因为脏腑学说作为一种思想框架，它需要内部元素与之协调方能构成体系，所以才最终导致药物、方剂、脉诊、舌诊等元素从理论到诊断到治疗的脏腑一体化。而对于非脏腑辨证体系的医生张仲景而言，他不可能采取此种诊法。在这里笔者顺便提及，同样属于古代传统经验医学的南美洲玛雅医学，亦有脉诊，但它是诊切太阳穴，而非手腕。

接下来笔者将通过具体的统计数据进一步阐述这个问题。我们知道，《伤寒论》、《金匮要略》是后世编次的文本，非张仲景原著，但其中有方有证的方证同条条文是具可信度的，脉诊的终极目标是指导处方用药，所以通过这些条文中的相关脉诊内容能反映出张仲景临证的脉诊情况。

统计数据：共统计条文 812 条。（《伤寒论》398 条，《金匮要略》414条）

其中，检索到记录脉象的条文 289 条。（《伤寒论》148 条，《金匮要略》141 条）

1. 诊"寸口"脉的统计

（1）"寸"脉 35 条（所占脉诊条文 12.11%）

《伤寒论》中 8 条。其中方证同条 3 条。

［244］（备考）太阳病，寸缓，关浮，尺弱，其人发热汗出，复恶寒，不呕，但心下痞者，此以医下之也。如其不下者，病人不恶寒而渴者，此转属阳明也。小便数者，大便必硬，不更衣十日，无所苦也。渴欲饮水，少少与之，但以法救之。渴者，宜五苓散。（诊脉与条文中方剂无关联。）

［357］ 伤寒六七日，大下后，寸脉沉而迟，手足厥逆，下部脉不至，喉咽不利，唾脓血，泄利不止者，为难治，麻黄升麻汤主之。（方证同条，脉象的文字记录在症状之前）

［166］ 病如桂枝证，头不痛，项不强，寸脉微浮，胸中痞硬，气上冲喉咽不得息者，此为胸有寒也。当吐之，宜瓜蒂散。（方证同条，脉象的文字记录在症状之前）

《金匮要略》中 27 条。其中方证同条 5 条。

［6.2］ 血痹阴阳俱微，寸口关上微，尺中小紧，外证身体不仁，如风痹状，黄芪桂枝五物汤主之。

［9.3］ 胸痹之病，喘息咳唾，胸背痛，短气，寸口脉沉而迟，关上小紧数，瓜蒌薤白白酒汤主之。

［10.21］ 问曰：人病有宿食，何以别之？师曰：寸口脉浮而大，按之反涩，尺中亦微而涩，故知有宿食，大承气汤主之。（对方证辨别无参考意义，而且关于"宿食"的脉诊条文有多条，所言脉象皆不同）

［12.36］条见"尺"脉中。

[22.11] 寸口脉弦而大，弦则为减，大则为芤，减则为寒，芤则为虚，寒虚相搏，此名曰革，妇人则半产漏下，旋覆花汤主之。

（2）"关"脉10条（所占脉诊条文3.46%）

《伤寒论》中6条，其中方证同条2条。

[244] 条见"寸"脉中。

[154] 心下痞，按之濡，其脉关上浮者，大黄黄连泻心汤主之。

《金匮要略》中4条，其中方证同条2条。

[6.2] 条见"寸"脉中。

[9.3] 条见"寸"脉中。

（3）"尺"脉12条（所占脉诊条文4.15%）

《伤寒论》中5条，其中方证同条1条。

[244] 条见"寸"脉中。

《金匮要略》中7条，其中方证同条3条。

[6.2] 条见"寸"脉中。

[10.21] 条见"寸"脉中。

[12.36] 青龙汤下已，多唾口燥，寸脉沉，尺脉微，手足厥逆，气从小腹上冲胸咽，手足痹，其面翕热如醉状，因复下流阴股，小便难，时复冒者，与茯苓桂枝五味甘草汤，治其气冲。（此条文《脉经》中无记载。）

2. 诊"趺阳"脉的统计

"趺阳"脉共14条（所占脉诊条文4.84%）。《伤寒论》中2条，《金匮要略》中12条（[362]与[17.26]条为重复）。其中方证同条1条。

[247] 趺阳脉浮而涩，浮则胃气强，涩则小便数，浮涩相搏，大便则硬，其脾为约，麻子仁丸主之。

3. 诊"少阴"脉的统计

"少阴"脉共4条（所占脉诊条文1.38%），皆为《金匮要略》条文。其中方证同条1条。

[22.21] 少阴脉滑而数者，阴中即生疮，阴中蚀疮烂者，狼牙汤洗之。

结论：

诊"寸口"、"趺阳"、"少阴"脉的条文总数54条（重复条文不计入），占全部统计条文（289条）的18.69%。其中，《伤寒论》16条，占《伤寒论》统计条文的10.81%；《金匮要略》38条，占《金匮要略》统计条文的26.95%。可见，三部诊法并非《伤寒论》、《金匮要略》中的主要脉诊法。

"寸口"诊法中，诊"寸、关、尺"脉的条文总数43条（重复条文不计入），占全部统计条文（289条）的14.88%。其中，《伤寒论》14条，占《伤寒论》统计条文的9.46%；《金匮要略》29条，占《金匮要略》统计条文的20.57%。可见，"寸口"脉的"寸、关、尺"诊法也非《伤寒论》、《金匮要略》中的主要脉诊法。

由此可见，在张仲景的脉诊法中，诊脉部位在"寸口"，但不分"寸、关、尺"，在脉诊的文字记录上，只言"脉"，并不细分脉位。根据《脉经》记载，王叔和的诊脉观念有三部诊法，在诊"寸口"上，又定"寸、关、尺"，并且对所主脏腑进行了明确配位。所以，在脉诊方法上，张仲景与王叔和有着根本不同。对张仲景来说，他既不可能采取三部诊法，也不可能采取"寸、关、尺"诊法。以上统计数据也证实了这一点。

对于《脉经》这本书，"脉形状指下秘诀第一"一章的内容，还是客观可信的，这部分文字可能是古老的脉学内容。但此章以后，大量的关于脏腑配位诊脉的内容，纯属主观臆断。当然在所记载的脉象中，不能排除有些是王叔和亲身诊脉观察所得，但从疾病A观察到脉象B，能反过来因诊到脉象B即诊断疾病A吗？王叔和在《脉经》中无形把诊脉主观化、机械化、神化了。而且王叔和用文字所描述的感觉细微的脉象，借助程序数据库进行识别恐怕都很复杂，何况人指头下的主观感觉！可见，《脉经》一书对脉象的文字描述在临床上不具现实可操作性。问题的关键还是回到临证思维中脉诊的定位上。在方证学中，症状、体征、方剂三者互为整体才具有临床意义，单纯谈症状或体征或方剂皆无意义，所以脱离方证而独重脉诊没有临床价值，也不可能在临床上有效地实现"方证相应"。在脉诊内容的记录格式上，张仲景一般把症状记录于前，有参考价值的脉象记录其后，而且很多重要的方证条文根本就没有相关脉象的记录，如［13］桂枝汤、［14］桂枝加葛根汤、［20］桂枝加附子汤等等。再看张仲景自己撰写的条文［62］"发汗后，身疼痛，脉沉迟者，桂枝加芍药生姜各一两人参三两新加汤主之"，明确遵循此规则。摘录自《汤液经法》的《辅行诀脏腑用药法要》一书，条文中凡记录脉象的，皆遵循症状记录于前，脉象记录其后的写作格式，如小青龙汤"治天行，发热恶寒，汗不出而喘，身疼痛，脉紧者方"。

检索《辅行诀脏腑用药法要》，方证同条51条，其中记录脉象条文15条（29.41%）。

检索《伤寒论》，方证同条222条，其中记录脉象条文74条（33.33%）。

检索《金匮要略》，方证同条233条，其中记录脉象条文49条

（21.03%）。

检索淳于意"诊籍"，医案 25 则，其中记录脉诊脉法医案 22 则（88.00%）。

以上统计数据中，88.00% 之于 29.41%、33.33%、21.03%，可见差别之大。该统计数据表明，脉诊非方证辨别所必须，否则其百分比必然大于 50%，而且此文本统计数据非张仲景原文。此个中缘由只能以医学流派来解释，如淳于意、王叔和者，为针灸学派医生，独重脉诊；而如《汤液经法》、《伤寒杂病论》是经方著作，从方证学角度来说，诊脉并非经方流派所必须。

所以，在临证思维上，张仲景与王叔和也有本质区别。王叔和在临证上独重脉诊，但对张仲景而言，症状、体征等有着同等重要作用，并不能独重脉诊，更不会以脉断病。所以，张仲景即便是具备王叔和的客观条件，从临证思维上，他也不可能去写《脉经》这样的著作。而就王叔和来说，他编次《伤寒杂病论》，不但会修改张仲景原著条文，杂入脉象并多置于句首，而且会专门写作《辨脉法》、《平脉法》章节置于书首以示脉法重要，在章节标题中也杂"脉"于"证"前，如"辨太阳病脉证并治"，如果去掉该标题中的"脉"字，则为"辨太阳病证并治"，与《辅行诀脏腑用药法要》中标题"辨肝脏病证文并方"行文思路相符合。最终，王叔和又撰写了《脉经》，其前后行径贯通，其"独重脉诊"思维显露无遗。

所以，《伤寒论》、《金匮要略》中关于脉诊的文字记录不可靠，非原始记录。而即便是原始记录，也只能作为临床参考。从方证学临证思维的角度来说，脉诊只是给方证的辨别提供参考信息，非决定性因素用，更没必要在诊脉的部位上分出什么"寸、关、尺"来。

以上结论建立在《伤寒论》、《金匮要略》的文本数据分析基础上，并结合方证学临证思维进行阐述，虽然与传统脏腑学说的脉学理论有冲突，但反映的是张仲景的经方脉诊观。

在文章末尾，笔者想概括一下王叔和与张仲景的临证特点。笔者认为王叔和为针灸治疗体系的医生，采取三部诊法理所当然，同时他又兼及脏腑学说、经方治疗，所以在"寸口"诊法上又发展出"寸、关、尺"的脏腑配位诊脉法，王叔和的医疗素质可用"一专多能"来概括。而就张仲景来说，他可能是一位纯粹依靠经方治病的医生，并不涉足针灸治疗。至少，他没有探索伤寒病的针灸治疗解决方案。张仲景的医疗素质可用"专重经方，解决问题"来概括，毕竟张仲景是为了解决东汉伤寒病的治疗问题才介入医学的，他与王叔和的从医之路有着本质区别。本着两位医生的临证特点之不同，《伤寒论》、《金匮要略》中一些条文的真伪性已见分晓，笔者就不必在这里细分了。

笔者最后要补充说明的是，对于我国古代医生在诊疗过程中采取脉诊法，笔者是赞扬的。因为在科学技术不发达的古代，在没有医学仪器等检查设备对人体进行客观检查诊断的情况下，古代医生积极进取，探索疾病的各种可能诊疗手段，从诊断技法和搜集信息的角度来说，脉诊是有其积极意义的。同时，在古代医生的行医生涯中，脉诊也蕴含着古老的营销模式、广告效应及自我包装的行医技巧。所以，对中医之诊脉还不能仅仅从纯科学的角度探讨，还涉及社会学、心理学、营销广告等综合因素。但对于今天的中医师来说，其所处的医学环境，医学实际的诊疗手段，医学思想的发展等都已是今非昔比，今天的医生还是一如既往地上演"三指禅"吗？今天的医生是否需要反思，如何客观辩证地对待脉诊？该如何重新评价脉诊之于经方的临床意义？从而把对医学的学习精力和实践精力摆放到最有价值的地方。

太史公之言不能不引以为戒！

注：《伤寒论》条文用［247］格式记录，247 表示第 247 条。《金匮要略》条文用［12.36］格式记录，其中，12 表示第 12 章，36 表示该章第 36 条。

zure　2008 - 05 - 11　14：04

楼主做了细致的考据工作，使我们对于脉诊的源流有了清楚的认识，赞一个。

黄煌　2008 - 05 - 11　16：43

谢谢 graydragon 医生所作的具有创造性的工作！现代中医，特别是教科书中医，确实有将脉诊美化或理想化的倾向。

五月人间正炎热，一榻清风殿影凉——《黄煌经方沙龙·第一期》读后感

自强不息

2008－06－09　20：24

　　前几天买到了《黄煌经方沙龙·第一期》，不看则已，一看则如饮甘露，不能释卷。那么多的高手，那么实用的经验，那么具有启发意义的美文，让我敬佩不已。除了黄老师的文章，别的作者尤其是温小文、杨大华等老师的文章，给我留下了非常深刻的印象，真是听君一席话，胜读十年书！读了《我的中医之路》，知道了原来黄老师也曾迷茫过；读了《体质观的形成》，我对黄老师把自己几十年的临床心得竟如此慷慨地倾囊相授而万分感谢，请允许我致以崇高的敬意！另外，沙丘沙、顾志军老师的医案技术含量都很高，还有一位 andy 甚至在大二就已经能给亲戚朋友治病了，真棒！经方沙龙真是个藏龙卧虎之地！

　　一、方法论

　　黄老师的《答大同经方十五问》一文以及其后的跟帖、追问，让我看到了黄老师和他的学生们对于经方的热爱和深刻的思考。尽管许多问题目前还没有清晰确定的答复，但是正因为回答得坦诚、真实，让他们所做的探索和努力非常值得敬佩！有许多问答也让我久久凝神，自知才疏学浅，对于一些问题需要找很多资料才能看明白。比如第 8 问："从方法学的角度而言，教授研究经方的方法和西医的研究方法有无区别？如果有，最根本的区别在哪里？答：从方法学的角度而言，医学科学是不分中西的，但行医的艺术是可以有中西之别的。"要看懂这番问答，就必须明白什么是方法论。我找到的资料说：

　　《方法论》（Discours de la méthode）是笛卡儿在 1637 年出版的著名哲学论著，笛卡儿在方法论中指出，研究问题的方法分四个步骤：

　　1. 永远不接受任何我自己不清楚的真理，就是说要尽量避免鲁莽和偏见，只要没有经过自己切身体会的问题，不管有什么权威的结论，都可以怀疑。这就是著名的"怀疑一切"理论。

　　2. 可以将要研究的复杂问题，尽量分解为多个比较简单的小问题，一个一个地分开解决。

　　3. 将这些小问题从简单到复杂排列，先从容易解决的问题着手。

4. 将所有问题解决后，再综合起来检验，看是否完全将问题彻底解决了。

如此我明白了，黄老师的《张仲景50味药证》正是运用"最大量、最小量、最简方"这样的方法论来研究每一味药所适应的症候群的，药证弄清楚了，方证的清晰和规范化才有可能，《经方100首》如是，汤本求真的《皇汉医学》亦如是。这个工作如果放在现代医学中，那是非常久远的历史了：在上世纪60年代以前，西方科学研究的方法，从机械到人体解剖的研究，基本是按照笛卡儿的方法论进行的，对西方近代科学的飞速发展起了相当大的促进作用。直到阿波罗号登月工程的出现，科学家们才发现，有的复杂问题无法分解，必须以复杂的方法来对待，因此导致系统工程的出现，方法论的方法才第一次被综合性的方法所取代。而放在中医领域中，却似乎是一项新奇的方法，因为中医学从来就不缺系统论，而方法论又恰恰是许多人嗤之以鼻的。那为什么还需要做这项工作呢？因为方、药的使用一直在"医者意也"的托词下，缺乏一定的规范，不利于医生自我的总结提高，也不利于后学者的领悟。

黄老师研究经方的方法和西医的研究方法是没有区别的，但是如何应用到临床上，却是另外一回事。西医对于消化道溃疡出血，重在病变部位，所采取的措施也是针对如何止血，如应用质子泵抑制剂、冰生理盐水、三腔二囊管等，说到底，还是集中在病灶上。然而药证中主治出血的药有大黄、黄芩、生地、阿胶、白及等，但是不是对于这个病人这些药都可以用呢？显然不是，药证的背后是方证，方证对应着病和人，有的病人体型壮实红光满面是泻心汤证，有的病人素来就有慢性失血可能脸色苍白是胶艾汤证，这就是"行医的艺术是可以有中西之别"。所以黄老师接着说："本人研究经方的着眼点，可能更重视整体，重视'人'的感受。"关于这一问，我是这样理解的，不知确否。

二、中医理论

还是在这篇中，大家争论的另一焦点是中医传统的理论还有多大意义，有没有研究学习的必要，有的人的言词甚至过激。我认为，当然是要的，但是每个人心中所定义的中医传统理论的外延和内涵都是不同的。有的人把易经等哲学思想归入其中，有的把五运六气看得很重，有的也注重于脉诊的变化上，而像黄老师这样，比较喜好实在的学问，将经方推崇得很高。我无意去评论任何一种有无实用的价值，只要每个医生觉得对临床思维有用，又何必去反对呢。比如易经，有的医家能从这里看出阳气的重要，用于临床也能有效，那些个医案总不是编造的吧？有的名人喜欢对没有研究过的事物下评论，当然也是出于忧忧，但须当心堕得野狐禅。五运六气李阳波先生很推崇，用在临床也能奏效，虽然我们觉得推算很累，但是人家精于此道，不改其乐，又有什么关系？我校一老中医精于《太素脉诀》，诊病多能从脉象上识得病人的性格、事业是否成功，每使病家叹服，因此益发信其技，又何尝需要反对？《濒湖脉诀》说："寸浮头痛眩生风。"不是虚谈，有一次无事时给学妹把脉，右寸浮滑，开始疑是感冒，否认后才明白原来是刻下正有头晕。还有一次给父亲的同事把脉，诊得左关小弦，便可知她容易激动、经前乳胀、咽中常如有物梗阻，对于这些症状的准确描述她感到非常惊奇。还有中医基础理论中最强调的阴阳五行，前不久《百家讲坛》中郝万山老师的阐述也非常精辟，并扫清了大多数人认为这是机械迷信的认识障碍。各人的认识自有各自高明之处，难道真的出现藤平健所说"现在的中医学或许最终地倒向日本传统医学一边"的可怕情形才好吗？

至此，想起我前不久的一个困惑：为什么江浙地带的医生不愿意用经方？为什么他们不用经方，用有药无方的复方也能取效？和师兄田七聊了很久，觉得这个困惑和以上唠叨的几种对中医理论的认识本质上都一样的，用佛经上的话来说便是"各有各的缘法"，打个通俗的比方便是：我去北京自己坐飞机觉着舒服就行了，何必非要拉着那些喜欢坐火车甚至自驾游的人也一起坐飞机呢？

阴阳五行等好比是自然界的公理，而后世的各种流派好比是各种定理，证明一道数学题可以用不同的定理，只要最后证明能够成立就行。然而这过程中，挑选什么样的定理是个人的自由。在我看来，"方证对应"也许就是那条步骤最快的定理。所以我尽管不反对任何一条定理，但我会坚持我最喜欢的。

三、乱谈附子

《刘完素别传》，是一瓢兜头的冷水，让人清醒。而我认为，它嘲讽的应该不是火神派，而是火神热。若论附子，我也来谈谈我浅陋的见识，不当之处，还望各位海涵。我的老师就喜欢用附子，有个女生慢性荨麻疹反复数年，有一次急性发作，住院花了好几千也控制不住。此人舌苔光剥而有很多裂痕，若按一般临床思路，定先根据舌象考虑阴血虚而生风。然吾师曰：此非阴不足，是阳不足，不能化阴。遂用大剂保元汤加附子、十全大补加附子进退，硬是让她的慢性荨麻疹从此就断了根，至今两年未发。还有一例痿痹病人，突然四肢无法动弹，只能卧床，老师用真武汤加味，附子用到90g，病人可以下床扶着桌子走路了，也未见不良反应。

从历史上的火神派医家来看，有的附子用量不大，有的动辄60g以上，甚至以百克论，这其中是否跟地区不同有关。我父亲去过四川，之前还担心那边饮食太辣会不会便秘，但是去了之后发现那边确实非常潮湿，似乎永远是在雾中，吃饭无论吃多少辣，大便照样很通畅，而回家就不行。但范中林先生在东北行医，这个证据似乎也不能完全支持。

去年五月刘力红老师来我校讲座，席间我们便也询问了这个问题：您在《扶阳讲记》中关于附子的剂量问题有过一个比喻，说"大石头沉水底、小石头漂过河"，像范中林、卢火神、李可他们都是起手用60g；可是祝味菊用的却是常用剂量12g为主，为什么会有这么大差别？另外，还有像李可、祝味菊用附子常常加磁石、龙骨、牡蛎这些下潜的药，可是范中林、卢火神不但不用，连芍药、五味子这些收敛的药都剔除，这是为什么？刘老师说：卢老师会掌握一个时机，就是能让附子直达下焦的时机，他要先把中焦打开。我当时就想，怪不得在遇到恶心、没有食欲的病人时，范中林先生要先用针砂散化湿，而卢老师是重用生姜、豆蔻打开中焦。

其实任何一个流派的产生，大都是为了补偏救弊，若脱离了使用的规范，就是坑人。火神派的产生是为了纠正当时喜用清凉药的温病学风，而温病学派的产生是为了纠正温补之风，温补学派的产生是为了纠正金元滋阴降火之风……一路看来，皆是左右摇摆，中庸之道何其之难！但是你仔细看看，某学派其实并不反对另一种相左的治法，只是后人一窝蜂地一扎堆，就容易用偏。附子如是，寒凉药何尝不如是！著名的饮料某凉茶，诞生于广东，但是这适合全国推广吗？难道全国人民都和广东人民一样也吃得湿热内生吗？更何况，这款凉茶的广告所宣扬的，是一种放纵耗损的生活方式——熬夜、吃烧烤、夜生活……搞得青年人阴虚火旺，它再来清热泻火！这就是它所谓的"尽情享受生活"！

四、方证

为什么在中医发展史上会出现"方证对应"的提法，而区别于我们一贯所受的教育"辨证论治"，我想这和双方的"证"不一样。

传统定义的"证"为："证即症候，疾病过程中某一阶段或某一类型的病理概括……如风寒感冒、肝阳上亢、心血亏虚、心脉痹阻等，都属症候的概念。"（见孙广仁主编《中医基础理论》）而这个"病理概括"的内涵是相当复杂的，也不易把握。"辨证论治"作为一种临床思维过程，不仅要受客观因素的影响，还要受一些主观因素——如医生的学术水平、学术流派、实践经验以及临床思维状态等等的制约。这样，对于同一患者的同一疾病阶段，不同的医生就可能得出不同的辨证结论，如同样一个感冒

主题之四 ⊙ 思考经方

病人，有的医生可能会辨为风热，有的医生则会认为仍然有寒邪在表，还有的医生可能根据脉不浮反沉，辨为少阴伤寒，这往往就让病人和学生无所适从，也是中医备受诟病的原因之一。

而"方证对应"的"证"指的是"疾病在不同体质的病人身上体现出来的症候群，是指向病人所处的唯一病理状态，是这个病理状态的即时信息群所构成的适合某方的具体证据。"（温小文老师语，我认为是正确的）如余国俊老师曾举例说："只要头痛伴恶心或呕吐涎沫及清水者，我均使用吴茱萸汤的原方，能迅速止痛止吐，且较长时间不再复发；即使偶尔复发，头痛亦较轻，再投原方仍奏捷效。而关于吴茱萸汤证的病机，古今医家皆归结为肝胃寒凝、浊阴上逆。这无疑是完全正确的。但我治愈的不少患者并不具备甚至不具有肝胃寒凝、浊阴上逆的全身症状和舌脉，有的还伴见一派热象。若不走方证对应这一条捷径，是不会想到使用吴茱萸汤的。"再如黄老师提出的方证为"方－病－人"三角链关系，举例来说，一张泻心汤"方"，它所指向的"病"是如高血压、出血性疾病、动脉硬化等具有发展变化特点的一组让人痛苦甚至影响生命的症候，指向的"人"是营养状态好，面部暗红，腹部充实有力，食欲较好，大便干结或便秘，多有出血倾向，咽喉多充血，唇色或舌质红或暗红，脉象滑数这样患者的体型体貌特征、心理特征、生命指征、营养状况、健康状况、家族疾病谱等。因此，这样才能说，方证对应具有的重复性和可操作性相对来说更强。

诚如温小文老师所述："对证的准确而完备的描述，要建立在病理和药理彻底研究清楚的基础上，也只有这样，方证才可能实现真正意义上的规范化，方证对具体症状的界定与状态的界定才可能接近对等。"而病理和药理要彻底研究清楚，有赖于方证和药证的清晰化，以及现代科技和医学的发展和帮助。可以说是第一次，我真真实实感觉到了中西医的结合是可能的，是可以探讨的，前途是光明的，而不太会沦落到以前大家担心的"全盘西化"、"辨病用药"的地步。

反观日本对经方今后的前景展望，或许也可以对我国经方派的发展起到一定的启发意义。日本东洋医学会会长石桥晃氏指出："因为日本已经进入高龄化的社会，高龄者因为患有多脏器的疾病，作为西医学的治疗必须使用多种药物，从治疗方面、医疗费方面必然会产生很多问题。而作为汉方医学在治疗上是采用综合治疗方法而且能取得较好的疗效，所以高龄者疾患的治疗不可缺少汉方医药。"1993年神奈川县统计指出："如果日本虚弱老人的数量降低一个百分点，每年就能节约3000亿日元的医疗费，而达到这一目的的唯一途径就是汉方医学。1996年厚生省长寿科学研究班对东洋医学未来的预测是……在2013年阐明各种汉方药对增龄所致的脑、内分泌、免疫系统等功能减退的作用机制。"

中国也已经步入了老龄化社会，日本的经验和目标我们完全可以参考。也可以说是第一次，我真真实实感觉到了我在研究生阶段选择老年病方向上，经方依然是可以有所作为的。

五、但行好事，莫问前程

忘记是哪一篇了，说"学校不能用名医的标准来要求学生"，黄老师在跟帖中回应"但是学生要用名医的标准来要求自己"。

但是事实却是，学校是用名医的标准来要求学生，却不给学生提供舞台，也很少有老师扮演着引导学生树立成为名医的角色，至于学生用名医的标准来要求自己更是少得可怜。

黄老师反对套着中医术语的所谓中西医结合理论，这点我深有体会。4月份我们都去医院做乙肝三系的检查以确定自己是否要打疫苗，慎重起见，我还多化验了一个肝功能。结果乙肝三系全阴，肝功能中三项胆红素偏高，总胆红素有40多，这让我吓了一大跳，但是血常规正常，排除溶黄；B超正常，排除阻黄；肝酶谱亦正常，亦非肝炎性。我第一次对西医诊断学的理论产生了怀疑，看来这是"不治之症"啊！我反而轻松了，因为这样反而需要我的中医出手了。拿定主意，我就拿着化验单向一个也在我们学校教"中内"的老师请教，谁知她立刻大惊小怪地叫起来："哎呀！你胆囊里有石头啊！要退黄呢！"接着看了看我，又惊叫："你们看！她的脸色和眼白是有点泛黄呢！"（我看了一下诊室的窗玻璃，是淡黄的）于是我问："那怎么办？"她说："吃中药啊！"我说："不吃行不行？"她说："哎哟！那当然不行！过段时间要是黄出来了该怎么办？"我说："那您打算给我吃什么药？"她毫不犹豫，既不看舌也不搭脉地说："茵栀黄！"我说："我考虑考虑吧。"在回家的路上，我越想越好笑，这老师，都忽悠到本校学生头上来了！胆红素高就吃茵栀黄？这是什么中医？要是一个对自己体质没有把握的学生，说不定就真吃了，吃得拉稀跑肚，谁负责？后来我另外问了肝病科的老师，才明白，原来除了诊断书上说的三种黄疸，还有一种"体质性的高胆红素"，只要总胆红素低于80，都是正常现象，并不需治疗。

子曰：知之为知之，不知为不知，是知也。这样的医生，自己都不清楚胆红素升高的所有原因，就妄下结论；不搭脉也不看舌，就敢开中药。在这样老师的引导下，学生怎么树立信心？怎么进而树立成为大医的信念？

刘力红老师在我们学校演讲时，曾说："学医要从美立信。哪一个文明有中华文明那么长久？哪一个医学有中医学这样长久？没有！第二是从感立信。我师从卢火神以来，亲眼看着那些被西医宣判死刑的疑难病像肾炎、红斑狼疮这些病人是怎么一步一步走向健康的，见到这些，你不能不相信中医！'桃李不言，下自成蹊'啊！第三，从师立信。我刚毕业的时候对中医也没有什么感悟，但是跟随了李阳波先师以后，他第一课给我讲了《至真要大论》，深深感动了我，原来中医可以那么美丽！所以当自己动摇的时候，要找个能给自己作主的人。从师确实可以迅速立信。另外，还要自信。就算国家取缔中医了，我也乐在其中。中医就是要解决别人解决不了的问题，其余的都是皮毛。信有两层：一个是内信，是真实；一个是外信，是能够兑现。什么东西能够达到这样的层次？——经典。借用一句佛家的话，叫'宁可破戒，不可破见'。"

前阵子和寝室里两个同学聊天，她们说："如果我们也能进你那个老年科实习，我一定呆着不走了！你看多好啊，什么贵重的药随便开，反正都是公费！而且老年人么，治不好也没关系！这个医生当得多舒服！"我愕然："可这样没有成就感啊，这不是我的理想。"她们也惊讶地瞪大了眼睛："那你的理想是什么？"我说："当一个经方家，拯救民瘼！"许久她们才说："唉，看来各人的理想是不一样啊。"

在这个流行"别跟我谈理想——我戒了！"的年代，也许在一个专业的90个人中有她们这种想法的不在少数；甚至可能在医院里，有这样想法的医生也不在少数——不求有功，但求无过。只要稳稳地赚钱就行了，谁去钻研这些枯燥的学问。

关于赚钱和钻研学问的矛盾，确实是我们青年人避不开的问题。但我仍然相信——可能有点理想主义——但行好事，莫问前程，人有善愿，天必佑之！孔子感叹：不患无位，患所以立。遥想当年蒲辅周老先生在医业如日中天之时毅然闭门读经多年，是何等的旷达，何等的"患所以立"啊！

感想很乱，也自知浅薄，谈不出什么深刻的东西，然黄师《经方沙龙》实在是令我震撼，只有尽力将一些想法匆匆记下，叨扰，叨扰。

咖啡猫猫　2008－06－09　21：24

写得真好！

不管是重"易学"，还是重"五运六气"，不管是时方派还是经方派，不管是汉方派还是现代医学派，离开了方、药谈中医便是无根之草，无米之炊。方证、药证是亘古不变的主题，会永放光芒！所谓条条大道通罗马，经方医学是最捷、最坦荡的一条路！

黄煌　2008－06－09　23：22

自强不息写得真好！今日有如此认识，往后学业必有大进！

aleter　2008－06－10　13：57

随喜赞叹自强不息同学，不仅见识让我有醍醐灌顶之感，胸怀亦可赞叹，真希望能有向君学习交流的机会。也愿君来日悬壶济世！

gugu　2008－06－15　22：41

目前卓越网本书脱销了，看来还要加印才行！

r109　2008－06－16　20：43

写得真好啊！

自强不息　2008－06－20　20：05

洛阳纸贵啊！

杨奇云　2008－09－27 17：22

怎么今天才发现这篇帖子!? 好!!

鲁宏宽　2008－09－27　21：25

这本书我早读过了，感受很深，只是我的打字水平不好，长篇大论我拿不上来，老兄的文章写得不错，下载下来，好好拜读一下吧。

highup　2008－09－27　21：25

德不孤，必有邻！前途无量！

王晓军　2008－09－28　11：26

自强不息的文章太好了，一如黄师所说的"都是从心底流出"啊。向您学习。

李慧治　2008－10－05 21：09

见解不凡，妙趣横生，深有感触。

gaogefei　2008－10－05　21：27

我是通过这本书才知道还有个这么好的网站的，才开始知道黄师的。

经方派的出路在哪里

zhoujie

2008 – 06 – 15   16：06

　　这个话题可能有点危言耸听，但我认为这确实是一个严肃的话题，也是一个迫切需要解决的课题。好的东西需要发扬，好的东西不能泯灭。但如何去发扬，如何去发展？我认为只靠几个人，几十个，几百个，甚至几千个人都不能解决问题。这应该是一个战略性的问题。我这样说，可能有点危言耸听了，这应该是博士们研究的课题。但我认为我作为一名医生，还是把我实际想法说出来吧，仅供那些临床或理论大家参考。首先，经方派要发展，离不开政府的支持。虽然目前政府是十分支持中医药事业的，但在具体的工作中还做得不够。我想，应该尽早把黄师的经方理论体系归纳整理为《经方学》或《经方体质学》，像《针刀医学》或《络病学》那样，争取教育部的确认，纳入高等中医药教材，确立它的官方或主流医学地位。可能这个难度很大，但我想，只要我们去努力了，在中医学的历史上总归会留下一些痕迹。其次，加强经方学的宣传。对医生而言，加强培训，以中华医学会继续教育的形式去推广、应用。可定期召开学术会议，组织论坛网友交流会，编辑出版《黄煌医案》，推广应用经方诊断软件，组织面向广大群众的经方科普讲座。总之，经方派要壮大，经方学要发展，有许多工作要做，任重而道远。望各位同仁一起努力，提出你的建议或意见，为经方学的发展壮大见言献策。

黄煌　2008 – 06 – 15   19：09

　　从目前的状况来看，经方还没有占据中医界的主流，其原因有以下几方面：第一，经方太便宜，医生开经方赚不到钱，于是不用经方；第二，经方的理论很多人不了解，有认为古方不能治今病，认为方证相应就是对症状论治，有违辨证论治的原则，于是鄙视经方；第三，经方教学资源奇缺，临床上经方家寥寥无几，中医院校中没有开展经方教学，学生大多不懂，于是淡忘经方；第四，经方没有引起政府的重视，经方普及和推广极其艰难，于是经方沉寂民间，自生自灭。

　　但从长远来看，经方前景光明。理由是：第一，经方安全有效、价格低廉，符合我国国情；第二，经方规范，可重复性强，可持续发展，最容易走向世界，是中华民族对人类文明的重要贡献，是中医学中最令人骄傲的内容；第三，经方派虽沉寂民间，但余绪未绝，只要政府重视，社会关注，将迅速发展壮大！

当今经方派的任务，一是立足临床，以疗效折服人；二是重视科研，以规范引导人；三是加强普及，以切实的事实和通俗的理论说服人；四是培养传承者，保证经方之学脉不断。

我是持经方乐观论者。我坚信：仲景之学，古今咸宜；方证之学，至简至易；经方之门，人人可入；中国经方，必将走向世界，辉煌永远！

谌卫军　2008 – 06 – 17　11：14

经方的普及和发展任重道远，必须要有国家政策对中医的支持，经方的应用也还需要更加规范！真正设计出方证对应的模型，要比仲景先师更具体更容易辨识，整个教学内容必须围绕经方的应用展开，只有当能够准确运用经方后才能学习别的医学教材，去深造！所以在教学上必须开设专门的经方专业，让这些学人真的体会到经方的魅力，让他们在可以不依赖于任何其他方面的知识都能服务于群众并且得心应手，这时经方的春天就已来临！这需要很多有识之士的努力，甚至需要几代人的努力才能实现！真的金子总会发出耀眼的光芒！

graydragon　2008 – 06 – 19　10：56

《张仲景50味药证》、《中医十大类方》出版以后，经方的治疗体系已经初步建立，经方能治疗疾病已经不是疑问。目前最需要做的是推广、传播工作，尤其是争取脏腑体系达成共识。

1. 搞经方，宣传经方，不是要和脏腑体系对着干，不是要强班夺权，而是要振兴经方，通过振兴经方来振兴中医，传承传统文化，为民族复兴尽中医人的一份力量。

2. 在学术上要呼吁解放思想，容纳学科内多观点、多体系并存，对客观存在的学术分歧要客观对待，不要意图掩盖，更不要搞全盘脏腑化！当代已有学者指出：这个时代无论在政治、经济还是文化领域，都不再可能产生绝对的权威。这是文明的进步。

3. 经方走向大众，主要目的不是教大众开方，而是让大众亲身体验到经方的疗效，物美价廉，经方实实在在地给人民群众的生活带来方便！要让人民群众认识到，在中医不景气的当代，在中国还有这样的一批医生，他们用便宜的草药解决生灵疾苦。

4. 对经方抱怀疑态度的人，提供观摩机会，让他们亲身认识到经方的疗效。

5. 举办经方培训班（能否先搞几期免费的?），重点是临床人员。

6. 重中之重是把为老百姓看好病做到实处，老百姓的眼睛是雪亮的。

作为我个人来说，就是做好自己的本职工作，不断进步，最大限度发挥经方的威力！

黄煌 2008 – 06 – 20 09：09

graydragon 的建议非常好！我最近考虑比较多的是经方理论研究以及经方大众化的问题。经方理论研究的主要课题是经方方证的分类问题，经方方证的构成问题，经方方证的识别技术问题，经方的体质问题，经方方证与现代医学关系问题，经方方证的路线图问题等等。后者就是要普及经方，让大众感受经方，为经方呼吁。而做好这些工作的关键是人，需要一大批懂得经方、热爱经方的专业人士。关于培训班的举办事宜正在商量，也请大家提建议，出主意。

王继承 2008 – 06 – 20 09：29

好啊！最好以黄师为组长，汇集全国各科的中医经方大家，不管是大医院的还是民间的，共同研究学习。不管什么人，什么研究方式和思路，只要有助于经方继承创新发展都行啊！现在好好学《伤寒论》，到时一定请假去听课。中医的繁荣一定会在本世纪实现的。

师承好 2008 – 06 – 20 11：03

唯一的出路就是学好用好经方。一切顺其自然，水到渠成。

yjg 2008 – 06 – 20 11：23

最好能把培训内容制作成光盘流通，或在网上发布，这样容易普及，也有利于没时间出去听课的经方学习者得到学习的机会，因为现在很多人都已经在职。

highup 2008 – 06 – 20 16：28

楼上的所言极是。网络视频传播对于经方普及提高，应该很有帮助。名师经典课程的视频，对于缺少师资，没有条件跟师、听课的后学帮助很大。但是目前还没有见到黄老师的讲课视频，希望黄老师也在这方面给全国的经方爱好者提供帮助。

wwzlp　2008 – 07 – 08　18：52

　　"经方太便宜，医生开经方赚不到钱，于是不用经方"，我觉得我国太不重视医生的价值了，门诊费太低，靠卖药挣钱，这是有问题的。

　　有这样一个故事：我国一个企业从德国购置了一台先进的仪器，费资甚巨，后来出了问题，自己解决不了，只得请德国专家来维修。专家来了查看后，只用了不到 1 分钟便将一个接头补上了，机器便能正常运行了。厂家目瞪口呆，说早知这么简单，找个本地维修工弄下就行了，可能 1 欧元就够了，哪要 1000 欧元啊。德国专家笑着说：没错，补个接头只要 1 欧元，但是知道这个接头在哪里需要 999 欧元。

　　同样的，经方中的几味药是便宜的，但值钱的是告诉你用哪几味药！

黄煌　2008 – 07 – 08　21：38

　　wwzlp 网友的比喻十分恰当和有趣！

wwzlp　2008 – 07 – 09　19：14

　　谢谢黄老师，听到您这样的评价，心里美滋滋的。

海阔天空　2008 – 07 – 13　15：08

　　经方之路在于继承与临床，在于传统继承与现代阐述，在于中医药疗效评价体系的建立，在于基于真实的科学精神，在于基于病人的临床实践，在于基于临床个案疗效的临证规范的建立，在于基于临证规范建立后的循证医学证据，等等不一而论。经方问题既是中医问题，或许也是解决某些中医问题的切入点。在我们中医人的脚下，路在足下！

黄煌　2008 – 07 – 16　06：58

　　完全同意海阔天空的看法！

自强不息　2008 – 07 – 17　16：22

　　我觉得是不是还有一个问题，就是我跟许多老师、学长说起经方的时候，他们大多带着不屑的神情说："经方啊？经方我们也用的，但主要还是化裁，不能拘泥。"于是方子开出来一塌糊涂，根本看不出原貌。另外，我发现他们用上芍药、甘草，便说用了经方；用柴胡、黄芩两味，便说用了小柴胡汤——这就是他们说的"经方我们也用的"！而且，潜意识里，反而把经方等同于教条主义了！

我认为判断一个人会不会用经方，应该在于辨证思路。真正的经方高手如胡希恕先生，是所有的病都能够用六经八纲辨证，然后用上经方，然后能够获得显著效果！这个才叫经方家！

黄煌　2008 – 07 – 17　16：32

认为经方必须加减，加减才是辨证论治，那是现代中医教科书的最大误区！

gigoss1985　2008 – 07 – 17　17：24

我想是不是先搞个经方药物基地，先保证经方药物的质量，子弹不好，枪法再好也没用。

wwzlp　2008 – 07 – 31　21：45

Quote：引用第26楼黄煌于2008 – 07 – 17　16：32发表的：

认为经方必须加减，加减才是辨证论治，那是现代中医教科书的最大误区！

我一直有几个疑问：现代中医教科书的编撰者到底是不是中医临床家？按照教科书去临床到底效果如何？很多中医用不好经方是因为没有真正懂经方，没有按照经方中医的思路去施治，那是否也存在这样的可能：教科书的精华并没有被大多数的中医所掌握？现在奋斗在临床一线且疗效卓著的中医，其学识和经验之构成究竟是怎样的，教科书、中医典籍、师承、家传，其比例各占多少？

andrea　2008 – 08 – 27　19：45

坚决支持黄煌老师！首先是巩固经方的阵营，让更多的学经方的人很快地成长起来，其次在此基础上建立适合经方应用发展的医疗机构，形成自身特色的教学科研临床基地。在科学化、规范化的基础上推动中医事业的发展。

方行知　2008 – 08 – 27　20：26

普及中医药知识是当前首要的任务，摆正人们对中医的态度，让中医药惠及广大民众，让中医药深深根植于民间，中医源于民间，应该重新回归民间，理论与临床实践的脱节，是中医的一大弊病，不利于中医药的继承与发展。

piao 成日　2008 -08 -31　08：57

　　现在经方的应用少，普及少，与中医学院的错误教学有绝对的关系，跟中医学院毕业的科班毕业生讨论中医，他们对《伤寒杂病论》几乎都是一知半解，或敬而远之，或避而不谈，甚至嗤之以鼻，好像《伤寒杂病论》是他们的死对头似的，身为西学中的我都感到诧异、疑惑，甚至愤怒。这些都是他们在大学所接受的对经方的错误教学有关。所以，振兴经方还是得对中医教学改革才行。这教学改革可就任重道远了。相信黄老师对此苦衷有更深的感触。

黄煌　2008 -08 -31　10：42

　　是的，piao 成日网友说得对！但我坚信经方会回归中医教学的正统地位。道理很简单，因为中医人才必须是会看病的，空谈不解决临床问题。

博　2008 -11 -11　21：18

　　我们自己的宝贝一定得保护好！虽然我是个初学者，但我已经被经方的魅力深深吸引，我要学好经方！更要宣传好经方！

宋志骧　2008 -11 -14　11：55

　　脚踏实地，从自己做起，将黄师的经验转化成自己的技术。这次学习班回来有很多思考，准备放弃以前的临床模式，先尽量从黄师的辨证体系入手，像是书法的临摹阶段。

我的经方医学修正主义

肖 鹏

2008 – 11 – 10　22：46

　　刚刚从江阴的经方学术交流及学习班中出来，还是有不少话想表达，在这次交流中，我的感受不太过瘾，有些话讲出来可能会被会场人轰出去。

　　我刚刚工作不久，虽然对经方的认识还比较肤浅，但还是希望由我的一些想法来引起热爱中医的同道的反思。

　　我不反对黄老师的"先知道是什么，再知道为什么"，但是我不同意黄老师及在座许多同道在"方–证–人"及"方证–人–疾病谱"体系上取得了经验后就停滞不前。经方可以治疗现代疾病，在我们临床实践中已经证实，已经是毋庸置疑的事实。但是我们现在在经方方证的把握上主要从看得见的形体及症状，摸得见的体征，以及既往的生活与疾病情况，家族史上来把握。例如，我们可以通过对小柴胡汤证的把握来指导小柴胡汤的临床应用。但是同道们你们有没有想过，我们的理论其实还不够科学，我们有人在讲用循证医学的模式来总结经方规范，这个建议很好，但很天真。其一，他和我一样，觉得有必要进行循证医学研究。其二，他不知道现代医学做循证医学都是在疾病发病机理与药物药理机制明确的前提下，更客观地评价药物对特定疾病的疗效。我们当前实践的方证及体质辨证必须引入西医学的疾病发病机理与药物作用靶位的基础研究才能使经方医学科学化、现代化、规范化，否则我们的经方研究就停滞在临床"经验"的层面。

　　古人说："形而下学为之器，形而上学为之道。"黄老师的经方医学为我们提供了一种学习经方、继承祖国传统医学经验的好方法、好途径，但基本还停留在"器"的层面，我们许多人反对五行、八卦等空洞的抽象的解说，所以偏爱"器"层面的研究。但是古人的经验要科学化是没办法跳过对"道"的层面的研究的，什么算是"道"的层面呢？那就是对疾病的发病机制的研究及药物的作用机制研究而言。我们完全可以借鉴现代医学对人的生理学、病理学、病理生理学的研究，采用科学的技术及方法论来对经方医学实践中取得的临床"经验"再作一次科学的论证。下面我举例说明这种研究的可行性。

　　月经病中月经失调，出现了逍遥散证，我怎么考虑呢？第一就是要确定子宫卵巢是否有器质性病变。如果有，则不考虑用逍遥散治疗；如果没有，再看下丘脑－垂体－卵巢子宫轴是否没有大的问题，因为这关乎治疗"前途"的；没有问题，再继续，考虑平时的生活环境影响了情绪中枢，自身的性格又不易通过调节来摆脱精神不佳状况，继而影响到下丘脑－垂体－卵巢子宫轴、下丘脑－垂体－乳房轴、情绪中枢－胃肠神经系统轴、情绪中枢－睡眠中枢轴等相关系统，而外现"逍遥散证"的种种表现。逍遥散对上述靶位的调节，起到了调节性的治疗。

继发性高血压病的一种有用温胆汤治疗后消除了，我考虑是患者有植物神经紧张及情绪紧张。假设情绪中枢是可以通过类似体温中枢那样上调和下调的，当海马沟回的情绪中枢出现了紧张，引发了植物神经的经张，血管收缩，血压升高，我们用西药降压那就只是对症处理了。当我们使用温胆汤能作用于情绪中枢－植物神经－血管轴后，将紧张情绪下调到一个相对适合的水平时，这样的失调就消除了。我在临床上发现病人比较普遍诉说服用半夏类方药后身体发软，紧张感消除。

还有人到中老年，常有发胖、乏力、下肢冷（所谓冷痹）、发麻、作痛及间歇性跛行，所谓尊容人体质，其实他们血脂异常、胰岛素抵抗、血管粥样硬化病变、神经病变等基础病都比较常见了。我们见到了黄芪桂枝五物汤证，它的取效离不开对上述病变的改善效果。

还可以大胆地提出太多的某疾病使用某经方获效的假说，如基因表达调控、生物钟调节、多靶位调节、正负平衡调节机制等。只要我们大胆假设，小心求证每一条经验，那么，经方医学必定逐渐从经验医学体系步入科学体系，那就是（看不见的）机制－（可得的）疾病－（临床表现已可找到的和还不能找到的）方证体系。我们对疾病的发生机制更加深入透彻，对方证背后的看不见的机制明白透彻，对经方取效的靶位明确，再通过循证医学对疗效加以评价。

虽然古人说"有诸内必形诸外"，事实上这是种理想状态。比如，许多心血管疾病往往不到最后，许多证据都"不形诸外"，做了检查才发现问题来，所以实际上"有诸内不必皆形诸外"。假如我们对疾病－方证背后的机制研究清楚了，那么我们不必等到方证证据外现，我们一发现就可以依据疾病发病机制做出经方的干预措施了。那时候经方可以和单体药物竞争，并可能大大超越单体药物疗效的评价，可能为今后的基因水平的治疗开辟途径。

作为临床一线的医生，疗效就是生命，我们不能过多地依赖经验，什么效果明确就会选择什么。假如不从经验里走出来，那么我们是否还要重复漫漫的汉唐方证之路？在这里我同情宋代的"不为良相，则为良医"的诸多从医之士，他们看到了方证体系的缺陷，可是时代束缚，他们最终没能找对出路。而我们在这么关键的时刻，是否还要再次等待美国的科研人员将"传统临床经验"升华为"科学理论"之后才再从翻译过来的西医学疾病临床指南上窥视中医的博大精深呢？

在此我希望社会上的有识之士呼吁更多的科研机构加入这场竞赛。

蓝莲花　2008 – 11 – 10　22：58

您的思想很超前，也很有道理。当时可能时间紧来不及讲的，不会有人轰您出去的！谁要轰您，我就拿三聚氰胺轰他。敢想、敢说、敢做，黄老师喜欢的正是这样的学生！

肖鹏　2008 – 11 – 10　23：21

我听到的西医有卫生院级别的，有市医院、省医院级别的，也有国际级别的，卫生院大都是对病处理而不及原理，所以支原体感染而不知道用青霉素无效者还很多见，为人耻笑。县级省级的医生对疾病处理水平就高明许多，对疾病机理也能头头是道了。国家级的对疾病的系统从分子到细胞到组织到器官到系统都了然于心，正在做的是更高级别的研究，发病机理、基因表达等等。我们一旦看懂了古人的那一套经验，就应当再探究下去，将每一条成功经验底下的机理大白于天下，这样才不负我们的历史使命，这样也就无所谓中西之别了，我相信医学最终会回到一个终点。

当看到同道们对几个取得理想疗效的病例而陶醉在经验医学里的时候，我不禁要问，你对这样的经验有多大程度上的把握？我们还有多少个人能对开出去的处方疗效有95%的信心？

小土豆　2008 – 11 – 11　09：29

肖鹏说得很好，是行家的话。搞临床，搞科研就应该是这样的思路。

思玥　2008 – 11 – 11　09：51

"当看到同道们对几个取得理想疗效的病例而陶醉在经验医学里的时候，我不禁要问，你对这样的经验有多大程度上的把握？我们还有多少个人能对开出去的处方疗效有95%的信心？"

我倒觉得，肖鹏通篇都说得很好，发人深省，值得我们每一个人深思。独独这一句，一竿子打翻一船人，太令人心寒了啊。

"西医有卫生院级别的，有市医院、省医院级别的，也有国际级别的……""人之所病病病多，医之所病病病少"，但是我们不能以此苛求每一个卫生院医生都对疾病的了解深入到分子水平，然后具备言医上岗的资格。

探究"为什么"的前提是搞明白"是什么"，我们说原来的中医里面夹杂着太多的玄学，其原因在于还没有把"是什么"搞明白的时候，直接奔着"为什么"去了，结果越搞越不明白，整个成了一笔糊涂账。

在当时的社会条件下，古人受到很多局限；现在西方医学发达了，但并不意味着这个局限就完全不存在了。中西医进行观察的出发点和落脚点都不一样，我们自己缺失的部分，必须自己去补上来。搞明白"是什么"，离不开细致而全面的个案积累。且不说近年来学术公信力不断下降，大量的临床报道不堪入目。纵然是带着科学、求实的态度去观察，但每个人都是带着原有的知识结构对症状及相关信息进行取舍，难免偏颇和遗漏。好在"你有一个思想，我有一个思想，交换以后彼此都有两个思想"。也许我原来只关注小陷胸汤证"心下痛，苔黄腻"，听到温大哥的经验，便会留意观察"右寸浮滑"在小陷胸汤证中出现的几率；也许我不善应用附子薏苡败酱散，但综合数位老师的经验，我知道了在妇科、皮肤科、外科这张方都有应用的机会……正是在这种不为职称，不为名利，只为热爱的交流中，取长补短，观察才能趋于细致、深入而全面，个案报道的质量才能得到不断提高。要知道如果没有高质量的临床观察，多么高明的假说都是空中楼阁啊。

方证研究是一项层层递进、不断深入的工作，观察"是什么"，是从基层到高层临床医生都可以做的工作；从现象中提出假说，求证"为什么"，原本就不是每一个医生都要做到的。

"燕雀安知鸿鹄之志"，鸿鹄之志固然高洁，但莫要以此嘲笑燕雀的飞翔。想飞的心是一样的炽热而高贵。

横刀立马，叱咤风云固然是男儿本色；但谁能说那些洞悉现实的局限与无奈，在属于自己的三尺蓝天下坚持梦想、为所当为的人，不是丈夫胸怀？

anton553　　2008－11－11　13：21

"虽然古人说'有诸内必形诸外'，事实上这是种理想状态。比如许多心血管疾病往往不到最后，许多证据都'不形诸外'，做了检查才发现问题来，所以实际上'有诸内不必皆形诸外'。假如我们对疾病－方证背后的机制研究清楚了，那么我们不必等到方证证据外现，我们一发现就可以依据疾病发病机制做出经方的干预措施了。"

这句话我以前就想说，但找不到合适的语句，你代我说了！

思玥姐姐，真是位高明的思想家，句句都有很强的针对性，也更有道理。用这样的心思去研究中医，今后必将是个大医啊！

王晓军 2008 – 11 – 11 18：36

道理是讲得很好的，可总给我有一点可望而不可即的感觉，在临床上，只有疗效才是硬道理呀！如果您方证还没有搞太清楚，就忙着去顾左右而言他，其结果恐怕是笔下了然而临证茫然矣！子岂不闻"学贵精专"之言？

andy 2008 – 11 – 11 19：41

经方研究想升华，想上层次，必须走肖鹏所讲的这条道路。

r109 2008 – 11 – 11 20：25

曹颖甫、余听鸿、李可是哪级医院的？丁甘仁、张锡纯、蒲辅周是哪级医院的？他们用什么仪器和科学方法做研究的？见识过不少学院派的专家教授了，不过尔尔！理论在纸上，脚才是踏在地上的。

可悲！高血压、糖尿病——研究得透彻吧？指南够多了，药物够先进了，可结果呢？我只佩服黄老师、李小荣、神农派！美好的设想在纸上、在研究中，成功之后再欢呼不迟。

思邈 2008 – 11 – 11 20：26

经方仍然是经验医学，难怪目前仍有不少人在反对它，认为它肤浅。我认为经方确实要上层次了，不然说得再好，用得再好，也无法影响到大多数人。

罗本逊 2008 – 11 – 11 21：22

中医目前的困境是无效，不是理论的问题。等每个中医都有了个十愈八九的效果，这时候自然会有人代为研究机理。

肖鹏 2008 – 11 – 11 21：29

我在心血管科消磨时光，对我而言，最头疼的就是心律失常，凡此种种，室早、房早，有的可以去消融，有的吃西药效果也不理想，理论上讲离子通道已经很好解释了发病机理，临床上却又是另一回事。后来我用了参松养心胶囊，看了说明书，从方证相应的角度肯定了它的可行性，但是我对快速性室早还是心存疑虑的，后来在《中国医学论坛报》上看到研究的基础资料，以及《络病学》上的相应研究资料后，我就以西医式的思维再去粗取精，找合适人群，即相应的基础病变上出现的室早用参松养心胶囊。临床上的可重复性比比皆是，一点都不会有疑似的尴尬。我知道药商为了做好药已经建立了自己的研究基地，投入了很大的经费，出了公认的结论，他们这样小心求证的学风最令我们临床医师欢喜。其他如上海最近公布的麝香保心丸（注：苏合香丸的减味方）结果显示，在麝香保心丸与硝酸甘油治疗冠心病的对照结果无差异基础上，又发现麝香保心丸有修复血管粥样硬化作用，比硝酸酯类有更多实际优越性。还记得我们的卫生部长陈竺同志当年在江西目睹老中医用砒霜治好了白血病患者，后来他的研究证实，砒霜治疗的不是所有类型的白血病。可见，临床经验需要科学论证，还有太多的未知世界等待我们去探索。

在此我要说明的是，我不是在反对现在的经验医学，而且并不是要一竿子打翻一船人，我是呼吁相关专业的专家学者也要投入到祖国医学领域里来开拓。毕竟经验医学已经走过了几千年了，难道还要抱着中医学与西医学体系不同的世界观再走下去吗？

我希望有更多人出来研究经方医学中一方对一病经验背后的未知世界。世界那么复杂，还有太多的谜底等待揭开，而探索这些谜底之路，定要有我中华的一份，不然未来的诺贝尔奖怎么来啊！

经方医学因为方证相应而具有科学的方法论特点，所以我选择学习经方。但是科学史是不断前行的，一百多年前的西医学还很粗糙，大致在解剖上转，可是它的方法论是科学的，所以不断进步，不断涌现旧的学说被更新的情况。现在发展到这么个水平了，百年以后的基因治疗或许会掀起医学革命，将现代的医疗手段逐步淘汰呢！我们的传统医学经验不跟上的话还能幸免吗？

yuanfeng　2008－11－11　21：54

我很佩服肖鹏网友的治学精神，但我对你的观点不赞同。你完全以一个西医的观点看待中医，不懂方证相应，或者说是西医诊断至上者。许多老中医就能用很平常的中药治疗许多西医诊断的绝症，黄老师用白虎加人参汤治血小板减少病、黄连解毒汤治过敏性紫癜疗效很好。中医在治病过程中很重视人的主动性，中医是一门临床医学，实践医学，西医也有其长处，但拿研究西医的方法研究中医，我不看好。个人观点，学则无忌，忌则不言。

肖鹏　2008 – 11 – 11　22：21

　　我们在临床上看病，不管西医还是中医大夫，都是对病人的主诉及相关症状做出倾向性假设（即临床印象），并需要将鉴别诊断的情况一一排除后方可定论。临床思维是很重要的，不然你凭什么来开化验做检查？简言之，检查手段就是假设检验方法，用资料证据来支持或否定你的假设。医生职业是不能想当然的，需要对病人高度负责的，你不要迷信老中医，很多是有问题的。真正经得起考验的经验背后肯定有真理，我们需要用更先进的手段来找出经验背后的真理，将之规范化。

甘霖落　2008 – 11 – 13　10：41

　　楼主是十分有前途的青年医生，西医病理学得很扎实，能够在西医的理论框架里行走也是一个乐趣。可是，这个有趣的框架束缚了你的思维。

　　偏偏是有名的方剂，往往就是调整了许多"轴"。上海沈自尹教授的补肾方剂，经过试验就是作用在下丘脑 – 甲状腺 – 肾上腺皮质/性腺轴，而且是多层次、多靶位的作用，甚至对于外周淋巴液也有刺激。

　　另外，中医的整体观是其特色学说之一，国外医学也逐渐认识到局部与整体的联系，比我们以往认识的要敏感、快速。外周淋巴是移动的感受因子、刺激因子、调节因子，这是有学说的，感兴趣可以查找。

　　最后，黄教授发现半夏厚朴汤的精神层面调节作用，我在写这个帖子时方才晓起，这可能与新兴的激素学说——胃肠激素有关。胃肠激素的发现，进一步证实"一肚子坏主意"、脾主思等这些中国文化的科学性。

黄煌　2008 – 11 – 13　12：07

　　我从甘霖落道友的文章中引发了"方证轴"的假想，如果说要研究方证的"为什么"，就需要研究每个方证的"方证轴"！

甘霖落　2008 – 11 – 14　04：56

　　黄老师的方证轴研究，是我们的期待，也是人类的期待。中医院士也该补充经方大师了。

zure　2008 – 11 – 28　14：31

　　很赞同楼主的观点。我觉得楼主提出了很重要的一个问题，就是有没有可能直接针对"病理机制"去开方？杨大华先生认为经方作用的着眼点就是一种"病理状态"，我觉得还可以加一句"以及机体的反应状态"。那么正如楼主说的，病理状态的表现有显隐之别。就以五苓散证为例，是不是一定要等到"口渴而不欲饮、小便不利"这样很典型的症状出现时才会想到开五苓散呢？如果我们已经知道病人是处在一个体内水液代谢不平衡的状态，但病人的表现却不明显，是不是就不应该开出这张方呢？在研究黄教授的病案时，发现有时黄教授也会根据病理状态开方，比如对于女性体内雌激素水平低，下丘脑－垂体－卵巢轴功能低下，会采用麻附细辛汤一类的方剂或二仙汤等来增强这个轴的功能。另外，有些书也提到，在心衰病人使用附子时，不必等到阳虚症状极明显时才用，因为这时病人往往已经到了无法挽回的境地，而是见到"阳虚"的端倪，即应放胆使用，这里面也包含了针对病理机制用药的思想。我和网友也讨论过这样的情况，就是有时觉得方证很对应，用药却无效；而用了其他的方，虽然看起来似乎不很对应，却有效了。我想这是不是可以用"病理状态的显隐之别"或"方证的证据外现与否"来解释。

如果有可能根据某种"病理机制"去开方的话，对于拓宽我们的用方思路是有帮助的，那等于在"方－病－人"的三角之外，又多了一种开方的证据。

尹易林　2008－11－28　23：49

中西两种医学体系不同，相互融合非一早一夕之事。中医学来源于几千年医学实践，他含千百亿个体医学经验，一个人或一个时代想将之彻底弄清，这无疑是不现实的。正如我们不能等弄清消化系统的功能再去吃饭，同样我们也不能等用现代科学将中医学弄通后才去进行中医学活动。西医固然针对性强，我涉猎过一些西医著作，他没弄清楚的疾病也非常多。其根源是因为生命和疾病是极其复杂的，人类的知识永远是有限的，只能逐步完善，不会尽善尽美。

体质的思考

李小荣

2008 - 11 - 13   02 : 27

一、体质的概念与构成

　　体质的概念是指人体生命过程中，在先天禀赋和后天获得的基础上所形成的形态结构、生理功能和心理状态方面综合的、相对稳定的固有特质，是人类在生长发育过程中所形成的与自然、社会环境相适应的人体个性特征，表现为结构、功能、代谢以及对外界刺激反应等方面的个体差异性，对某些病因和疾病的易感性，以及疾病传变转归中的某种倾向性。它具有个体差异性、群类趋同性、相对稳定性和动态可变性等特点。这种体质特点或隐或现地体现于健康和疾病过程之中。

　　体质的构成有形态结构、生理功能、心理状态三部分。体质形成的决定因素包括：先天禀赋、生活工作环境、生活状态（含生活习惯、饮食起居、营养锻炼）、年龄、性别、情感、地域及气候、病史及治疗、社会地位及社会环境等等。

二、中医体质学的文献复习

　　《管子·水地篇》："越之水浊重而泊，故其民愚疾而垢。"

　　《吕氏春秋·月令》："轻水所多秃与瘿人"，"重水所多尰与躄人"，"甘水所多好与美人"，"辛水所多疽与痤人"，"苦水所多尫与伛人"。

　　《灵枢·阴阳二十五人》：略。

　　《灵枢·寿夭刚柔篇》："形有缓急，气有盛衰，骨有大小，肉有坚脆，皮有厚薄。"

　　《素问·徵四失论》："不适贫富贵贱之居，坐之薄厚，形之寒温，不适饮食之宜，不别人之勇怯，不知比类，足以自乱，不足以自明。"

　　《素问·经脉别论》："诊病之道，观人勇怯、骨肉、皮肤。能知其情，以为诊法也。"

　　《素问·疏五过论》："圣人之治病也……从容人事，以明经道，贵贱贫富，各异品理，问年少长，勇怯之理。审于分部，知病本始。"

　　《素问·通评虚实论》："消瘅、仆击、偏枯、痿厥、气满发逆，甘肥贵人则高梁之疾也。"

《素问·风论》："风之伤人也，或为寒热，或为热中，或为寒中，或为疠风，或为偏枯，或为风也，其病各异，其名不同。"

《素问·六元正纪大论》："太阴湿化"，"太阳寒化"，"少阴热化"，"阳明燥化"，"厥阴风化"。

《灵枢·五变篇》："一时遇风，同时受病，其病各异。"

《诸病源候论·疮病诸候·漆疮候》："漆有毒，人有禀性畏漆，但见漆，便中其毒。喜面痒，然后胸、臂、胫、腨皆悉瘙痒，面为起肿，绕眼微赤。若火烧漆，其毒气则厉，著有性自耐者，终日烧煮，竟不为害也。"

三、医圣仲景的体质观

1.《伤寒杂病论》中有"强人"、"盛人"、"羸人"、"尊容人"、"失精家"、"亡血家"、"冒家"、"喘家"、"呕家"、"淋家"、"疮家"、"汗家"、"黄家"、"衄家"、"支饮家"、"湿家"、"风家"、"中寒家"、"酒客"等体质状态的描述。

2.《伤寒论》第7条："病有发热恶寒者，发于阳也；无热恶寒者，发于阴也。"第131条："病发于阳，而反下之，热入因作结胸；病发于阴，而反下之，（一作汗出）因作痞也。所以成结胸者，以下之太早故也。结胸者，项亦强，如柔痉状，下之则和，宜大陷胸丸。"读匡调元先生的《中医体质病理学》很受教益和启发。第7条是六经病的总纲，阴阳即是指人体体质之阴阳。"发于阳"，抗病力强，邪从阳化，故发热恶寒；"发于阴"，抗病力弱，邪从阴化，故无热而恶寒。131条述结胸与痞都因太阳病误下而致，但同属误下，其坏病缘何不同？系因人之体质不同所致。"病发于阳"指胃阳素盛之体；"病发于阴"指胃阳素来不足者。"实则阳明，虚则太阴"！所以，阳者治当用硝黄的大陷胸丸，阴者救当用泻心汤的参草枣。这两条聚讼千年的条文如从体质角度来解析则顺理成章！《伤寒杂病论》中记载了大量的误治救逆的条文方案，从体质来理解其失治误治后的变证坏病则更清晰明了。

3.《金匮要略》中，"主之、亦主之"式的条文均可从体质差异的角度来理解。"胸痹心中痞，留气结在胸，胸满，胁下逆抢心，枳实薤白桂枝汤主之；人参汤亦主之"。"胸痹，胸中气塞，短气，茯苓杏仁甘草汤主之；橘枳姜汤亦主之"。"夫短气有微饮，当从小便去之，苓桂术甘汤主之；肾气丸亦主之"。"病溢饮者，当发其汗，大青龙汤主之；小青龙汤亦主之"。"里水，越婢加术汤主之；甘草麻黄汤亦主之"。

4. 太阳病有表虚、表实之分；阳明病有阳热的白虎、承气系列证与虚寒的吴茱萸汤证；少阴病有寒化热化之别；少阳病中有兼夹阳明实热的大柴胡汤证与兼夹太阴虚寒的柴胡桂枝干姜汤证；396 条的"大病差后，喜唾，久不了了，胸上有寒，当以丸药温之，宜理中丸"；397 条的"伤寒解后，虚羸少气，气逆欲吐，竹叶石膏汤主之"等等，均与体质有异相关。

四、后世重体质而倡"从化"学说（质化）

1. 刘完素的"六气皆从火化论"、"五志过极皆为热甚论"皆为重体质之论。

2.《格致余论》说："凡人之形，长不及短，大不及小，肥不及瘦，人之色，白不及黑，嫩不及苍，薄不及厚；而况肥人湿多，瘦人火多；白者肺气虚，黑者肾气足，形色既殊，脏腑亦异，外证虽同，治法迥别也。"

3. 薛己对内科病症多用四物、四君子、六味、八味等补养脏腑气血阴阳之方，可能就是从调理体质入手治疗的。

4.《医宗金鉴》云："六经为病尽伤寒，气同病异岂期然？推其形脏原非一，因从类化故多端，明诸水火相胜义，化寒变热理何难，漫言变化千般状，不外阴阳表里间。"

5. 石寿棠："六气伤人，因人而化，阴虚体质最易化燥，燥固为燥，即湿亦化为燥；阳虚体质最易化湿，湿固为湿，即燥亦必夹湿。"

6.《外感温热篇》："吾吴湿邪害人最广，如面色白者，须要顾其阳气，湿胜则阳微也，治应清凉，然到十分之六七，即不可过于寒凉，恐成功反弃，何以故也？湿热一去，阳亦衰微也；面色苍者，须要顾其津液，清凉到十分之六七，往往热减身寒者，不可就云虚寒而投补剂，恐炉烟虽熄，灰中有火也。须细察精详，方少少与之，慎不可直率而往也。"

7. 华岫云论及湿病之辨证论治时提出："治法总宜辨体质阴阳，斯可知寒热虚实之治。若其人色苍赤而瘦，肌肉坚结者，其体属阳，此外感湿邪必易于化热；若内生湿热，多因膏粱酒醴，必患湿热湿火之证；若其人色白而肥，肌肉柔软者，其体属阴，若外感湿邪不易化热，若内生之湿，多因茶汤生冷太过，必患寒湿之证。"

8. 清代钱潢说："受本难知，发则可辨，因发知受。"其病发者，必是由内外因结合而发且是以内因为主导的。临证有"同病异治"和"异病同治"，何由如此，体质之故。

五、体质辨析与方证辨治

体质辨析，我觉得这是中医诊疗的核心技能！体质的判断界定因素包括：先天禀赋、体型体貌特征、心理行为特征（含对各种刺激的反应、性情、气质）、生活工作环境、生活状态（含生活习惯、饮食起居、营养锻炼）、舌象脉象及腹诊特点、年龄、性别、病史和治疗及疾病易感性、疾病传变转归的倾向性、家族史等等。"病之阴阳因人而变"、"邪气因人而化"的着眼点是人，是强调病证由这个人的体质状态所决定的！不同体质在同一疾病中的表现、治疗和预后是不同的。例如黄疸，有热重于湿的茵陈蒿汤证，有湿重于热的茵陈五苓散证，还有寒湿无热的茵陈术附汤证。感冒因体质差异，临床上可碰到适合麻黄汤、桂枝汤、小柴胡汤、葛根汤、麻黄附子细辛汤、藿香正气散、新加香薷饮、银翘散等不同。所以说个体体质差异决定了中医的个体化治疗方案。再比如食物忌口，同一食物各地有多种认识，其实还得看具体的病人。阳气不足湿停者宜鸡而忌鸭，阴津亏虚火旺者宜鸭而忌鸡，不必争论鸡是否为发物。曾有一老妪手臂疡疮久不愈合，嘱食黄芪炖鸡得痊。病因是作用于人体方得于发病，方药治疗亦是作用于人体方得康复；病情发展与抗病修复亦是由人体状态左右的！所以，我们必须紧紧抓住体质状态这一关键，调整、改变当前状态，顺应人体态势，充分调动人体自然疗能。

记得是 1997 年，有一在浙江温州务工的男性青年，诊为肺结核慢纤空洞型，化疗半月人更难受，而返家来诊。消瘦，身倦乏力，纳差，便频稀溏，胸闷，咳嗽痰少，精神萎顿，气短，脸色黄黯少泽，舌淡，苔薄白而润，脉细而软。当即嘱停抗结核化疗药，与小剂参苓白术散，用生晒参，7 剂就改善症状，后守方共进 3 个月得愈。个人体会到慢性病、衰弱性疾病当从中焦入手，以人为本，认病为标，弱态体质健壮则病自去。辨证论治之道是发现并助长人的生生之气，"有胃气者生、无胃气者死"，卓具慧眼！深感东垣确为临床高手、《内经》专家，学习他的脾胃学说临证获益良多。把握好了体质状态，即可对疾病倾向进行预估，临病辨证时对把握方证、指导忌口、实施调体等一以贯之，能提高辨证的准确性、诊病断证的速度以及临床疗效！

现代中医药研究中常提到某方某药有双向调节作用，这种认识个人认为是错误的，因为这种结论它离开了机体，抛开了体质状态而论。其实方与药是作用于人体，作用于某种体质状态下才得出相应观察结果的。这种误论在中医学中很普遍，成为"中医没有可重复性"的诟柄。体质辨析是临床辨证之基础，是前提，更是总抓手！传统的辨证候只是从当前的横断面上截取诊断依据的，如果从纵向体质这个大范围深背景来看待，则获取的诊断依据就很丰富而且证据更客观、具体、直接，这样能准确无误地把握病症及其方证。方证辨治之证，是高效、安全使用方药的证据之义。胡老有"辨方证是辨证的尖端"之论，而体质就是最重要、最全面、最可靠、最直接的客观之证！苏南伤寒名家朱莘农先生有句名言对黄煌教授影响至深："医道之难也，难于辨证，辨证之难也，难于验体，体质验明矣，阴阳可别，虚实可分，病症之或浅或深，在脏在腑，亦可明悉，而后可以施治，此医家不易之准绳！"我非常赞同黄煌教授所倡导的紧扣方、人、病将体质辨析与方证相结合的高超技艺！近来学习这种思路并运用于临床取得了一些疗效，略举两例如下：

案一为痛风性关节炎：李某，男，46岁，干部，2008年5月22日初诊。右内踝关节肿痛渐剧2天。近5年来尿短，大便日行4~5次，质稀舒畅。睡眠偶有心悸、盗汗。体壮形胖，酒渣鼻，颜面黄暗有光泽。舌质红，苔厚腻浊黄而润，脉细沉弦有力。腹膨隆而软，按之尚有抵抗力。素嗜烟酒及辛辣炙烤。其父有痛风史。去年体检血脂高，今晨查尿酸高达3413.3μmol/L。选五苓散合四妙散，处方：茯苓20g，生白术10g，猪苓15g，炒泽泻24g，桂枝6g，黄柏10g，生苡仁30g，苍术9g，川牛膝30g，5剂代煎。另服秋水仙碱2天，再接服2天新癀片。5月27日二诊：右踝关节已不痛，右踝稍肿。大便一日3次转坚，尿长，天热汗多。舌质偏红，苔厚腻淡黄而润，脉沉弦有力。肋下及心下压之不适。与大柴胡汤合五苓散，处方：柴胡15g，黄芩12g，法半夏12g，炒枳实10g，赤芍18g，大黄12g，桂枝6g，茯苓12g，炒苍术10g，猪苓12g，泽泻18g，生姜3片，大枣3枚，5剂代煎。6月3日三诊：右踝关节未再痛，关节肿全消。大便质稀，日2~4次，尿短。右肋下及心下按之稍感不适。自诉肚子软了，小了。脉右略弦，左沉取无力。舌淡红，苔薄黄腻。大柴胡汤合四妙散加滑石，处方：柴胡12g，黄芩9g，法半夏9g，炒枳实9g，赤芍12g，大黄6g，黄柏9g，炒苍术6g，川牛膝18g，生苡仁30g，滑石15g，生姜6片，大枣3枚，6剂代煎。6月11日复查血尿酸已正常。嘱节欲慎食！

案二为慢性胆囊炎、胆囊积液：李某，48岁，某单位副职，2008年5月12日初诊。反复脘胀不适数年，再发一周。形体壮实偏胖，腹圆饱满，腹肌稍紧。右肋下及心下按之不适，二便平。舌质红，苔黄腻润。有右肾结石及绞痛史、急性阑尾炎阑尾切除术史。B超示：胆囊积液。与大柴胡汤，处方：柴胡15g，姜半夏9g，炒枳实9g，黄芩9g，赤芍18g，酒大黄9g，生姜3片，大枣3枚，6剂。之后两次电话复诊，共进19剂。6月3日复查B超示：胆囊积液消退，胆囊壁稍毛糙；肝脾胰超声未见明显异常。大肝功能、血糖、血脂四项均在正常范围。脘胀不适消失。腹诊：腹肌较初诊松、右肋下及心下按之无不适、左肋下按住吸气时有不适感。舌淡红，苔中略厚白腻，脉左弦稍滑右小弦。与小剂量大柴胡汤8剂。服完后服大柴胡打粉装胶囊调理体质。

六、感悟：临证治病当因人而异、相病而定、随证治之！

1. 因人而异主要是判定体质状态，就是先思量该处方是否适合这种体质状态的人。如上案中的大柴胡汤就是根据黄煌教授应用大柴胡汤的经验："体格壮实；多有胰胆病史；多诉上腹部胀痛不适；按压上腹部及肋下有肌紧张，有的有明显压痛，有的仅为抵抗感或不适感；舌质多坚老，舌苔厚；可伴见抑郁、焦虑、失眠。"判为大柴胡汤体质而取效的。

2. 相病而定就是强调辨证要与辨病想结合才能提高疗效。请看下案：曾某，女，60岁。胸胁满胀连及两肋下5月余，伴见背酸痛、腹胀、嗳气、口苦夜甚。口干饮温，大便稀溏，日2~3行，乏力、耳鸣、眼黑发朦。纳眠尚可。形体中等偏胖、肤色黯黄少泽。心下及两肋下压之疼痛拒按。舌淡润，苔白略厚，脉略弦稍细。考虑为柴胡桂枝干姜汤证，开6剂。二诊：诉口苦、口干减，余症同前。追诉询知有胃炎病史，偶有嗳气反酸、恶心及胸骨后微灼感，舌暗淡，质偏嫩，苔薄，脉同前。心下及两肋下仍压之疼痛拒按，改半夏泻心汤合小陷胸汤加味，4剂药后其症若失。初诊据"口苦、便溏、胸脘胁肋或胀或痛"而投柴胡桂枝干姜汤。按刘渡舟老经验用柴胡桂枝干姜汤三大主症即口苦、便溏、胸脘胁肋或胀或痛，但不效，后查资料复习时，还见有一句话——"遇肝胆疾病或慢性结肠炎或糖尿病患者"。原来刘老早就摸准了疾病谱！

3. 随证治之即方随证变，一是强调病证是动态的；二是说明体质是相对性的稳态，但也是会变的！

这篇思考是粗浅的，不当之处，欢迎商讨！意在抛砖引玉。

参考文献

[1] 靳琦编著，王琦辨体－辨病－辨证诊疗模式．北京：中国中医药出版社，2006

（说明：本文为2008年《全国经方临床提高班暨学术交流会》提交论文。）

黄煌 2008－11－13 02：36

这是一篇有深度的理论探讨文章！值得一读。体质是经方医学的基本理论，也是中医学的根本特色，李小荣先生这篇文章，有理论，有实践，有文献，有临床，分析透彻，富含思想，对理解经方医学，指导经方的现代应用具有重要的指导意义。

对几个经方问题的认识

蓝莲花

2008 – 11 – 14   13：15

问题之一：经方治病的着眼点在哪里？

有人认为经方治病是以病名为着眼点，理由是《伤寒论》讲"六病"，《金匮要略》更是以诸状的有机组合；有人认为经方就是一种对症治疗，是以症状为着眼点。个人的认识是经方治病的着眼点在于病理状态，是通过干预内在的病理状态来治病的。病理状态应当包括病理生理状态和病理解剖状态。经方干预更多的应该是病理生理状态。那么，我的证据又是什么呢？其实，只要我们细读文本便不难发现经文中就有明确的透露。《伤寒论》中反复提到"发汗后"、"发汗过多"、"吐后"、"下后"、"大下后"这些文字说明什么？还不是传达病人当时的身体所处的状态吗？我以前读日本古方派的一些书，发现书中常常把这些信息忽略掉而专注于症状。当时也非常赞成他们的简练风格。现在发现，这些通过竹简得以流传的文字不该这样被轻视。比如，厚朴生姜半夏甘草人参汤的条文，其"发汗后"三个字提示病人可能处于伤津的病理状态中。而这种状态是最初使用该方的前提。忽略这三个字，对理解方中用人参、甘草则少了重要帮助。而经文中提到的"喘家"、"失精家"、"酒客"以及"尊荣人"等特殊体质，更是重视病理状态的体现。经文中还有这些文字："荣气不足"、"亡津液"、"热结膀胱"、"胃中虚冷"、"瘀热在里"、"热入血室"、"但以胃中虚，客气上逆"、"胸中有热"、"胃家实"、"胃中干燥"、"津液内竭"、"寒湿在里"、"此为有水气"、"内有久寒"、"上虚不能制下"、"蓄血"以及"停痰宿水"等等，它们是什么？是病名？是症状？还是症候群或综合征？都不是！应该就是对病理状态的朴素直白。虽然经方是以消除或缓解症状为最终归宿，却是以病理状态为切入点的。

问题之二："一元论"的选方思路完全正确吗？

临床用经方不同于自拟方，是在相对的范围内进行成方的筛选。恰如到品牌服装店里选购成品衣服一样，经方便是方剂库里的"品牌方"。面对着应诊病人的诸多不适，我们通常要求自己选用一张经方来解决所有问题，这就是"一元论"的选方思路。"一元论"的选方思路在经文里有明确的记载，如某某方"主之"，"宜"某某方等。毫无疑问，这是临证的原则！是应该牢记在心并严格遵守的。应该说大部分的情况是适合这个原则的。但是，临床的实际情况却是复杂的，这就要求经方医家临证时要灵活对待。经文中，打破这个原则的例子也有，如表里同病时视其轻重缓急而先后分治。对于"下利腹胀满，身体疼痛者"，先用四逆汤温里，再用桂枝汤攻表，而不是归为一张方子。对于误治造成变证也常常采用先后分治。如桂枝汤误治后，先用甘草干姜汤复阳，再用芍药甘草汤解决脚挛急，也没有用一张方子来救误。《金匮要略》："妇人吐涎沫，医反下之，心下即痞，当先治其吐涎沫，小青龙汤主之。涎沫止，乃治痞，泻心汤主之。"提示的则是原病和变证分治。"一元论"适合于疾病的普遍性，先后分治则适合于疾病的特殊性。能一网打尽时要严守一方，不能毕其功于一役时更不要勉强。如此才算符合"随证治之"的辨治精神。至于合方应用及转方更方等问题，不在这里讨论。

问题之三：误治都是庸医惹的祸？

打开《伤寒论》，不难发现误治的条文相当多，许多方剂原本也是针对误治而设。难怪有人说《伤寒论》是一部救误之书、医医之书。问题是：为什么会有这么多误治？通常的答案是：庸医所为！诚然，医生技术水平良莠不齐是客观存在的，庸医常常造成误治失治也是事实。敢问：难道经文里的误治都是庸医惹的祸吗？未必！疾病是复杂的，当某些症状尚未表现出来，或表现为假象，或多种疾病同时出现并相互影响，或病家隐瞒了某些重要信息时，临证高手也未必十治十差。高手并不是不犯错误的人，而是一旦知错能在第一时间迅速改正的人，更是不犯相同错误的人。通常认为，只有发生了变证或坏病乃至影响生命才叫误治。其实，方与病不相合就是误治，不中即误治！虽然没有发生任何不良反应。误治不等于不良反应！咽痛先予甘草汤，不差者再予桔梗汤。能说先予甘草汤不差的那个人是庸医吗？用桔梗汤而差，他就是良医？如果二者是同一个人，又该如何评价？相同的例子还有服用小建中汤不差，再予小柴胡汤；服用文蛤散不差，与五苓散。因此，我们别把误治用来折射古代医生的良莠。它折射的应该是经方的易学难精，难精在鉴别诊断。区分哥哥和姐姐不难，但区分双胞胎兄弟却有难度。经方鉴别诊断的难度不仅仅体现在去伪存真，更体现在去似存真。经方中也有许多主治相似的，请看经文："里水，越婢加术汤主之，甘草麻黄汤亦主之。""胸痹，胸中气塞短气，茯苓甘草汤主之，橘枳姜汤亦主之。""胸痹心中痞，留气结在胸，胸满，胁下逆抢心，枳实薤白桂枝汤主之，人参汤亦主之。""寒实结胸，无热证，与三物小陷胸汤，白散亦可服。""短气有微饮，苓桂术甘汤主之，肾气丸亦主之。"这些条文后面有两个方剂主之，不可能都是错简，说明古人对这些条文也拿捏不准，留一手以作备用。说明使用这些经方治疗这些疾病时还存在一定的鉴别难度。庸医是可恨的，但不能带着恨的情绪读经文，那样会错过经文透露的许多信息。

问题之四：不良反应知多少？

经方治病，用的也是药。是药，就有两面性，包括正面的疗效和负面的不良反应。经方同样存在不良反应！这里说的不良反应不是误治的变证，是指在方证相应的前提下出现的负面反应，即方子用对了仍然出现的不适状况。其一，方子用得很对证，用量也不大，但因为病人体质虚弱却出现过度反应，诸如汗下过甚等。其二，瞑眩反应，即病人服用对证方后出现剧烈的反应，不久所患病症得以缓解。正常情况下应该是症状逐渐向愈的，瞑眩反应是特殊的愈病方式，比如战汗等。其三，治此扰彼，是对甲病正常治疗过程中诱发乙病发作或加重，是捉住老鼠却损坏了花瓶。如用苓甘五味姜辛汤治咳满，咳满虽止，但因干姜细辛为热药，诱发了冲气发作。这些不良反应的出现，有的是病人的因素，有的是药物的因素。刀子越快越容易伤手，作为高效方，经方比时方更容易出现不良反应。对于不良反应，经方医家不该回避，也不能回避，要勇敢面对。知道地雷在哪儿行军才能更安全。对不良反应有了正确而又全面的认识，力争做到可知性和可控性，才能最大限度保障用方的安全。安全性和有效性同等重要。对于容易出现不良反应的情况，经文里一方面采取减量对待，如对于胃气弱者，"当行大黄、芍药者宜减之"。另一方面是避免使用，如"凡用栀子汤，病人旧微溏者，不可与服之"。这些经验值得深思。

问题之五：如何看待经文中的"差"？

经文所说的"差"是什么意思？初学经方时，我把它理解为治愈。现在看来，错了！应该是指短期疗效，是当时症状缓解了。《金匮要略》说："下利已差，至其年月日时复发者，以病不尽故也。"可知，差后仍有复发之可能。坦白地说，内科病有许多是不能根治的。经方的应用也只是缓解症状，改善体质，减少复发次数，提高生存质量。明白这些，便不会对经方产生误解。认为经方无所不治、无所不能的观点是不对的。经方也一样有它的局限性。同样，因为复发就认为经方不行也是不对的。临床也不能因为去年用小青龙汤缓解，今年又复发而认为小青龙汤不行去换用他方。毕竟，药物的疗效不是永久的。正确认识"差"，才能正确评价经方。

问题之六：仲景时代的药罐是啥样子的？

首先，仲景时代的药罐是个什么样的形状？其大小规格又是如何？其形状无疑应该是圆桶状或者是呈现中间粗大上下较窄的壶状。不可能是方形或三角形的，因为圆形最稳定，也最实用。根据仲景用药的剂量大小不同，以及加水的多少不同，可以推测其药罐也应该有不同的大小规格。比如小柴胡汤用药超过20两，用水量为一斗二升，炙甘草汤用药量30两还多，溶剂用酒七升，水八升。这些大方子应当用大号的药罐来煎煮。桂枝甘草汤用药6两，用水三升，此当用小号药罐。桂枝汤用水七升，当用中号药罐。大方子不可能用小药罐，而小方子用大药罐也犯不着。想必仲景时代的医家是不会不考虑这些的。

其次，仲景时代的药罐又是什么材料制造的呢？是否打上制造商的烙印呢？那个时代，病人的社会阶层不同，使用的药罐在品位上也自然大有区别。士大夫、贵族阶层可能用铜制品，一般的中产阶级可能用陶瓷，而最下层的人民则只能用黄土烧成的泥瓦罐了。但不管由什么材料制造，都应该是大批量统一生产的。也不管是由官方生产还是民间窑制，都应该是明确印上生产者和生产日期的。比如"长沙官制"、"建安十年"、"监差卫讯"等字样，为的是在出现问题时能有效地追究生产者的责任。试想，如果在煎煮四逆汤时，药罐突然裂开或漏水，病人得不到及时抢救，这个责任是否该由制造商来负呢？从唯用是求的汉风来看，那时的药罐在外面似乎不会再有其他的雕龙画凤之类的点缀了。

最值得一提的是，仲景时代的药罐其内壁一定是标有容量刻度的，类似于今天的电饭煲。放入多少水可以用量器准确测出，但煎取多少水则最好要借助于刻度了。内壁从下而上，依次标有"一升"、"二升"、"三升"等等。甚至还会标有多少"合"的刻度。不然，小承气汤以水四升煮取"一升二合"又该如何准确煎出呢？茵陈蒿汤用水一斗二升，先煮茵陈减六升，这些又是如何判断？唯此，在煎煮过程中水位的变化才会一目了然，煎取多少药液也可得到直观判断。这个内标志也是今天药罐所没有的，是值得制造商注意的。而且，为了便于观察药液，药罐应该是广口的，不应口小肚大的。说了这些，都是推测。到底实物如何，还是要等考古学家揭开答案。

问题之七：经方加减的原则是什么？

经方是可以化裁的，但化裁是有原则的。先说加药。加药，一是根据病情的需要，是遵守必须性的原则。二是本着相容性的原则，即所加的药，除了适合病情外，还要不引起其他变证。苓甘五味姜辛夏杏汤本来应该加麻黄，但畏惧麻黄的副作用而改为杏仁，这是为了整体而采取的一种变通法。再说减药。减药，一是该药在方中的配伍或单味不适合疾病现状，留之起反作用，必须去掉。这同样是遵循必须性原则。二是该药为可有可无的闲药赘药，本着方剂的简练性原则把它去掉。如此既节省了药材，也减轻了病家经济负担。在和温兴韬先生讨论去桂加苓术汤时，他指出去药有不需要的情况。可见，经方对于用药采取的是宁缺毋滥的思路。

问题之八：经方医学，派中有派吗？

经方医学是中医学的一大学派，那么，经方派里面是否还有流派？我觉得是派中有派的，黄煌先生也给予了肯定。我的分法：一是泛经方派。该派对于经方应用很灵活，采取开放体系，观念也与时俱进。对于经方医学以外的知识和理念采取积极的拿来主义，扩大了经方的使用范围，拓宽了用方思路，具有极强的外延性。另一派是古典经方派。该派相对保守，对于领域以外的知识采取谨慎的借鉴态度，基本上是根据原文来用方，对原典的依赖性较强，用方思路相对封闭，倾向于研究方剂内涵。这只是个人对当前经方医学现状的看法，可能会对医史或各家学说等研究提供一些思路。泛经方派有很强的时代气息，古典经方派更有古韵之味，这两派，我都喜欢！就目前经方医学现状来看，泛经方派似乎有蓬勃发展势头。

按：本文是根据 2008 年 11 月 9 日在江阴经方会议上的发言稿修改而成。

肖鹏　2008－11－14　20：59

张仲景不是圣人，他也会犯错，《金匮》用小青龙汤案：

咳逆倚息，不得卧，小青龙汤主之。

青龙汤下已，多唾口燥，寸脉沉，尺脉微，手足厥逆，气从小腹上冲胸咽，手足痹，其面翕热如醉状，因复下流阴股，小便难，时复冒者；与茯苓桂枝五味甘草汤，治其气冲。

冲气即低，而反更咳，胸满者，用桂苓五味甘草汤去桂，加干姜、细辛，以治其咳满。

咳满即止，而更复渴，冲气复发者，以细辛、干姜为热药也。服之当遂渴，而渴反止者，为支饮也。支饮者，法当冒，冒者必呕，呕者复内半夏，以去其水。

水去呕止，其人形肿者，加杏仁主之。其证应内麻黄，以其人逐痹，故不内之。若逆而内之者，必厥。所以然者，以其人血虚，麻黄发其阳故也。

若面热如醉，此为胃热上冲熏其面，加大黄以利之。

这里张仲景治疗后才发现问题，可能是时代局限所致。但是他并没有放弃治疗，照样可能挽回不利的局面。

黄煌　2008－11－14　21：22

杨大华的见解对我很有启发！我们可以设计现代药罐，你先弄个方案，我来去找厂家。

神农派 2008－11－15 04：04

　　杨先生的文章很有独特的视角，我喜欢这种独立思考出来的东西。

　　一、经方治病的着眼点在病理生理状态。这个观点是我感觉最有时代气息的观点。我发觉自己在开方之前，做得最多的也是反复观察询问，一定要掌握到病机才敢出方。而且我觉得古代许多医案也都只是讲一下症状就出方，没有症状出现的来龙去脉，没有服后的反应，让想学习的人只能表面想象一下，不能一案就得一收获。

　　二、"一元论"思路的正确与否。我觉得"一元论"不能简单地理解为选定一方主治，而应该理解为在治一位患者时一以贯之的一种思路，就如先温里后救表，这也是一种"一元论"。再如郑钦安提出的六经实为一经，三阳实为一阳，三阴实为一阴，这都是一种"一元论"。也就是说，我看重"一元论"是治病思维的一元，而不是某方治某症的一元。

　　三、误治问题的思考。我一直强调一帖见效，就是为了避免误治。我深深地相信，只要真正辨证准确，决不会好几帖才有效，而必然是一帖见效，然后根据病人体质及疾病特点采用乘胜直追或是稳扎稳打。不能先吃了好几帖，患者觉得无用或有不良反应才重新换方。

　　四、不良反应的问题。只要是对证的，首先的反应就应该是良性的，身体感觉是舒服的，这是大部分情况下应该出现的情况。我总是要患者先服一帖，第二天给我答复，出现什么情况可以及时变方。

　　五、所有经方的作用都是缓解症状，真正的体质强盛必然有赖于个人的生活作息及身体锻炼，我绝不相信有人可以让别人一直吃药而不用调理生活、身体锻炼，就获得一个很健康的身体。

　　六、药罐子值得重新设计，这是我们这一代人可以改善的事情，就不要留给下一代人去做了。

　　七、经方加减原则：唯证加减。

　　八、我承认自己也是泛经方派，只要有助于患者改善身体，我可以接受任何新事物，但经方核心思路是不会偏移的。

　　杨先生是位很有思想的经方人，我喜欢和这样的人做朋友，握手。

主题 之五

经方的故事

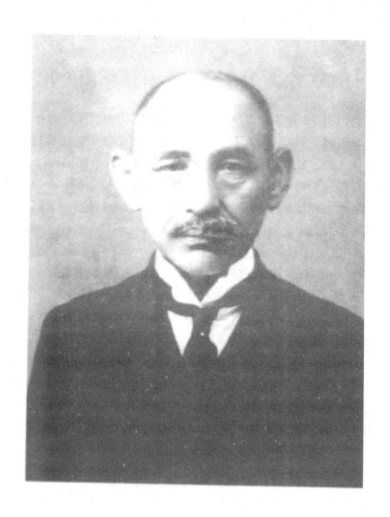

　　中医数千年来，就亿万人体研究所得之病理及其药能，历千锤百炼之后，得出结论，立为方剂，初见之，或疑为空漠，逮按其实，则秩序井然，始终一贯，故于实际上每有奇效，此余实在之经验也。

——汤本求真

本人清涕不止治愈记

王永峰

2008 – 04 – 03   11 ：47

2008 年 3 月 26 日单位外出开会，驻地周围均为农田。时值春季，油菜花开。当天阳光明媚、气温骤升。不知是减衣受寒还是花粉过敏，晚饭后开始喷嚏连连，睡及凌晨三点开始鼻流清涕如水龙头漏滴。27 日会议一天，身有微汗，别无不适，无暇顾及，附近也无药店。延至 28 日下午回到家中，用备用的桂枝汤剂煎服，头道服后半小时涕减鼻通，又过半小时服二道，约 2 小时后涕止复原。经方真神也！

黄煌　2008 – 04 – 13   21 ：06

是很好的经验！桂枝汤可以治疗自汗，也可以治疗清涕不止。

fancaohong　2008 – 04 – 15   17 ：26

我有过敏性鼻炎，以前经常流清涕，尤其是早上，打喷嚏不止，要用两三包纸巾。后来看郑钦安的书，用桂枝、生姜两味药，服后果然早上不流清涕了，有时反而会觉得鼻腔有点干，也不知是不是药过量了。但过敏性鼻炎还是没好，气候变化时还是容易打喷嚏。

草脚用经方

fancaohong

2008 – 04 – 14   20：18

各位前辈好，本人不是医生，一年前突然发现了经方，就爱上了经方。只会用原方，不太会加减，可感觉效果也很好。今天看到了这个网站，一年来很多疑问终于找到专家可以问一下了。

最近儿子咳嗽，因小时候一直受西药毒害，现在感冒不会发烧，只会咳嗽。汗出，不头痛，不怕冷，不发热，口渴欲饮冷水（不病也经常这样），舌红苔薄，味蕾红而突出。用麻杏石甘汤：麻黄10g，杏仁5g，甘草5g，石膏20g，这个量我以一两换算5g，小儿减半算出来的。服用两天后咳嗽有好转，五天后基本不咳，但不如前两次好得快，以前基本上第二天就完全好了，而且服药后舌质不红了。可这次味蕾还是那么红而突出，这是什么原因？他一直喊饿，是不是阳明胃热？中药会有抗药性吗？

下面的案例是在黄煌教授的书上学的。有一次他得尿路感染，一开始他是包皮过长，龟头有点红，没注意，可后来就说小便痛，等晚上我回家，他小便就带血了，有点粉红色，尿频尿急。我马上给他服用猪苓汤，一剂喝完一个小时后，小便就不红了，五天就痊愈了，阿胶的止血功能如神。其实后来我才知道，我贪便宜用的不是好的阿胶，所以味道臭臭的。

母亲常小便频数，出门更是频频找厕所，有时半小时去一次，咳嗽一声就要换内裤。我想先用五苓散，不行再换桂枝加龙骨牡蛎汤，可三天后她说好多了，一般两个半小时去一次厕所，咳嗽也不会小到内裤上了。好这么快有点出乎意料。

我自己嗓子疼好久了，到经期就有了感冒症状，没发烧，有点畏寒，鼻塞、头痛、出汗，特别懒，就睡觉了。晚上，嗓子疼醒了，已经半夜，就从以前配的药中找到了甘草，生甘草大概8～9g，炙甘草15g左右，煮了喝了，第二天就不痛了。颈背有点强痛，就用葛根汤，喝后出了身汗。可嗓子还有一点粗，因为有过敏性鼻炎，所以鼻子还有点塞，但其他症状好差不多了。后来觉得肚子上肉跳动得厉害，就用了茯苓桂枝甘草大枣汤，后来不跳了，又觉得小腹有点胀气。痛，是不是热入血室？是否一开始经期感冒不管症状如何都用小柴胡汤？先这么多，请教了！

主题之五 ⊙ 经方的故事

gugu　2008 － 04 － 14　20：51

佩服楼主！

黄煌　2008 － 04 － 14　22：22

你真行！经方就是大众的。经方人人可学。

fancaohong　2008 － 04 － 14　22：42

谢谢 gugu 鼓励！母亲是第一个吃我开的中药的人。她有高血压、心脏病，血糖略偏高，胆囊已切除，家族遗传有帕金森病，现在手和头有点抖，体胖，无力，嗜睡。那时，刚看完王正龙的文章，给母亲诊脉，脉沉实，舌色淡，舌体胖大有齿印，中间有暗青色，苔薄，手足厥冷，爱喝烫水，后背怕冷，小便清长。不管是少阴或厥阴，有寒邪内伏无疑，是阳虚体质，就给她三服大剂四逆汤，附子开到 30g。可母亲说难喝，分了六天喝，我怀疑有问题，应该觉得好喝才对，所以由着她。喝完再诊脉，脉起来了，舌中间还青，胃不舒服，就开了附子理中汤六服，喝完胃不难受了。可晚上脚底发痒，我不懂怎么回事。那时是冬天。后来，脚底开始有湿疹，逐渐全身都有，尤其是手少阴心经和足少阴肾经的部位，腋下、上臂下、颈前侧部、大腿内侧等，很多。好在痒得不是太难受，也没有水，一边安慰她，身体里的寒湿发出来就好了，但不敢给她乱喝药了，也不敢让她去看医生，怕医生乱给她吃祛风凉血的中药。一直发到夏天就慢慢好了。

开始认识到不能不看症状胡乱喝药，开始研究经方。方证对应，而且剂量从一两 15g 改为 5g 换算。有一次她出去吹了风，胃痛拒按，作呕，开了大建中汤三剂，她怕血糖升高，没加饴胶，吃完病也好了。想不通，不是说饴糖是建中汤里最重要的一味药吗？

最近发现她舌有裂纹，脉略涩，说脚跟痛，是不是以前温热药吃多了耗伤了津液，现在让她买一瓶六味地黄丸吃着呢，可以吗？可后背还有巴掌大一块地方怕冷，最好要我的手捂着，那是心下有水饮。有可能伤了津液又有水饮吗？突然发现她手和头都不抖了，请问是哪剂药吃好的？还有，以前她一直要呛咳，现在也好了，又是哪剂治好的？请赐教！期间曾给她拔过两次火罐，温灸过两次。好累！别人的病情下次再说！

fancaohong　2008 – 04 – 14　22：48

　　谢谢黄煌教授，谢谢大家，今天真高兴，找到了家的感觉，以前只是自己摸索，没有人商量，现在有那么多老师可以讨教了。有没有哪位老师是苏州的，我会上门请教的！

fancaohong　2008 – 04 – 14　23：09

　　我学经方用的办法很笨，先看原文，对各种病证有个印象，然后碰到什么问题就知道大概上哪儿找，然后根据情况，找到方子，如果不确定，就看所有有关的条文，还在网上检索别人的用法，最后选中方子，然后完全照搬，连煎法和剂量都不看现在的，完全照抄。我看过很多经方家的书，只看他们用方子的方法，不看加减和剂量，因为我还不能分辨出哪位医生用得最好。各位老师有没有这方面的经验教教我！

黄煌　2008 – 06 – 05　06：35

　　中药的用量问题最为复杂，涉及的因素很多。用仲景方，用量可按一两等于5g的标准换算。这是我的经验。

reyes　2008 – 06 – 05　20：17

　　非中医出身，仅凭个人自学能有如此水准，令我这个大五的中医学生感到很惭愧，心里不是滋味……下面的话不知道怎么说了，我只能在往后的日子里抓紧时间吧，感觉要看要查的太多了。

fyd77593199　2008 – 06 – 28　23：34

　　还是那句话说得好："实践出真知！"佩服楼主！

仆本恨人　2008 – 07 – 03　12：15

　　楼主你真厉害。我也是自学中医的，花的力气也不少，看起病来还是没有底。可惜我在杭州，不然一定向你请教。

罗永兴　2008 – 12 – 18　21：56

　　经方确实是人人可学！容易上手！佩服楼主的实践精神！

2008，我用经方

黄 波

2008 – 06 – 29　19：48

　　目前中医院校毕业的学生能开方并能取得良好效果者寥寥，很多学生对中医信心不足，而对中医的信心当来源于疗效的亲身体验。黄教授课上要求学生们亲尝汤药，多实践，从自己、家人、亲戚、朋友开始，积累经验。他的《经方应用》课让许多大一、大二的学生在尚未或正在学习中药方剂时便能体验到中药的效果，从实践中感受到了经方的神奇魅力。让我们一起来分享他们的经验。

黄波　2008 – 06 – 29　19：50

　　黄老师叫我们要学会神农尝百草的精神：凡是什么药都要自己尝尝，这样才能知道效果，以后才能用到别人的身上。于是我买了大黄、甘草、黄连、桂枝来尝尝。大黄的味道没有中药的那种苦味，反而慢慢品味出一种淡淡的清香。我还把他分给了四个人，想看一下不同的人服用效果有什么不同。但奇怪的是，我们都是用热水泡的，从5g一直增加到9g，那个稍胖的还有点便秘，竟然没有泄；中等的那个也没有；很瘦的那个也没有。到底是什么原因？我想我买的差不多是制大黄。后来我宿舍的同学的嘴上生了溃疡，我让他用甘草漱口，等好了点以后我让他每天坚持用它漱口，果然很有效，以前他总是生溃疡的，现在发生的频率少多了。那个时候我正好生了满手的冻疮，我就拿桂枝每天泡水洗，症状有所改善。

　　让我感到最有成就感的是我的两次用方经历。第一次是给我的同学。他患有慢性胃炎，经常感到胃不舒服，有灼烧感，而且胃脘部经常胀满，特别是吃完饭后他经常抱怨胀得难受。而且他脸色发黄，食欲也不好。上了课以后，我觉得老师讲的半夏泻心汤证和一些体质要求都特别符合他，于是我就尝试性地给他开了半夏泻心汤的原方。因为是第一次开方，我就让他拿一个星期的量试试，如果不行赶紧停药。结果他吃了两天后说蛮舒服的，一个星期下来后，他的症状明显改善了。我非常高兴，没有想到第一次开方就那么成功。

　　有了第一次的尝试，我更有自信了。正好那个时候，我爸查出有胆结石，看B超上的大小，用中药是可以打下来的。看了一下我爸的体质，他啤酒肚，胖得不得了，还经常便秘，典型的大柴胡汤体质。而且他有高血压、高血脂，太符合大柴胡汤证了，于是我给他开了几副。他说吃了以后感觉浑身轻松了许多，血压也不像以前那样不稳定了，血脂也降了不少，还轻了几斤。爸爸也直夸我学得好呢！我想，原来一个简单的经方可以这样用的。（中医全科063班李静）

黄波 2008－06－29 19：53

黄老师求真务实的治学态度也影响着我，从其授课中知道他亲自尝过很多药物及方子，并且他也鼓励我们亲自试方试药，体会经方的魅力。第一堂课，黄老师给我们讲的是痤疮的经方。第一个方是桂枝茯苓丸，虽然我没有痤疮的困扰，但是我有典型的腿征：下肢皮肤干燥粗糙，甚至如鱼鳞片，而且脚底皮肤很粗糙、很厚，冬天也容易裂。除了这个典型体征外，我感觉自己平时就是有点瘀血的，因为我观察自己的手指都比较暗，指甲也透着紫气。用西医检查瘀血的方法按指甲后迅速放开，观察其恢复的时间，恢复也比较慢。并且我的皮肤也比较干燥，舌质也透着紫气。黄老师还说用过此方后会感觉精神变好，记忆力也会变好。我想到自己上课时经常犯困，第一二节课就开始困得哈欠连天，愈加觉得我适合吃这个方子，而且还能提高记忆力。于是我决定来试试这个方子对我的效果。

黄煌老师建议我们自己亲自制作，并且自己做的效果要比成药好，我也觉得自己做比较有乐趣，就特地去老校区门诊部买了药物，让药店帮忙打成粉后带回来，自己动手搓丸子。听说张玲玲老师曾经带过学生做过，于是托同学向做过的同学打听制作的方法，结合自己的经验，总结出几个关键的地方：首先，蜂蜜要煮沸后再和药粉混合，混合时最好是先将一部分药粉倒入蜂蜜中搅拌；其次是蜂蜜的量不宜大，否则药丸不容易成形，且蜂蜜性缓会降低疗效。要像揉面一样把药粉混均匀。

接下来重点介绍具体的用药经过及前后对比。我是从三月底开始服用桂枝茯苓丸的，开始的时候我服用的量比较小。因为我理解的黄豆是老了的毛豆，所以丸子搓得比较小，每次吃的也比较少。在大概一个礼拜以后，通过选修实验中医学的同学知道，兔屎原来还是挺大的，于是就加大了剂量。前三周我没有感觉到任何效果，但是从第三周开始我便渐渐觉察到了很多地方都收效了。首先我整个人明显比以前有精神了，以前上课老是打哈欠想睡觉，那时候已经是最容易犯困的春季了，我也很少犯困了。还有，以前夜里老是做梦做得很累，吃了这药以后竟然也很少做梦了，所以白天精力很好，手指上代表疲劳的"川"字纹也少了很多。腿上的皮肤虽然没有完全光滑，但也有所改善，舌头的紫气基本没有了，指甲的紫气也好了很多。还有让我时不时在心里偷着笑的地方就是手上的皮肤变白，也变得光滑红润了。但是，我觉得这些变化其实也都是挺细微的，如果不仔细体会也不太容易觉察。大概到第四周的时候，由于里面桃仁的作用，我感觉大便开始不实了。开始的时候次数还没有增多，于是继续服用，但再接下来就变得溏烂，并且每天的次数增加到两三次，再加之例假快来了，所以就停止了服用。（中西医临床2班吴红娟）

黄波　2008－06－29　19：54

　　我有一位好友，他脸上的痤疮非常严重，高中同窗时，他已就医数次，花了不少冤枉钱，然而痤疮并不见好转。对于青春期爱美的我们，小小的痘痘令他十分苦恼。在清明节，我们聚会的时候，我仔细观察了一下他的脸，我发现他脸上的痤疮颜色暗红，胞体饱满硬结，而且疤痕是结节的。我便进一步询问他的体质，他脸部皮肤粗糙，并有扩张毛细血管；他腹部的症状是充实有力，我按了他的脐两侧，他感觉有压痛。到这里我便仔细思索回忆老师上课讲的内容，感觉他应该属于桂枝茯苓丸体质。为了进一步确认我的判断，我又检查了他的腿部。发现他皮肤干燥、开裂，像鱼鳞一样。而且他说他的腿很容易生冻疮，且易抽筋，联合以上症状，我坚定地告诉他，他属于桂枝茯苓丸脸，用桂枝茯苓丸便可治好。开始他还不相信地说："你又不是专门学医学类的，而且我这个脸都花了几千块钱都没治好，你这什么桂枝茯苓丸就能轻易搞定的啊？"我二话没说，把桂枝茯苓丸的处方写给他，并告诉他药方用水煎，分两次服用，以及煎药的注意事项。他看着我一本正经的表情，似疑似信地接过配方，但为了那张能青春焕发的脸庞，他还是愿意尝试一下。经过一个月的努力，到劳动节我再见到他的时候，第一次发现，原来他长得挺俊俏的嘛！原来的桂枝茯苓丸脸已有明显改善，痘痘已结痂，有的地方已看见嫩嫩的皮肤了。几年的不断四处求医都不见好转，这个小小的处方让他青春飞扬。这时，他感激地握着我的手，感激之语源源不断，说得我心花怒放，我便高调地炫耀说："不要小看这小小的配方，中医之魂源远流长，根基深厚，用中药治病比西医更有效，更快速，更安全。"他感同身受地点点头，他问我："你是学市场营销的，怎么懂医学呢？"我微笑地答道："这都是《经方应用》的功劳啊！"他佩服地竖起大拇指，我想他不仅羡慕我身在南京中医药大学，他更佩服中医的作用。

　　现在，我或者我身边的朋友、同学有感冒、失眠等小病的时候，我偶尔也告诉他们配方，然后到汉中门校区取中药，煎服治病，不仅安全，而且疗效快，让我们免受病痛折磨。自从上《经方应用》这门课程，我更深一步了解中医的力量，它在我们生活中起到不可估量的作用。（市场营销

班陈晨）

黄波 2008 – 06 – 29 19：55

　　听过了第一节课之后，我立马就想到了我哥哥，他应该去尝试荆芥连翘汤。我哥不知道为什么从小到大痘痘都非常多，试过了各种方法都没什么效，想不到经方应用第一节的课就讲到了痤疮，我就想让他试试看。不过，他原来就很讨厌吃药，特别是中药，因为中药特别苦，好不容易才劝服他尝试一下子。我看他的体格也算强健，面色潮红、满面油光，非常易发怒、易烦躁，动不动就发火，而且眼睛充血、唇红；再看他的痘痘，疮体高突光亮，色红而且大多数都有化脓，脓液黏稠色黄，背部也长有很多痘痘，每当夏天长得特别多，还很怕热，我觉得他很适合喝荆芥连翘汤。每天喝一次，喝了差不多一个星期之后，痘痘减少了不少。他说，喝了之后整个人没有了一种发热的感觉，没有那么怕热，而且痘痘减少了，觉得很开心。他说，原来中药还是蛮有效的，以后生病会多考虑去看中医的。我也觉得很开心，又多一个人认同中医中药的疗效，这也给了我动力继续努力去学习中医药，让更多的人明白中医的疗效其实也不比西医差，而且副作用又不大，我们应该好好地把中医药推广出去。（食品与药品监测班陈子婷）

黄波 2008 – 06 – 29 19：57

　　我平生第一次开方就是拿妈妈做了"试验品"。当初黄老师上课一提到除烦汤这张方，一个念头一闪而过：一定要让妈妈试试。她中等身材，双眼皮，心地细腻，人敏感，胆子不大，易晕车晕船，易焦虑……之前做过胃镜，报告显示有慢性胃炎伴糜烂，十二指肠炎。妈妈在服药前已有半个月时间每天凌晨 4~5 点时，胃部有隐痛，时常疼醒。白天嗳气，恶心，胃泛酸，食欲不好。四肢无力，手脚冰凉，全身怕冷，大便两天一次。足三里穴位有抽动感。先后服用复方甘铋镁、吗叮咛、胃苏冲剂，症状改变不明显。思想上负担很重，害怕胃里出问题。睡眠质量差，整天情绪低落，便按半夏厚朴汤原方配药。考虑到妈妈从未吃过中药，我加进了大枣以矫味，并要求她自己煎药。处方如下：制半夏12g，川朴12g，苏梗12g，茯苓20g，干姜5g，红枣20g。先配了三付药，花了14.10元。妈妈当时半信半疑，就6种药又那么便宜，能治好病吗？第二天，她按照药袋说明浸泡、煎煮后，于上午9时30分服药。服完，嘴里感觉有辣味，有口水分泌，胃部感觉有暖意。10时30分左右有饥饿感觉。下午16时服第二次药，服完后吃了一个煎饼，17时又吃了一碗小馄饨。有食欲，通气，足三里处无抽动感，无乏力感觉，精神很好。吃了一天药，药效如此神奇，她非常高兴和激动。连续服用15天，凌晨无疼痛感，吃饭香，睡眠好，大便一天一次。（07针推班刘伊人）

黄波 2008-06-29 19：57

学习了胃病方后，我发现自己是典型的半夏体质：我肤色有些油腻，缺乏正常光泽，中等身材，情感丰富且变化起伏大，入睡困难。这学期刚开学出现过一段时间莫名其妙地胆小恐惧，以前最喜欢侦探推理类小说，那时连瞥一眼封面都会害怕。舌象正常，咽喉红，时有痛感。自己切脉后认为脉象滑数。食欲时好时坏，有几次进食时会突然觉得恶心，无法再咽下，胃脘胀闷，甚至会呕吐。晨起咳吐黏痰。易腹泻。清明节回家后，我决定试服半夏泻心汤。按黄老师所讲，我自己开了一张方：姜半夏10g，黄连3g，黄芩6g，干姜5g，炙甘草4g，党参5g，大枣4枚，连翘6g，每日服用一剂。返校后，又带了一些煎好的汤剂继续服用。见效很快，开始是咽喉不红，入睡变得容易，睡眠质量也得到提高，腹泻次数变少，人变得很轻松。现在遵从黄老师的方法，常服生姜红枣汤。对照《伤寒论》，我的症状当属"呕而肠鸣，心下痞"，这也对应了"有是证则用是方"。（全科班樊璐）

黄波 2008-06-29 19：58

我的奶奶是个老胃病患者了，年轻时候吃饭饱一顿、饥一顿，落下了病根，现在只要不按时吃饭或吃得稍微多一点，就会胃疼、泛酸、嗳气，十分难受。家里人带她去医院看病，不知道看了多少医院，吃了多少药，总是不能治好。有时候吃药期间会好很多，一旦停药又反复了，还有一些药吃了有副作用。奶奶说吃了药感觉头晕，恶心，后来吓得都不敢吃了，大家都很苦恼。听说有可能恶化成胃癌，奶奶很害怕，整天愁眉苦脸的，身体状况很不好。今年清明回家，看到奶奶的身体状况越来越差，人也更没精神了，家里人都束手无策，我也很为奶奶担心。忽然就想到了在《经方应用》课上学的一些方子，我想可以试试啊。我从学过的方子中选了四逆散，因为它治疗的症状和我奶奶的症状最符合。起初家里人并不相信这个方子会有效，不过因为没有什么办法了，就答应让我试试。我按照实际情况开出了方子，让奶奶按时吃。回学校后不多久，接到奶奶打来的电话，很高兴的样子，原来我让她吃的药真的有效果，症状减轻了不少，嗳气、泛酸等情况发生次数明显不那么频繁了，整个人感觉舒服了很多，精神也明显比以前好了，去医院检查后排除了恶化的可能。现在，奶奶整天

乐呵呵的，一个劲地夸中药有用，我也感到很高兴，对经方的兴趣更大了。（07 药物制剂 2 班曹颖君）

黄波　2008 – 06 – 29　19：58

　　妈妈胃痛很多年了，一直在服用西药止痛。近几年，疼痛的频率越来越高，并且有时候会没有食欲。于是我跟爸爸带她去医院做了次胃镜。因为她以前一直对胃镜有抵触心理而没去。胃镜检查的结果是，没有阳性发现，诊断为浅表性胃炎。医生配了一些很贵的西药。回去后，妈妈服用后好转了一段时间，但是没过多久就复发了。这个时候，妈妈对那些止痛药已经有了依赖性。

　　我发现妈妈就是典型的半夏体质。妈妈体型偏胖，近年来情绪经常不稳定。我看了下她的舌，有齿痕。于是我尝试让妈妈服用半夏厚朴汤，并嘱咐她一定要保持足够的药量。妈妈的反映是药味不苦，所以她没有很排斥服用。在她的坚持服用下，她的胃痛有了明显好转，食欲也稳定了。最可喜的是她的心情好了很多。妈妈现在还在服用半夏厚朴汤。她现在对中医真是赞不绝口了。（医学日语班刘佳佳）

黄波　2008 – 06 – 29　20：01

　　通过这几个星期的学习，上课时我了解了很多中医知识，也抄了不少经方。我想课上学习的内容要通过实践来验证，正所谓学以致用嘛。我就留意了一下平时身边的人，我外公有多年的糖尿病史，平时偶有腹泻，伴有项背强痛，头痛，全身乏力，平时也好酒。这个症状比较符合黄煌教授教我们的葛根芩连汤，我就试着开了平生的第一张方，具体如下：葛根60g，黄连8g，黄芩15g，生甘草7g。外公服用了一个月后，症状明显好转，以上的症状明显减轻了，又坚持服用了 2 个月，症状逐渐减轻了。初次的成功令我感到欣喜，也让我坚定了对经方的信赖。我深刻感受到了中医的伟大，领略到了经方的魅力，这使我对中医更加充满了希望！

　　前一阵子，宿舍里流行了感冒，同学上课时都没精神，在宿舍就躺在床上不想动，浑身没劲。恰好那天晚上黄煌教授讲了感冒方，我回到宿舍比较了一下同学的症状，症状都是差不多，微汗出，热不退，伴随的症状比较多，有胸部、上腹部不适满闷感，食欲减退，默默不语。恰好与感冒方的第一张方——小柴胡汤治疗的相应症状差不多，我就试着开了一方。柴胡20g，甘草6g，黄芩8g，连翘30g，我同学服用了一个星期，感冒的症状明显好转，经过几天的调养，都痊愈了。通过这件事让我知道了中医在伤寒方面的疗效一点也不比西医慢，而且没有不良的反应，不影响白天正常的学习和工作，而且药效比较持久。

我再一次感到了经方的神奇，经方的药不在于多，而在于精！每味药都有它的独特的功效，缺一不可。我第一次意识到研究古方的重大价值。古方是经过历史的考验才存留下来的，是经受了历史考验的瑰宝。作为新一代的中医人，我们有义务，也有责任来振兴中医，我想如果我们中医院校的学生都不关注古方，研究古方，那中医就真的穷途末路了，那就真的是中医的悲哀了。（07 应用心理学戴杨阳）

黄波 2008－06－29 20：01

清明节有个朋友从外地来南京玩，我带着她转夫子庙，逛新街口，虽然去过几次了，可我依然兴致勃勃，而她却老是打不起精神来。在夫子庙有个学生样的男孩子向我们问路，结果却把她吓了一跳，对她的过度激烈的反应我只是觉得很好笑，当时也没多想。等晚上聊天时我才想起最近学的失眠方，我觉得她应该适用"温胆汤"。为了验证我的猜测，我进一步询问了她。她说在初中上学路上，有个陌生中年男子曾打着问路的幌子对她进行骚扰，从此她就特别害怕陌生人跟她搭讪，甚至从来都不敢独处，连一个人走在大街上都担心有坏人找她麻烦，这次来南京也是男朋友送来的。她还说，她晚上老是睡不着，而且易惊醒，对前途悲观。我观察她面无光泽，舌不红，指甲苍白，最后我断定她适用"温胆汤"。由于没开过方，所以各味药我都用的最小量。而且建议她早饭多吃些面食，再买些红枣平时泡茶喝，这样加上汤剂里的甘草就又组成了甘麦大枣汤。她回学校就照办了。一个礼拜后，打来电话告诉我说，她晚上睡觉比以前好多了，白天也感觉有活力了，可是依然不敢跟陌生人讲话。我让她按原方接着用，大枣可以直接食用，并找个心理老师稍微咨询一下。现在我问她怎么样了，她说一切都好多了，尤其是睡眠质量，大大改善，我听了心里特舒服。（护理班李兰华）

黄波 2008－06－29 20：01

清明回家，碰到了一好友，她由于去年高考失利，选择了再战斗一年，争取考个好大学。众所周知，高三一年不是人过的日子，更何况过两年高三呢！我看她人也消瘦了，脸色也不太好，于是就问："备考生活是否太累了？"她说前段时间生了小病，有一个星期没上课，导致成绩下降很多，在全年级的名次也大幅度下降。一直很着急，晚上也出现了失眠的现象，于是成绩越来越差，她现在已不知如何是好了！说着说着她就哭了出来。我顺便问她，她的病好了没，她摇了摇头。我诧异是什么病这么长时间没好？她说：医生说是肠功能紊乱，是带有点神经抑郁的病。我就想起教授教的柴胡加龙骨牡蛎汤。她抑郁，焦虑，对高考恐惧，同时她一天排便超过三次，类似腹泻，但有时又有便秘症状，肠的蠕动明显快于他人。西医只让她吃了一点镇静助眠的药，对她说这种病不是药物可以快速治愈的，只有好好控制自己的心情才能快速好起来。于是我向她推荐柴胡加龙骨牡蛎汤，并把药方给了她，劝她试一试。几个星期之后，她打电话给我说，她的病基本上好了，不再失眠，每天也能保持良好的心态去上课了，她现在正在努力备战高考！

西医无法治愈的肠功能紊乱就这样被一剂普通的柴胡加龙骨肚蛎汤治好了！中医，魅力无穷！虽说大多数人都知道中医是我国的文化瑰宝，但大多数人却在关键时刻不怎么敢用，大多数人真正相信的是西医。他们只是口头上对中医推崇。(07 计算机 2 班柏娅楠)

黄波 2008－06－29 20：02

三月中旬的一个晚上，我突然发现右眼皮里长了个小疙瘩，第二天到校保健科检查了一下，医生说是霰粒肿，都化脓了，建议我去医院手术治疗。可右眼刚好，左眼又开始长了，幸亏发现得早，我立马去找黄老师。黄老师仔细地进行诊断，然后告诉我体内有热，手术治疗暂时缓解了病情，但是治标不治本，要彻底清热，必须用中药调理，他建议我服用防风通圣丸。它是由防风、荆芥穗、芒硝、大黄、连翘、甘草等十七味药制成的，它可以解表通里，清热解毒，对头痛、咽干、小便短赤、大便秘结等实热症状有较好疗效，而这些症状中的许多都与我相符。老师还叮嘱我怎么用药，并且说下周课的时候，再帮我看一下。于是我就到药店买来试试，刚开始吃的时候反应比较大，大便一天一次变成了一天两次，而且不成形，于是我就减少了用量，改为一天吃一袋。我向来容易上火，但吃了这药以后感觉火气小多了，两眼也不像以前那样经常感到干涩了，更可喜的是：里面的肿块变小了。经方的效果就是好，现在我还在继续服用。

我姨妈经常失眠，而且老是做噩梦，那天我妈打电话来，让我问问老师怎么用中药调理，当时我就做了个大胆的决定：自己给姨妈开药。她是个比较胖的人，柴胡加龙骨牡蛎汤、酸枣仁汤，还有甘麦大枣汤肯定不适合她。根据我对她的了解，她平时比较胆小，有时突然跟她讲话都能吓到她。更重要的是，她情感比较丰富，常感到恶心、心慌，这不就是黄老师讲过的半夏体质吗？温胆汤，刚好适用！于是我就给她开了温胆汤的药。几天后，姨妈打电话来补充了一下自己的症状，说老感觉胸闷，我就给她多加了一味药——山栀。大概一个星期吧，姨妈高兴地告诉我，她现在睡眠质量比以前好多了，不再那么爱做噩梦了，也不经常感到恶心、胸闷了。这让一直认为中医很玄乎的她大为改观，还经常向她的姐妹们推荐呢！（07 中西医临床医学班武青）

黄波　2008 - 06 - 29　20：03

我小姑妈，今年 42 岁，由于生活压力常常焦虑不安，睡眠不安稳，甚至伴有心悸，做恶梦，醒时总是有汗湿了衣被。我想起第七讲"失眠经方疗法"，因而就对应体质特征。她身体消瘦、干枯，指甲和唇口略显苍白。而且平时心情紧张，不放松，且不稳定，特别容易发怒，总是烦恼，却又易疲劳。此外，似乎还有点忧郁，常常皱眉头。根据以上特征，我建议她服食酸枣仁汤：酸枣仁量 50g，甘草 3g，知母 6g，茯苓 10g，川芎 6g。服用后的确有明显的改善，睡眠状态很好，夜晚也少有心悸、噩梦现象，而且白日里情绪较平静，与家人相处也和睦多了。最主要的是人精神好了，身体健康得很。

以往担心自己不是专业人士，开方会不会出事，毕竟"是药三分毒"，总是有点畏首畏尾的。由于这次的实践，我克服了这一心理障碍。想到邻居家大叔，一个体格较壮实差不多 38 岁的人，有着多年糖尿病史，属于家族遗传。他肌肉相对发达厚实，人偏胖，面油腻。仔细观察询问得知，他舌红，心率偏快，有时头疼，还伴有高血压，全身乏力，常喘而出汗，此外还腹泻、好酒。因而我想到葛根芩连汤：葛根 40g，黄连 6g，黄芩 8g，生甘草 5g，制大黄 5g。效果虽然没有立即显现，但是经过长期的调养，气色显然好了很多，特别是项背强痛的症状减缓了，腹泻也一样渐消，他整个给人的感觉都不一样，年轻了不少。（07 公管班芮苏华）

黄波　2008 - 06 - 29　20：03

前段时间，我在《经方应用》的课上学到了高血压病方，其中的第一张方就是黄连解毒汤，我在《方剂学》书中看过相关的介绍。书中写道："三焦实热，黄连解毒汤四味，黄柏黄芩栀子备，躁狂大热呕不眠，吐衄斑黄均可使，若云三黄石膏汤，再加麻黄及淡豉，此为伤寒温毒盛……此方由大苦大寒，泻火解毒药组成。方中以黄连泻心火，兼泻中焦之火；黄芩泻上焦之火；黄柏泻下焦之火；栀子通泻三焦之火，导以下行。四药合用，其泻火解毒之效甚著，故适用于表里三焦火热亢盛之证。"这些对我这个只学过中医基础理论的人来说实在是太过空泛了，而黄煌老师在课上既没有讲阴阳五行，也没有讲气血津液。黄老师只是把那些病患的特征、体质很直接地写出来，深入浅出，让人一目了然。介绍黄连解毒汤的适用体质时有详细的讲解：黄连解毒汤适合那些体质强健，面潮红或红黑，有油光，目睛充血或多眵，口唇暗红或紫红，舌质暗红，质坚敛苍老，舌苔薄黄，脉多滑数有力，腹部肌肉较紧张，按之有力或有不适感，易失眠多梦，皮肤常有痤疮，口干口苦，常有口舌溃疡，小便黄短。听了老师的讲解，我立刻联想到了我的爸爸，他以前常常抱怨说有口腔溃疡，口干，他的体型有些胖，脸部泛着很重的油光，嘴唇暗红，晚上易惊醒。我就抱着试试看的心情给我的爸爸开了七剂黄连解毒汤加姜枣。刚开始吃的时候并没有觉得太苦，吃了一个星期后，我爸爸给我打电话说，头痛、失眠的毛病已经好多了，口腔溃疡的毛病也没有再犯了，脸上的油光也减少了许多，虽然以前没有量过血压，但现在的血压已经处于正常范围内了。

感谢经方，区区的几味药，就能治好在别人看来很难治的病，可见中国的古人的确给我们留下了一批无价之宝，这样才使得后人能够得到前人带来的恩惠。（公共事业管理班鹿存慧）

黄波　2008－06－29　20：04

这学期开始学习经方，每每上课听到黄老师说他的某某学生用经方的体会时，我都有股尝试的冲动。开始是苦恼身边没有什么愿意给我试验的病例，现在想来，爷爷看了这么久的病都没什么进展，我为什么不可以试试呢？按黄老师所说，最重要的不就是抓住体质嘛。于是我在以后的课程中都很用心地寻找符合爷爷体质的经方。

爷爷，90 岁，2008 年初因冠心病前后 3 次住院，但病情没什么改善。主诉：失眠、胸闷、心悸、乏力、食欲旺盛。开始，我抓住了爷爷失眠这一特征，在"失眠治疗法"这讲中，找到了柴胡加龙骨牡蛎汤。该方是古代的抗抑郁药、抗焦虑药，以胸满、烦、惊、小便不利（次数频，检查无异）、谵语（精神障碍，思维语言障碍）、一身尽重（自我感觉，或为木僵状，表现为行动迟缓，抑郁低下，欲望皆无，反应迟钝）为特点的疾病。体质要求：中等偏瘦、面色微暗黄或青黄色、无光泽、肉紧，主诉以自觉症状多，四肢多冷、情绪波动大、对气温变化敏感。爷爷与里面的四肢多冷、情绪波动大基本符合。但是令我疑惑的是，爷爷如此大的年纪食欲依然很好（大概一天吃 4~5 餐），而且在上了这么多课后发现，下肢是否浮肿一直是黄老师比较关注的问题，如此明显的两个特点在该方中却没有提及。这让我开始犹豫我是否该用这张方给爷爷治病呢？

带着疑惑我继续上着黄老师的课，直到后来的高血压里，我遇到了黄芪桂枝五物汤这张方，看到了体质有食欲旺盛和下肢浮肿同时出现的方子。其体质要求为肌肉松弛、皮肤无弹性、下肢多有浮肿、缺乏运动、食欲好、无力、腹部按之松软、易疲劳、头晕、气短，尤其运动后，甚至胸闷、胸痛或头晕眼花，运动心电图提示心肌缺血，舌质淡红或淡胖、面色黄暗或暗红、大便不干、以老年多见。该方适用于高血压、冠心病、动脉硬化、椎基底动脉供血不足，主治心脑血管疾病。特别是爷爷在上次的住院中查出是冠心病，并且老年人都略微有些高血压，让我更加确定了这张方子的适用性。

于是我尝试开了黄芪桂枝五物汤：黄芪18g，白芍10g，桂枝10g，生姜15g，红枣6枚。服用一周后睡眠有所好转，疲劳有所改善，让我更加有信心了，于是继续服用。两周后自觉症状明显改善，睡眠质量大大提高，从以前的全身乏力，只能躺在床上，到现在的偶尔出去晒晒太阳，精神状态明显转佳，下肢浮肿也明显消退。

这次的尝试让我觉得大学里的选修课并不是都那么无聊，那句所谓的"选修必逃，必修选逃"的行为在经方这种选修课上肯定是愚蠢的。我在这课上第一次感受到给人治病的困难，当你的病人在你的治疗下，症状有所缓解的喜悦。我相信这次的经历是可贵的，可以说是我的从医道路的开端。(06中医七年制2班王倩)

liuyi000000　2008－10－02　16：22

经方治大病，黄煌老师让现在的学生亲身感受到经方的神奇，为这些学生在以后从事的中医之路中解决了"信"的问题！名师出高徒啊！

神农派　2008－10－04　21：17

经方的种子就这样在心中播下。

典型——记我的实习经历

reyes

2008 – 09 – 07　15：59

在呼吸科的日子虽然郁闷，但收获还是有的，看见了几个典型的病例，当然，那些都是中医的病，就比如下面的少阳病。

有那么一位，三四十岁的女性，得了肺炎，本来不是我管的，我同学叫我去看看中医的辨证，我就去了，事情还就这么巧，当时的情况是我来到她床位边，她正好走过来，我看她一副忧郁的表情，心里嘀咕有可能是少阳病小柴胡汤证，我知道她主诉是咳嗽若干天。我就问诊了：

"还发热啊？"

"发热。"

"还怕冷啊！"

"怕冷。"

"是不是一会发热，一会怕冷啊？"

她惊奇地看着我："是啊，一会热，一会冷。"我又惊又喜！

"口苦吗？"

"苦的。"

"口干吗？"

"有点干的。"

"头晕吗？"

"头晕的。"

"心烦吗？"

"有时候有点。"

"有恶心想吐的感觉吗？"

"有时候有的。"

"胃口怎么样啊？"

"胃口差啊，吃不下东西。"

再看她舌淡红，苔黄腻，脉细弦，面色偏暗，愁眉苦脸，郁郁寡欢的样子，再典型不过的小柴胡汤证啊！

可惜某医院最后的治疗没用小柴胡汤！此人对很多抗生素过敏，医保也是农村医疗合作保险，有很多用药报销限制，在军区总医院用了三千多块钱的头孢类抗菌药无效，主任们还为用什么抗生素发愁。中医辨证为咳嗽，痰热犯肺证，中药用的是清热化痰药（开药时我在旁边，那主任基本没问诊，就看了舌苔搭了个脉），没什么效果，最终我也不知道怎么样，住了两个星期左右就出院了（我出科了）。

还有一个，男，二十几岁，肺炎。体型偏胖，主任（西医）查房时问诊，得知此人易感冒，体质较弱，易乏力。等查完他，主任查旁边的病人时，我问他："容易出汗吗？"他激动地说："我汗多啊，一动就出汗，这几天好点。""怕风吗？""怕。"我又问了小便等其他鉴别情况，都没什么异常。舌淡嫩质偏黄（典型的桂枝舌），苔薄白，脉浮缓。此人宜用桂枝汤无疑！当我走向下个病人时，突然想到他有黄芪证：体胖肌肉松软而易汗（"尊荣人"）。于是回头问了句："你的汗有颜色吗？"他惊讶的看着我，那神情我至今记得很清楚："开始几天出了汗衣服是黄的，这几天不了。"我朝他会心的微笑，他莫名其妙并急切地问："有什么问题吗？"我只能说："没什么。"回头我查了给他开的中药，一大堆药里虽然没有桂枝汤的影子，但惊奇的发现用了黄芪30g，这就解释了为什么现在的汗不黄了，出汗也缓解了。当我再次详细地望、闻、问、切，想进一步了解桂枝加黄芪汤体质的时候，他要求我给他开药。对一个实习生提开药的要求是病人多大的信任啊！我只能惋惜地告诉他，我没有处方权，建议他出院后可用黄芪食疗补益，并加强锻炼，他欣然接受。

不懂中医，没学过伤寒，不了解药证、体质的人也许认为我在瞎说。第一例没用小柴胡，同样也没用桂枝汤啊，没用的怎么能拿出来说事（试想要用了小柴胡汤病好了，也许就归功于他们千挑万选的抗生素了）？第二例开了那么多药，难道就黄芪有用？试问用了桂枝汤解肌发汗、调和营卫，脉还会浮缓吗？当然，这也没有事实来佐证，只是在谈理论而已，所以我上面的话可以是一派胡言。不过我相信，有点科学精神的人就要思考思考我的话有没有道理了，而不是像那些一直标榜科学的西医们一棍子把中医打死，说中医骗人了。有点头脑的患者也要考虑考虑吃了中药没用，是不是传统中医本身没用还是中医师的问题？他们有些连《伤寒论》都没读过，怎么能代表神圣的历史悠久、源远流长的中医？他们的治疗只不过活用了现代医学"哪不好治哪"的思维——有痰化痰，有热清热，胃虚用增强胃动力的中药！有没有可能有用？有！但那是纯正的中医吗？充其量只能算"中西医结合"，一半是中医吧。经方大师胡希恕说过，辨证的尖端就是辨那些细微的症状体征，以指导遣方用药。但这正是现代中医忽略的东西！

黄煌 2008-09-07 18：18

看了以上帖子，我很欣慰。年轻的中医有这种认识，中医就有希望！

盲人摸医话经方

2008 - 09 - 25 14：08

    前年，从北京到山东拜访一位朋友，途中顺道回家休息，略作调整。适逢 7 岁的外甥女梁亭患感冒长时间不愈，花了几百元钱还是没有起色，二姐甚为苦恼。查看其脉症：不时咳嗽，微有痰音，面色疲惫，口干燥，体温 38℃，脉寸尺弱而无力，两关脉弦。此时，正值秋季，应属凉燥，但关为阴阳交汇之地，眼下郁而不舒，而要交合阴阳非桂枝汤莫属。因担心小孩怕喝中药，故加大剂量，这样能起到喝一口当一剂的作用。处方为：桂枝 30g，白芍 30g，甘草 20g，生姜 30g，大枣 12 枚。上午 10 点左右在二姐与母亲监督下，外甥女勉强喝药三分之一，并饮热水一碗，一个半小时后出少许汗，睡到下午 1 点，等我下午 4 点回来时，她正和小朋友在院子里玩耍。我嘱咐二姐想办法把余下的药让她喝完，以恢复体质。整个过程花费仅 2.5 元。久闻桂枝汤为群方之祖，但多年来治病，它的使用率并不高，对它的运用也只限于书面理解，而桂枝汤典型脉症、体征多不常见。前年，经一位老中医点拨才真正体会到桂枝汤在经方中的至尊地位。

    朋友 19 岁的儿子出麻疹，连续几天高烧不退，输液发汗不减，遂让我看看。我年幼随其父练习武术多年，两家交往甚深。其子卧床，高热咽痛，头痛欲用头撞墙，遍身红斑。说实话，我没有见过麻疹，并不认识。但诊脉浮紧有力，其舌苔白腻。我对朋友说，我只开一剂药，不好的话您另找别人。我开的是九味羌活汤，当晚抓药回来煎好，饮一半。第二天我前去探望时烧退，咽痛红点已消，再饮后一半，当天已回常态。我以为已愈，然第二天晚其母来告，热又起，我甚是诧异。查脉浮紧如故，此乃宿食为病，应下午三点后加重。其母云，昨天本来已痊愈，可大风天他在院子里玩，晚即又发烧，原来的确是下午重。他父亲补充说，前几天去走亲戚，到农村的代销点买罐头吃第二天就发烧，想来农村代销点东西多摆放时间长，此罐头可能过了保质期。此属厚朴七物汤无疑，取两剂，一剂愈。

    我爱人特警出身，身多劳损病，又不喜喝中药，如能忍受绝不服药，即便服药，稍微好转就停服，任凭如何劝说都无济于事。一日她胃痛难忍，挑衅对我说："你如能一剂治好我的病，以后家务活她全包，否则以后中医书不要再看，家务活你全做。"事关大局，我仔细思量，诊脉弦细，

239

我心中暗喜，此乃吴茱萸汤！我怕她又是一剂药喝不完就停，就故意加大药量，并加大蜂蜜用量。我心想，一口就要管用，否则我就永世不得翻身！等药温度合适，我说要她一口喝完，否则无用。她试探性地喝了一大口，就大嚷麻辣难喝，剩下的药坚决不喝。然2小时后胃痛已愈，从那时起我就从家务活中解脱出来了。

年前，爱人姨父来京，突然心前日痛，并且腰痛难忍，医院检查肾结石。其体质黑壮，脉紧弦，遂处血府逐瘀汤加附子15g，红参15g，乳香10g，三剂。在北京服一剂痛止，回家又服五剂，诸症愈。他的一个徒弟已经做了心脏支架手术，听说后也服这个药方，感到短气、腿重感消失，两腿有力。特地打电话并寄茶壶一套向我表示感谢。我听说后甚是害怕，劝其千万不要再服才完事。

前段时间，朋友爱人打电话给我说，月经流血不止，颜色鲜红，能否约时间一看？并告诉我昨晚梦见外面下大雪，而她们那栋楼从一楼着火直到她家。此乃火郁之病，栀子60g，枳实60g，豆豉60g，一剂竟然痊愈。

中秋，朋友妻高热40℃，上午轻下午重，脉细数，右关弦，舌润无苔，腰腹皆痛，痛时难以起身站立，大小便均正常。嘱饮红糖水，2小时后下黑水，烧退。第二天让其服厚朴七物汤攻下余积，药后无效，下午高热又起。我犹豫再三，无奈大承气汤加槟榔，先不要放芒硝。喝一半，2小时后烧退，但没有腹泻。电话告知，剩下一半加入芒硝10g，当夜大便3次。第二天发短信说，腹痛消失，想吃饭了，嘱咐她吃附子理中丸一盒，并少吃生冷。

去年冬，已过而立之年的我被朋友怂恿，报考导引养生专业研究生。考试前夕就精力、体力自感不支，考试完毕当晚，妻为犒劳，特做羊肉大菜。食间已感到羊肉不甚新鲜，我本不喜肉食，又一年来从未吃过晚饭。吃饭后我靠床休息，窗户距离床头大约一米，由于疲乏，不知间已经进入梦乡。当我醒来，感到咽痛如刀割，不能言语，头顶如盖，头晕站立不住，头顶刺骨地痛。原来，在我睡着后妻子洗衣服开窗晾衣，并用洗衣机的水拖地，期间一直开着窗户。腊月，北京的风如利剑一般，钻骨地痛，何况在将要下雪的夜间10点。我马上意识到，这次感冒非同一般，让她给我冲红糖水一大碗，并嚼服生姜一大块，渐渐能说出声音。我自己诊脉，左手无力，当属连日熬夜，劳伤精血，右手沉细带弦。自感头昏脑胀，让妻子去小区药店购麻黄15g，细辛6g，附子12g。然而因为时间太晚，药店只留下一个值班的，她并不认识中药，于是推荐了一个中药口服液。我看了一下说明，大概有麻黄、连翘、甘草等，不得已，我喝下两支，半夜大汗出，尤其是后脑出汗严重，可能是过度用脑导致的督脉空虚。汗后体温略降，头脑也稍微清晰了些，但没多长时间旋即又升了起来。天明，妻子购来药后急煎半个小时，由于煎煮时间短，当我喝药时还能感到细辛的麻辣感（我曾对每个药方各种剂量都进行过尝试，煎煮到什么时候、什么味道很清楚）。当我醒来已经是下午了，头晕已经消失，体温已经恢复正常，但还是感到从头顶到脖子，包括牙都冒着凉气。躺在床上，我就感叹仲景麻黄附子细辛汤中的麻黄与其他剂型的不同作用。晚上，又喝了一剂，第二天（周日）还是感到鼻子有点塞，我自己摸着大椎穴扎了一针，顿时感到一阵冷一阵热，持续了五六分钟。我又在两个风池穴各扎一针，鼻子渐渐好转。中午，喝厚朴七物汤一剂攻积食，晚上喝真武汤保肾气。到周一，我顺利上班了。但牙还是不好，因为吃了一个梨而感到钻心凉，又嚼服了细辛含在嘴里，连续两天渐渐消失。

汪大洋　2008－10－21　10：48

　　按你的临床效果，现在很多中医跟你比起来差得太远了。

jszyxby　2008－11－22　20：47

　　感觉楼主是生活在古代，对经方悟性极高，真乃杏林高手，佩服之至！

我的经方入门之路

矛 盾

2008－11－11 19：21

我是一个大学二年级学生，学中药学专业。

我喜欢做别人一般做不到的事情，就如中医能治疗西医某些不能治愈或治疗效果不佳的病一样。而疗效神奇的经方医学就因为这个显著的特点深深吸引了我。

在这里，我分以下四部分与大家分享我的经方入门之路。

一、学习经方的动机

我认准一点，也就是大家公认的一点，中医常被使用在西医的后面，治疗西医治不好或是治疗效果不佳的一些疑难杂病。而中医的门派很多，我为什么选择经方医学呢？主要是以下两点：

一是老师的推荐。在大一下学期的中医基础课间，我常与任课老师交流思想，谈我对中医中药的看法，老师就建议我去选修黄煌教授讲的《经方应用》课。

二是调查。毛泽东曾讲过，没有调查就没有发言权。我跑到了黄老师的门诊部调查，那天是星期六，从早上八点开始一直到下午一点半黄老师才看完病人。我亲戚的一个同事，患特发性血小板减少性紫癜，在江苏省某大医院治疗一月余，不见明显好转，反而因长期大量使用激素引起严重的肝肾功能损伤，激素停用后血小板马上下降，于是患者家人到处求医。亲戚向我咨询，我便推荐他到黄老师门诊治疗。黄老师给予附子泻心汤，药后七天查血小板已经升高到正常值的一半。当时他还住院，西医看到此化验结果不相信，又查一次，化验结果确实如此！药后两周查血小板已经正常，随访至今无复发。这是我亲眼所见，是经方拯救了这位幸运的患者，此时语言无法描述我的心情，我只好用行动来证明我已经找到我的理想、我的追求、我的事业！

二、学习经方的大门

《经方应用》课是我学习经方的大门。在科学、生动的《经方应用》课堂上黄老师给了我们三个收获：

第一，给了我们一个规范。学中医难，难就难在没有规范，尤其是用药规范。教科书的用药规范偏于解释，在应用上讲得比较粗略。而黄老师的这门课，偏重于中药的应用、经方的应用，只讲"是什么"，不讲"为什么"，重点讲张仲景用每味药和每张方的规范。这个古代的用药规范，叫药证，用方规范叫方证。简单说，药证就是中医安全用药的指征和证据，方证就是应用经方的指征和证据。我把药证与方证看作人的身份证，身份证上最能够证明一个人身份的是照片，其次是姓名、性别、年龄、出生年月日等。所以我就把身份证上的照片比作药证与方证，把姓名、性别、年龄、出生年月日等比作或然症。

第二，给了我们一种方法。这个方法就是整理总结临床经验的方法。中医临床经验的关键就在于这个方药治疗何种人的何种疾病？也就是所谓的方证，就是方－人－病的关系特征。方是治疗疾病的主体。人，指患者的整体状态和个体特征。病，指古代医学及现代医学所认定的病种。方－人关系的确定有数千年临床用药经验的支撑，方－病关系的确定则需要现代临床观察和研究。人－病关系的确定则需要中西医理论及经验的交融贯穿，但尚处在探索之中。

第三，给了我们一些经验。经验的积累是立命之本。黄老师在课堂上首先指出了张仲景使用某药的经典药证，继而揭示古代名医们的用药用方经验，介绍现代临床应用经方的经验和报道，辅以黄老师的体会和值得我们参考的内容。后面这些间接性的经验对于初学者来说，也是入临床之前的必要阶梯。

三、学习经方的方向

经方学习入门之后，一个至关重要的问题就是如何把握方向。我们初学者就像一艘刚驶出港口的大船向汪洋无边的大海中航行，在这茫茫大海中很容易迷失方向，我们需要指南针来确定方向，这样才能到达目的地。我把黄老师的《中医十大类方》、《张仲景50味药证》、《经方的魅力》作为我航行的指南针。《中医十大类方》用浅显的语言表述原本古奥的中医经典术语，用夸张的漫画来强调中医方证的特征，读起来通俗易懂，有现代气息。通过本书我掌握了方证相应的思想，掌握了方证与体质的关系。《张仲景50味药证》通过对《伤寒论》、《金匮要略》有关条文的比较分析，结合作者的临床经验，探讨了汉代著名医学家张仲景常用的50味药物的临床应用指征，揭示了病证、方剂、药物之间的有机联系，示人认证、用药之规律。全书思路新颖，内容朴实简洁，切合实用。在《经方的魅力》中黄煌教授就经方医学的学术思想、经方家的学术经验及中医学的特色与发展等问题提出了自己的学术见解，帮助我更深刻地理解了经方家的魅力、"方病人"学说及体质学说等黄煌教授独特的学术思想。

四、经方路程

我的经方路程有四个阶段。

1. 实践经方。就是要靠胆大心细的个性运用经方。也许很多同学会说我没有机会到临床上看病，哪来的临床经验？我们初学者都没有临床实践的机会，但在《经方应用》课上的内容就是临床经验，有古代医学家的，有近代名医的，还有黄老师的经验。学习的含义不仅是在课堂上听讲做笔记，还有实习这个环节。学而用之才是学习的含义，我的第一个病人就是自己。我因受凉后感冒，出现头项僵硬、怕冷无汗、全身酸痛不适，于是自己开方——葛根汤，三剂痊愈。

2. 交流经方。我把交流看作海上的信号灯。看一些经方书籍或使用经方时，自己的一些体会和想法以及疑惑之处要常与老师、师兄们交流请教，我认为这是一个不可缺少的环节。如果轻视了这一步，很容易让自己走向极端。

3. 门诊抄方。抄方对于我们初学者及临床医生来说，都是提高自己诊治疾病水平的平台，在诊治方面能使你有质的飞跃，让你掌握老师灵活的诊断思路，做到成竹在胸，活法在人。

4. 总结经方。这乃是智慧结晶所在。在实践中体会方－病－人关系所在，特别是在使用经方不当而引起的不良反应中总结，我认为这是成功的开始，是鉴别方证、体质的再次提高的表现。实践是检验真理的唯一标准，而不是用来解释真理的。

下面简述自己使用经方治疗的三个病例。

宋某，男，21岁，我舍友，因口角歪斜到医务室就诊，诊断为面神经炎。转省人民医院治疗，在该医院神经内科给予西药治疗（静脉注射和肌注），治疗后更加痛苦不堪，请我用中药治疗。该同学身高165cm，体重58千克，面色黄暗，平时易出汗，大小便无明显异常。患者并非麻黄体质，我考虑可以对病治疗，给予葛根汤，8剂痊愈。

张某，男，58岁，同学的父亲。因左膝关节疼痛难忍，当地医院X光片示：无明显异常。经中西医治疗无明显效果，打电话给我，请我开方治疗。电话询问得知，患者身高180cm，体重75千克，面色黄暗，血压偏高，夜间常因左膝关节疼痛而醒，并有盗汗，常心烦易怒，大小便无异常。因无法见到病人，通过询问得知患者体形瘦长，我从体质特点出发，给予柴胡加龙骨牡蛎汤，一剂疼痛大减，三剂痊愈。

姜某，男，30岁，我的朋友。常因吃水果及油腻食物而腹泻，请我开方调理。该人体格壮实，身高170cm，体重80千克，面部油腻，有痤疮色素沉着，腹部充实膨出，按之心下硬痛，下肢皮肤干燥，给予大柴胡汤加桂枝茯苓丸，一剂痊愈。因患者体形壮实，心下按之满痛而下利者，大柴胡汤主之。脸上油多，有色素沉着的痤疮，下肢皮肤干燥，此为桂枝茯苓丸方证，所以合方应用。

以上三个病例是我学习黄老师的方-病-人诊疗思路的入门。我们经方医学不仅研究方-病-人的关系，还需要进一步研究中药的煎煮、疗效的判断及疾病转归预后等问题。相信在我们共同的努力下，经方医学会走得更高更远。而我，也会继续在我的经方医学之路上走下去，并坚持不懈。

后记：江阴经方会议感受甚深，浓厚的学习气氛、积极的讨论、丰富的经验交流让参加会议的每一位学员满载而归。经方医学的传承普及有了新的突破，但也存在一些至关重要的问题。如中药质量问题，此次会议让我这个中药专业的学员感到责任重大。在今后的时间里我不仅要学习研究经方医学，更要为经方医学的发展做好前提工作，保证优质的中药供应。经方医学好比为一支枪，中药就是那枪膛里的子弹，我们就是射击者，要想准确有力地击到目标就要保证这三个环节的正常运行。我坚信江阴经方会议会让我们明确今后目标，在我们共同努力下，经方医学不仅能更好地传承普及，也将会向产业化发展。

肖鹏　2008－11－11　20：18

好好学习经方，那里虚的东西少，实的经验多，同时要打好西医学功底，前人的经验不仅不能在我们手里丢失，还应当发扬光大。

yuanfeng　2008－11－11　20：19

好帖！让后学可以重复的一条成功之路。

神农派　2008－11－14　22：57

每一位经方使用者都应该像楼主一样自觉地为经方的发展作出自己力所能及的贡献，这样，经方医学之路就会越走越宽，为社会为人民作出更大的贡献。

初用大柴胡汤

爱好经方

2008 - 11 - 13 09：05

1996 年 10 月 1 日，天高云淡，秋风送爽，我踌躇满志地参加了工作。身着白色大褂，端坐诊室，俨然一副大夫的模样。好不自豪，好不悠哉！但半个月过后，我不由得神情沮丧，无精打采。看其他诊室熙熙攘攘，我的屋里却是冷冷清清。看医院大厅里人来人往，同事们都忙忙碌碌，惟有我独对枯笔，寂寞难耐。一本《经方实验录》陪我迎来了中午，一本《经方应用与研究》伴我送走了夕阳。当初的自信已经无影无踪，年轻人的豪情也已荡然无存。

一日上午，门诊来一五十岁上下的农民男子，持一农村门诊处方，让我为其抄方并在我医院抓药。因为医院规定，在本院抓药必须要换成本院的处方。我拿过处方来仔细辨认并为其抄写，其方为鸡内金、焦三仙、陈皮、青皮等药，方子开了三剂，那位农民持方而去。三天后那位农民拿了前方又来换方开药，于是我又给他开了三剂。没想到几天后那个农民又拿着那个方子找我来了，这次出于好奇，我就问他："病人是谁？"他说是他的妻子，我说："得的什么病？"他一脸无奈地说："一个月前，妻子与邻居发生口角后，就一直胸闷胃疼，最近连饭都吃不下去了。"求西医治疗没有效果，只好求当地一位著名老中医治疗，这个方子就是那位老中医开的。说老中医都快八十了，在本地很有威望。我还没有等他说完，就断然说了一句："吃这个方子肯定没有效果。"他听后惊讶地说："还真是没有疗效，小大夫，你怎么知道吃这方子不行呢？"我说："病人得病之根为肝气郁结，迁延日久已为实证。此方既不能舒肝解郁治其本，又因药杂力弱而不能去其实。"那人似懂非懂，说："要不大夫你给出个方子？"我说："没有见到病人怎么开方？"他说："病人躺在床上好几天了，弱得出不了屋子，离城里路又远，实在不方便。"我说："我先开一剂药，你试试。"我又问："病人口苦吗？大便如何？"他说："一直口苦，已经三天没有大便了，胃一按就疼。"听完后，我心中一亮，这不就是大柴胡汤证吗？于是我给他开了一剂大柴胡汤。次日早晨刚刚上班，我远远地就看到昨天那位农民男子和一位妇人在我诊室前站着，像是等了好长时间。那个男人见到我来了，拽着身边的妇人说："看，就是这个小大夫给你开的药。"进了屋，男子说："大夫，你的药真灵啊！我老婆吃了后大便解了五六次，感觉胃也不疼了，胸闷也好多了，饭也能吃了。这不，她今天能起床了，我就用自行车驮她找你来了。"我听了不由喜出望外，心里说："这个大柴胡还真好用！"后我又根据病人舌苔脉象，开了三剂小柴胡汤合枳术汤。之后病人就痊愈了，并介绍来了大量病人。自此，我的门诊逐渐热闹了起来，我的脸上也逐渐多了些笑容。

这虽然已是十多年前的旧事了，但我一直记忆犹新，深刻而难忘。因为是它让我找到了作为一个中医的自信，是它坚定了我探索中医的步伐！是它使我更加相信经方，喜爱经方！

蓝莲花　2008 – 11 – 13　09：25

道友，为您的从医经历叫好！

有人说，初恋就像北斗星，无论你走多远，都会频频回首遥望。

谁都会对刚出道时看好的那几个病例终生不忘，是他们给我们信心和经验，鼓励我们不断向前……

gugu　2008 – 11 – 13　09：42

好比爱好经方当年与经方初恋。哈哈！

爱好经方　2008 – 11 – 13　09：52

呵呵，学习经方就要拿出谈恋爱的热情来，否则难成大医！

jszyxby　2008 – 11 – 13　12：03

最近我治疗一些"神经症"，初效不错，但随着时间的推移，病人又开始出现不适甚于前，而且病人无法描述其痛苦之感，我边治边查，居然最后诊断均是癌症。我想，爱好经方，我们在感受"成功病例"之时，有没有想过下一步该如何调理，还是让病人不用复诊了呢？

黄煌　2008 – 11 – 13　12：03

爱好经方的文才好，口才也好！这次在江阴会议上讲得十分精彩，后来到南京中医药大学的阶梯教室，面对满满一堂的大学生也侃侃而谈，讲用经方的经历，谈学中医的体会，学生们报以热烈的掌声。

冬天里的温暖

jszyxby

2008 – 11 – 21 21：47

1. 张某，男，58 岁，因尿频、尿急伴会阴部疼痛不适一周入住江阴市人民医院泌尿外科，已静滴进口抗生素及扩血管药物半月余，效差。刻下患者面色黑，烦躁，睡眠差，尿频，尿急，尿尽时尿道口疼痛，伴少量白色分泌物，盗汗明显，头昏，纳差，腿酸乏力，怕冷，舌质紫，苔黄腻，脉弦。西医诊断：附睾炎；前列腺炎；高血压病。经外科主任推荐我处会诊。病人痛苦不堪，言不愿做男人。

处方：柴胡 15g，白芍 15g，赤芍 15g，枳壳 12g，甘草 5g，猪苓 20g，茯苓 20g，白术 15g，泽泻 15g，桂枝 10g，肉桂 10g，制附子 10g（先煎），酸枣仁 15g，川芎 6g，干姜 6g，红枣 12 枚。

五剂后复诊，诸症减，故出院（住院费用已达一万六千元）。门诊复诊，原方加减五剂后基本痊愈。病人及妻子均喜形于色，称感受到冬天的温暖。

2. 某男，哈尔滨人，60 岁，因右下腹隐痛 15 年并加重一周而求诊外科门诊，拒绝手术，故静滴抗生素一周，无效，经朋友推荐我处就诊。患者高大魁梧，右下腹胀痛并有下坠感，五日无大便，纳差，无恶心，稍怕冷，舌质红，苔薄黄，脉弦。

处方：柴胡 15g，制军 15g，枳实 10g，黄芩 15g，制半夏 10g，白芍 15g，干姜 5g，牡丹皮 15g，桃仁 8g，冬瓜子 20g，玄明粉 10g（冲服），赤芍 15g，红枣 10 枚。三剂后复诊，大便通，腹胀消，且诉上腹很舒服，玄明粉减半，原方继服三剂，继续观察。

神农派　2008 – 12 – 09 19：00

两案思路都很清晰。案一觉得最主要的还是四逆散加五苓散，用肉桂不用桂枝。案二是否可去掉红枣？因上次我治疗一妇女时去生姜红枣可加快大便通畅，而且张锡纯也说大枣能固肠止泻，而本案患者五日无大便，故有此说。请指教。

jszyxby　2008 – 12 – 09 21：43

在一些男性病治疗的过程中，发现虚实寒热夹杂者较多，前医或西医已将患者体质有所改变（由热变寒、由实变虚），故我用桂枝加肉桂时，再加附子。在大柴胡汤中加红枣主要为了改善纳差与口感。

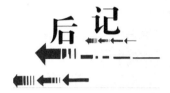

后 记

经方沙龙5周岁了！

经方沙龙作为黄煌老师宣传、推广经方的一个平台，在茁壮成长的5年里，吸引了众多中医学子、基层中医及中医爱好者，包括许多海外的中医从业人员。他们都迫切需要经方，希望能掌握经方医学这门实用技术。

因为黄老师的经方医学简单易学，不讲深奥的理论，只讲用药用方的技巧和经验，就如同一个老茶工手把手教会徒弟，炒出一锅锅香气浓郁的西湖龙井。经过黄老师的指导，他们都如愿以偿了。5年来，一批批擅用经方的青年中医从经方沙龙里走出，如无锡的毛科明（网名"咖啡猫猫"）、河北的何运强（网名"爱好经方"）、广东的曾强（网名"zure"）、江西的李小荣（网名"李小荣"）、河南的王彪（网名"经方中"）等等。还有许多自学中医的经方爱好者，如"芭窗夜雨"、"神农派"等，他们运用经方丝毫不逊色于科班出身者。

所以我说，黄煌经方沙龙就是黄老师培养经方家的播种机，就是黄老师带领大家普及经方的宣传队，也必将成为新世纪经方医学教育的摇篮。

黄老师多次强调，要让经方走向基层，回归民间，藏方于民，还方于民。那就需要对临床医生，尤其是对基层临床医生开展经方的普及工作。还需要对中医药院校大学生的普及教育，包括对广大群众进行通俗实用的经方应用知识和技术的普及宣传。黄老师身体力行，他曾在南京医科大学连续四年开设《张仲景药证》选修课，效果非常好，备受学生欢迎。同学们用课堂上所学的经方为亲人、同学、朋友、邻里治病，效如桴鼓。如用黄老师退热方治疗病毒性感冒高热，血府逐瘀汤治疗痛经、失眠、头痛，甘草泻心汤治疗复发性口腔溃疡，大柴胡汤治疗哮喘、胆石症，半夏厚朴汤治疗小儿厌食症，等等。我校一位市场营销专业的大学生在黄老师《经方应用》课上学习了桂枝茯苓丸后，竟奇迹般地治好了她高中同学花了几千块钱都没治好的痤疮。犹如从酷热干旱的沙漠中走出，看到了一片生机盎然的绿洲，同学们无不为经方而欢呼，无不为中医而骄傲。

我在某高校的老年大学讲老年中医保健，向老年人介绍常见病的经方治疗，他们个个都如获至宝，认认真真做笔记，还自己尝试经方，或给家人服用。一学员给患有多年冠心病的80岁老母亲服用炙甘草汤，结果精神大振，倦怠感顿失，吃饭、洗澡时的疲倦不堪再也没有了，生活质量明显提高。还有的学员自己服用半夏泻心汤治疗慢性胃炎、桂枝茯苓丸治疗慢性下肢疼痛，效果都非常满意。那种溢于言表的喜悦，正是来自于经方实实在在的疗效。

正如柯韵伯所说："仲景之道，至平至易。仲景之门，人人可入。"我们完全有信心做到"藏方于民，还方于民"，因为"黄煌经方医学模式"就是我们手中的利器。

经方需要大家来弘扬，因为老百姓真的太需要经方了！所以我们热忱欢迎更多的同道加入我们的经方沙龙，并且和我们一起行动起来，为经方医学的推广与普及共同奋斗，为中医事业的继承和发展力挽狂澜。

最后，要特别感谢各位网友，因为你们无私的交流，让大家共享到你们的临床经验，才使得本书的内容能够精彩、丰满起来。还有管理员古求知，他自始至终地精心维护着我们的网站，付出了很多。还要感谢中国中医药出版社的华中健老师，她为《黄煌经方沙龙》系列丛书的策划和顺利出版倾注了大量的心血。

张薛光

2009 年 12 月 25 日